Mystik und Natur

# Theophrastus Paracelsus Studien

Herausgegeben von
der Theophrastus-Stiftung

THEOPHRASTUS-STIFTUNG



1

Walter de Gruyter · Berlin · New York

# Mystik und Natur

## Zur Geschichte ihres Verhältnisses vom Altertum bis zur Gegenwart

Herausgegeben von
Peter Dinzelbacher

Walter de Gruyter · Berlin · New York

♾ Gedruckt auf säurefreiem Papier,
das die US-ANSI-Norm über Haltbarkeit erfüllt.

ISBN 978-3-11-020297-7
ISSN 1868-274X

*Bibliografische Information der Deutschen Nationalbibliothek*

Die Deutsche Nationalbibliothek verzeichnet diese Publikation in der Deutschen Nationalbibliografie; detaillierte bibliografische Daten sind im Internet über http://dnb.d-nb.de abrufbar.



Printed in Germany
Einbandentwurf: Christopher Schneider, Laufen
Druck und buchbinderische Verarbeitung: Hubert & Co. GmbH & Co. KG, Göttingen

# Inhalt

# Einführung

*Peter Dinzelbacher*

Mystik und Natur, ein Thema ganz unterschiedlicher Diskurse. Einige von ihnen werden von den folgenden Beiträgen erhellt, eine Auswahl aus einem unüberschaubaren Spektrum von Erfahrungen und Reflexionen über die Einung von Gottheit und Seele und über Natur und Religion. Aber ebenso sind diese Studien als Beispiele unterschiedlicher wissenschaftlicher Zugangsweisen zu lesen.

An erster Stelle wird man wohl traditionellerweise den theologischen Diskurs assoziieren. Das mystische Erleben gilt hier, in der konventionellen Sicht des christlichen Glaubens (von dem alleine im Folgenden zu sprechen ist), als der Einbruch des Über-Natürlichen in das irdische Leben schlechthin. Was immer man unter Mystik verstehen will – der Definitionen ist kein Ende[1] –, im Kosmos dieser Religion befindet sie sich bei den meisten strenggläubigen Vordenkern und Denkern in wesensmäßiger Spannung zur Natur, begriffen als Gesamtheit der unter den Naturgesetzen stehenden Dinge. Mystische Erfahrungen werden regelmäßig als von Gott verliehene außerordentliche Gnaden bezeichnet, die als Wunder in die natürliche Verfasstheit eines Menschendaseins einbrechen und die weit über jedes natürlich zu erlangende Gefühl, jedes natürlich zu erwerbende Wissen hinausgehen.

Woher diese exzeptionellen, nur wenigen zugänglichen Erfahrungen? Während Drogen aus dem „Garten der Natur" u. a. im Schamanismus oder beim Sabbatflug der Hexen eine große Rolle spielten (wie in diesem Band C. Tuczay ausführlich darlegt), ist dergleichen als Auslöser mystischer Erlebnisse aus dem westlichen Christentum nicht bekannt. Die Vorbereitung auf die Überwindung der Natur erfolgt vielmehr durch Meditation und Askese. Das Wesen der Askese ist die bis zum Extrem gehende Unterdrückung aller Bedürfnisse der menschlichen Natur, um den Körper zu zerbrechen und somit die Seele aus diesem Gefängnis zu befreien. Diese Konsequenz aus der antiken Soma-Sema-Lehre (der Leib ist ein Kerker) wurde

1 Vgl. Dinzelbacher, P., Zur Sozialgeschichte der christlichen Erlebnismystik im westlichen Mittelalter. In: Wege mystischer Gotteserfahrung. Hg. v. P. Schäfer. München 2006, S. 113-128.

von den berühmtesten Persönlichkeiten der neuen Religion empfohlen und vorgelebt.

Es genüge hier nur ein Beispiel aus der Geschichte der Mystik, das des durch seinen *Sonnengesang* viel besser als Verehrer der materiellen Welt – da Schöpfung Gottes – bekannten Franz von Assisi. Er lehrte diesen Antagonismus: „Einen größeren Feind als meinen Körper habe ich nicht: *maiorem inimicum non habeam corpore*". „Wir sollen Haß wider unsern Körper mit seinen Lastern und Sünden fühlen", fordert der Heilige ausdrücklich in seinem Schreiben an alle Gläubigen, „denn der Herr sagt im Evangelium: Alle Übel, Laster und Sünden gehen vom Körper aus": *Debemus odio habere corpora nostra cum vitiis et peccatis, quia Dominus dicit in evangelio: Omnia mala, vitia et peccata a corpore exeunt.*[2] Und gerade an seinem durch Fasten und Krankheit geschwächten Körper vollzog sich Übernatürliches in seiner spektakulärsten Form: Mit Franziskus beginnt die bis heute andauernde Reihe der mit den Wundmalen Christi Stigmatisierten.[3] Anders als die evangelische Theologie schreibt die moderne katholische diese Tradition, freilich abgemildert, z. B. im offiziösen *Dictionnaire de spiritualité ascétique et mystique* fort: „Sogar der spirituelle Mensch, diszipliniert durch die Askese und geheiligt von der Gnade, bewahrt in sich die primitiven Strömungen des fleischlichen Menschen, gegen die er kämpfen muß."[4]

Solche Vorstellungen stehen in der Nachfolge des ins frühe Christentum zurückgehenden Ideals vom „contemptus mundi", der Weltverachtung. Denn der „Fürst der Welt" („ho archon tou kosmou") des *Johannesevangeliums* ist der Satan. Gerade die monastischen Mystiker betonten diese das Natürliche abwertende Haltung besonders, so z. B. Bernhard von Clairvaux, mit dem die seit Origenes verschollene Brautmystik wieder einsetzt: Bezug nehmend auf die Gestirne schreibt er etwa: „Sie alle freilich, mögen sie auch an einem höherem Ort [als wir] sein, sind an Wert und an der Würde ihrer Natur geringer: Es sind ja bloß Körper!":

> Ista siquidem omnia, etsi supra loco, pretio infra sunt, et dignitate naturae: sunt enim corpora.[5]

Doch es gibt auch andere Traditionslinien. So sahen bedeutende christliche Philosophen wie Duns Scotus es als zum Wesen des Menschen gehörig, dass ihm eine natürliche, eingeborene Sehnsucht eigen sei, die auf

---

2 Thomas von Celano, Vita IIa S. Francisci 2, 86. In: Fontes Francescani. Hg. v. Enrico Menestò u. a. Assisi 1995, S. 555; vgl. Adm. 10 und ebd. S. 82. Kein echtes Vulgata-Zitat, aber Anklang an Mt 15, 19, Mc 7, 23.

3 Dinzelbacher, P.: Körper und Frömmigkeit in der mittelalterlichen Mentalitätsgeschichte. Paderborn 2007, S. 11-78.

4 Solignac, A., Nature: Dictionnaire de spiritualité ascétique et mystique 11. Paris 1981, S. 48.

5 De consideratione V, 3, 5. Hg. v. J. Leclercq u. a., S. Bernardi Opera, Romae 1957 ff., III, S. 470.

Gott abziele. Wird sie schon in diesem Leben befriedigt, wie kurz auch immer, ist von Mystik zu sprechen. „homo naturaliter religiosus“[6], der von Natur aus religiöse Mensch, ist ein theologisch-anthropologisches Konzept, das diese Sehnsucht der niederdrückenden Erbsünde gegenüberstellt. Solche aus der Vorstellung der Gottebenbildlichkeit entwickelten Anschauungen dominierten allerdings keineswegs in der Catholica, da ihr normgebender Theologe, der Dominikaner Thomas von Aquin, lehrte, die Sünde der Voreltern habe im Menschen das „Naturgesetz“, nach dem das Geschöpf den Schöpfer lieben müsse, zerstört. Nur die gratis geschenkte göttliche Gnade vermöge die natürliche (d. h. praelapsarische) Neigung zur Tugend wiederaufleben zu lassen.[7] Dagegen der Franziskanertertiar Ramon Llull, Zeitgenosse des Thomas, aber praktischer und theoretischer Mystiker genauso wie Logiker und Enzyklopädist: Er dankt dem Herrn, daß er dem Menschen die Bestimmung gegeben hatte, ihn zu lieben, zu ehren und zu preisen. Solange er dies tut, darf er nicht nur auf die übernatürliche Welt hoffen, sondern sich auch der natürlichen Welt erfreuen.[8]

Wieder ein anderer Bereich ist der der Naturmystik.[9] Sie scheint teils auf Erfahrungen des „ozeanischen Gefühls“ zurückzugehen (wie Rolland und Freud die transpersonale Erfahrung des Aufgehoben-Seins in einem Weltganzen bzw. den Grenzverlust zwischen Ich und Kosmos, zwischen Subjekt und Objekt, nannten).[10] Teils entspringt sie auch frommer Reflexion und kann in kosmische Theosophie münden.[11] In diesem Zusammenhang dürfte am ehesten der unorthodoxe Lutheraner Jakob Böhme genannt werden, dessen Anschauungen freilich nicht zu vereinfachen sind (wie G. Bonheim betont). Aber man kann diese Traditionslinie bis in die jüngste Zeit weiterführen, denkt man etwa an den baltischen Theosophen Valentin Tomberg.[12] Freilich findet sich eine verwandte Form ganzheitlichen Denkens und Fühlens nicht auch in der Dichtung? Goethe war gewiss kein Mystiker im kirchlichen Sinn, aber seine Religiosität steht der Naturmystik nahe (F. Harrer).

6 Die Formel ist eine Analogiebildung zum altkirchlichen „homo naturaliter christianus“ und Titel eines von F. Stolz herausgegebenen Buches (Bern 1997).

7 Masson, Y.-E. : Nature: Dictionnaire de theologie catholique XI/1. Paris 1931, S. 40 ff.

8 Lorenz, E.: Der nahe Gott im Wort der spanischen Mystik. Freiburg 1985, S. 19.

9 Eine erbauliche Zitatesammlung findet man unter: http://www.gardendigest.com/myst1.htm#Links.

10 Vgl. den Beginn von Das Unbehagen in der Kultur. In: Studienausgabe IX. Hg. v. S. Freud. Frankfurt 2000, S. 197 f.

11 Brockhausen, G. v.: Naturmystik. In: Wörterbuch der Mystik. Hg. v. Peter Dinzelbacher. Stuttgart 2. Aufl. 1998, S. 372.

12 Hanegraaff, W. (Hg.): Dictionary of Gnosis and Western Esotericism. Leiden 2006, S. 819.

Zweifelsohne bot der Pantheismus eine Grundlage für naturmystische Spekulationen.[13] Wenn z. B. der Pariser Magister David von Dinant im frühen 13. Jahrhundert aufgrund antiker Texte lehrte, es existiere nur eine Substanz, die alle Körper und Seelen umfasse und selbst Gott sei,[14] so ist eine permanente Vereinigung von Gott und Mensch impliziert. Diese Sicht wurde natürlich als ketzerisch bekämpft, findet sich aber im späten Mittelalter wieder. Ruusbroec, der berühmteste flämische Mystiker, wandte sich gegen die „Freien Geister“: „Sie haben sich mit der blinden, dunklen Ledigkeit ihres eigenen Wesens vereinigt und meinen, sie seien eins mit Gott“, worob er sie als Teufelsboten verurteilt.[15] Es ist jedoch evident, dass solche häretisierte Konzeptionen nur Spielarten der Ideale vom „Lassen“ und „Freiwerden“ (auch der „Geistbesessenheit“ usw.) sind,[16] die teilweise die deutsche Dominikanermystik und besonders ihren Exponenten, Meister Eckhart[17], prägten. Angelus Silesius nahm diese Gedanken wieder auf und reimte: „In Gott ist alles Gott. Ein einzigs Würmelein, das ist in Gott so viel, als tausend Gotte sein.“[18]

Generelle Fragestellungen aus dem Themenbereich Mystik und Natur behandeln aus historischer Sicht die Aufsätze zu Medizin und Religion. In der Spätantike erschienen diese Sphären vielen wohl vereinbar (W. Heinz), während zwischen Mittelalter und Neuzeit vom Miteinander und Gegeneinander der Priester und Ärzte im Angesicht mystischer Manifestationen zu handeln ist (P. Dinzelbacher). Nicht selten gibt es von den Quellen her auch die Möglichkeit, die Überlegungen einzelner berühmter Christen über Natur und Mystik kennenzulernen: Aus dem hohen Mittelalter die Hildegard von Bingens (L. Moulinier), aus der Epoche der beginnenden Neuzeit die des Paracelsus (B. Haage) und seiner Nachfolger (I. Kästner). Für die Kombination von wissenschaftlichen und theologischen Konzeptionen, man könnte auch sagen, für Versuche der Adaption der traditionellen Dogmatik an die neuen Erkenntnisse, wären viele Denker des 18. und 19. Jahrhunderts zu nennen, so etwa Kircher oder Mesmer (W. Gerabek).

Ein weiterer Diskurs ist der vonseiten der Naturwissenschaften über die Mystik geführte. Ihnen geht es darum, den Anteil des Natürlichen, also des biologisch, psychologisch, medizinisch Interpretierbaren, an diesem

---

13 Wollgast, S.: Deus sive natura: Pantheismus in der europäischen Philosophie und Religionsgeschichte. In: Sitzungsberichte der Leibniz-Sozietät 27, 1998, H. 8, S. 5-40.

14 Ley, H.: Geschichte der Aufklärung und des Atheismus II/2. Berlin 1971, S. 109 ff.

15 Dinzelbacher, P.: Christliche Mystik im Abendland. Paderborn 1994, 339.

16 Ebd.,S. 292 ff., S. 339.

17 Vgl. schon Lasson, A.: Meister Eckhart, der Mystiker. Berlin 1868, S.134 ff.

18 Cherubinischer Wandersmann II, 143: Angelus Silesius, Sämtliche poetische Werke in drei Bänden. Band 3. Hg. v. H. Held, München 1952.

Phänomen zu analysieren. Im Mittelalter und in der Frühneuzeit ging man meist nur so weit, dass Raum für das Übernatürliche blieb, seit dem ausgehenden 18. und im 19./20. Jahrhundert dann bis hin zu einem Verständnis, das ohne die Erklärungshypothese des Transzendenten auskommt.

Wer diesseits eines gläubigen Weltbildes die sog. außernatürlichen Manifestationen des Religiösen verstehen will, wird primär die psychologische Forschung heranziehen. Freilich gibt es für diesen Bereich des Seelenlebens noch viel weniger Untersuchungen als für alle sonstigen Aspekte.[19] Abgesehen von der Seltenheit authentischer mystischer Erfahrungen an sich liegt das Problem darin, dass gerade die wichtigsten wie die spirituelle Ekstase und die Unio mystica experimentell nicht wiederholbar sind – und das Experiment ist die Grundlage jedes naturwissenschaftlichen Zugangs. Was die heutige psychologische Analyse trotzdem bereits zum Verständnis der praktischen Mystik beitragen kann, erörtern aus Sicht der Erforschung der Grenzgebiete der Psychologie E. Bauer, aus jener der Tiefenpsychologie R. Frenken.

Natur und Mystik, ein Thema von großer innerer Spannung, welche aber als durch die mystische Vereinigung überwindbar betrachtet werden mag. So der Pariser Abt Hugo von St. Viktor († 1141), Verfasser von theologischen und kontemplativen Werken, denen für die folgende Entwicklung der mittelalterlichen Spiritualität weitreichende Bedeutung zukommen sollte: Nach ihm kann ungeachtet der „Verwundung" der Natur durch den ersten Sündenfall jener „Mensch, in dem Gott wohnt, Schönheit und Gutheit der Welt sowie die Transparenz Gottes in ihr vernehmen ..."[20]

---

19 Grundlegend: Cardena, E. u. a. (Hg.): Varieties of Anomalous Experience.Washington 3. Aufl. 2004.

20 Schlette, H.: Die Nichtigkeit der Welt. Der philosophische Horizont des Hugo von St. Victor. München 1961, S. 110.

# Medizin und Religion in der Spätantike

*Werner Heinz*

## 1. Zum Verständnis von „Medizin“ in Antike und Spätantike

Noch im Jahre 1978 bedauerte der große Gelehrte Heinrich Schipperges, dass die medizinhistorische Forschung sich den ersten christlichen Jahrhunderten bisher kaum zugewandt habe.[1] Von daher ist die Aufgabenstellung, Medizin und Religion für diese Zeit der Spätantike miteinander zu verbinden, überaus reizvoll! Mittlerweile wissen wir etwas mehr über den bisweilen drastischen Wandel im Verständnis der Begriffe wie Krankheit und Heilung. Denn der gesamte Komplex „Medizin“ – Gesundheit, Krankheit und Heilung umfassend – wird in der Antike unterschiedlich und uneinheitlich bewertet. Dazu drei kleine Beispiele.

Um die Zeitenwende schuf der bedeutende Enzyklopädist Celsus ein hochgelehrtes Œuvre über Philosophie, Landbau usw., von dem nur das sechste Buch der Künste über die Medizin erhalten ist. Das Vorwort setzt mit einem schönen Vergleich ein[2]:

> Wie der Ackerbau den Gesunden die Nahrung sichert, so verheißt die Medizin den Kranken die Genesung. Die Heilkunde findet sich überall, da ja sogar die mit ihr ganz und gar nicht vertrauten Menschen Kräuter und andere geeignete Mittel zur Heilung von Wunden und Krankheiten kennen.

Aus diesen wenigen Zeilen spricht ein ganz natürliches Verständnis von Medizin: Es gibt sie, und sie ist dazu da, Menschen gesund zu machen. Es findet sich kein Hinweis auf wundersame göttliche Eingriffe, wiewohl

---

1 H. Schipperges: Antike und Mittelalter. In: Krankheit, Heilkunst, Heilung. Hg. v. H. Schipperges et al. Veröff. d. Instituts f. Histor. Anthropologie Bd. 1. München 1978, S. 229 ff., hier S. 245.

2 Celsus, De medicina, prooem. 1,1: Ut alimenta sanis corporibus agricultura, sic sanitatem aegris medicina promittit. Haec nusquam quidem non est, siquidem etiam imperitissimae gentes herbas aliaque prompta in auxilium vulnerum morborumque noverunt. Text lat.-dt. In: Der Arzt im Altertum: Griechische und lateinische Quellenstücke. Hg. v. W. Müri, München $^{4}$1979, S. 116 f. – Zum größeren Zusammenhang: W. Heinz: Baden, Salben und Heilen in der römischen Antike, Augster Museumshefte 13, Augst 1993, S. 26.

diese von Epidauros und anderen Orten längst bekannt waren.[3] Es geht um die Medizin als Wissenschaft, und die – so Celsus – war bei den Griechen viel weiter ausgebildet als bei anderen Völkern.[4]

In der Tradition der Kirchenväter ändert sich der Blickwinkel. Schon mit Origines (185 – 254) richtet sich das Augenmerk auf Christus als dem „himmlischen Arzt", der die durch das Leid geläuterten Kranken heilt. Ohnehin ist die medizinische Wissenschaft für den Alexandriner eine Gabe Gottes.[5] Vergleichbares hören wir gut ein Jahrhundert später von Basilius dem Großen (siehe unten Punkt 3.3).

Mit einem kurzen Ausblick in das frühe Mittelalter finden wir in der um 529 entstandenen Ordensregel von Benedikt von Nursia wiederum die enge Verbindung von Krankenpflege und Christusglauben. Zwei Jesusworte werden der Anweisung zur Pflege der Kranken vorangestellt:

> Ich war krank, und ihr habt mich besucht. Was ihr für einen meiner geringsten Brüder getan habt, das habt ihr mir getan.[6]

Damit wird die monastische Krankenfürsorge untrennbar mit dem Leiden Christi verknüpft. Es gibt keine Pflege allein wegen des Auftretens eines Defektes, sondern stets nur als gottesdienstliche Handlung. Die Krankheit als Phänomen interessiert nur am Rande. Weit höher rangiert die Chance, Krankheit als Mittel zur *imitatio Christi*, zur Nachfolge Christi auch in dessen Leiden zu qualifizieren.[7] Das gilt gleichermaßen dem Kranken wie auch dem Pflegenden. Immerhin schreibt die Regel den Kranken die Zuweisung einer eigenen Zelle mitsamt einem gottesfürchtigen und besorgten Wärter vor sowie die Einnahme von Fleisch zur Stärkung der Kräfte, verbunden mit dem deutlichen Hinweis, diese Kraftnahrung im Falle der Erholung wieder abzusetzen.[8] Auch Bäder seien den Patienten so oft wie nötig gestattet; den gesunden und insbesondere den jüngeren Brüdern sollte man – so Benedikt – die Bäder seltener gewähren.[9]

---

3 R. Herzog: Die Wunderheilungen von Epidauros: Ein Beitrag zur Geschichte der Medizin und der Religion, Philologus Suppl. 22 H. 3, Leipzig 1931 – K. Kerényi: Der göttliche Arzt: Studien über Asklepios und seine Kultstätten. Darmstadt [3]1975, S. 17 ff. zu Epidauros.

4 Celsus, Prooemium 1,2.

5 S. Fernández, Cristo médico, según Orígines: La actividad médica como metáfora de la acción divina, Studia Ephemeridis Augustinianum Bd. 64. Rom 1999, S. 55 f. Vgl. J.-Chr. Kaiser: s. v. Krankheit und Heilung. In: Die Religion in Geschichte und Gegenwart (RGG), 4. Aufl., Bd. 4. Tübingen 2001, S. 1731.

6 Benedikt von Nursia, Regel 36, 2-3. Edition und ital. Übersetzung samt Kommentar: S. Benedetto, La regola, a cura di Anselmo Lentini, Montecassino [3]1994, S. 332.

7 P. Dinzelbacher – W. Heinz: Europa in der Spätantike 300 – 600: Eine Kultur- und Mentalitätsgeschichte. Darmstadt 2007, S. 68.

8 Benedikt, Regel 36, 7 und 9.

9 Benedikt, Regel 36, 8.

Damit wird der medizinische Nutzen einer Jahrhunderte alten Tradition römischen Badewesens erwiesen, sowohl bei den Heilbädern (vgl. Abb. 1) als übrigens auch im konventionellen Durchgang der Thermen[10], außer Acht gelassen.

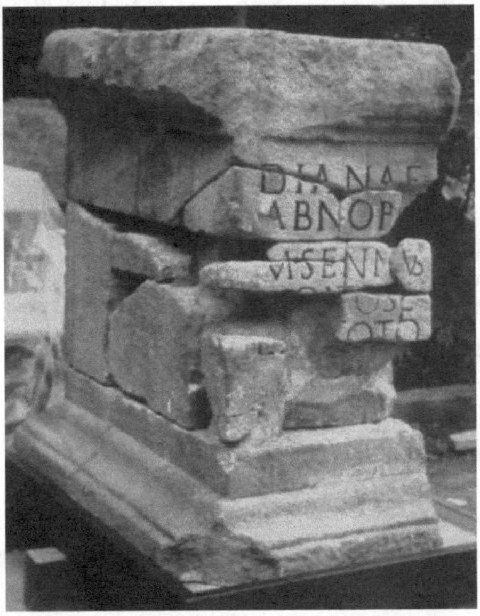

Abb. 1: Ein gewisser Marcus Sennius Fronto weihte den Altar für die Diana des Schwarzwaldes (mons Abnoba). Er erfüllte damit ein Gelübde, so wie die Göttin das ihre – nämlich die Heilung – erfüllt hatte. Der Fundort: das römische Heilbad von Badenweiler. Diese Schrägansicht lässt gut die willentliche Zerstörung des Steines erkennen. Foto: Verf.

Und auch die wissenschaftliche Medizin, bereits bei den Griechen auf der Grundlage einer „exakten, quantifizierenden Wissenschaft" ausgebildet – man denke an Hippokrates und seine Schule[11] –, verliert sich weitgehend. Diese Betonung der Spiritualität bei gleichzeitiger Vernachlässigung soma-

10 W. Heinz: Römische Thermen: Badewesen und Badeluxus im römischen Reich. München 1983, S. 197 f. („Exkurs 2: Medizinisch-hygienische Fragestellungen"; das war einer der ersten Versuche, medizinische Fragen im römischen Badewesen zu thematisieren); dort auch S. 154 zum Altar und S. 169 ff. zum Heilbad von Badenweiler. – W. Heinz: Antike Balneologie in späthellenistischer und römischer Zeit: Zur medizinischen Wirkung römischer Bäder. In: Aufstieg und Niedergang der römischen Welt (ANRW) II 37, 3. Hg. v. W. Haase. Berlin 1996, S. 2411-2432.

11 J. Ch. Claus: Medizingeschichte. Wiesbaden 1985, S. 22.

tischer Phänomene ändert sich etwa ein Jahrhundert später bei Isidor von Sevilla.[12] Darauf sei später in einem kurzen Ausblick hingewiesen (siehe unten Punkt 3.5).

Bei derart divergentem Verständnis des Begriffes „Medizin", wie soeben vorgestellt, stellt sich die Frage, wie wir heute den Komplex „Medizin und Gesundheit" definitorisch erfassen. 1947 legte die Welt-Gesundheits-Organisation WHO fest, dass Gesundheit einen „Zustand völligen körperlichen, geistigen und sozialen Wohlbefindens" beinhalte, wobei die Heilung dann auf die Wiederherstellung der organischen Integ-rität und im weitesten Sinne die funktionelle Gesamtheit des Menschen abziele.[13] Doch auch eine solche Darlegung ändert nichts daran, dass Gesundheit und Krankheit letztlich rein wissenschaftlich kaum zu definieren sind, da immer zugleich auch Werturteile einfließen.[14] Diese Überlegungen werfen ein Schlaglicht auf die Zeit der Spätantike, da in dieser Zeit die beiden nachfolgend genannten Implikationen nur eingeschränkt oder gar nicht gelten. Denn der Begriff „Krankheit" beinhaltet sowohl eine appellative als auch eine legitimatorische Konnotation: appellativ, da durch das Vorhandensein der Krankheit ein Aufruf zur Hilfeleistung ergeht; und legitimatorisch, da durch allgemeinen Konsens eine Heilungsintervention gerechtfertigt wird.[15] In unserem Zusammenhang gewinnt damit die Frage, wie sich das Heilungsgeschehen abspielt und welche religiösen Einflüsse vielleicht z. B. bei Trepanationen[16] (vgl. Abb. 2) eine Rolle spielen, entscheidende Bedeutung.

---

12 Isidor, Ethymologia 4, 1, 1.

13 B. Obermayer-Pietsch: Krankheit, Heilung und Wunder – aus medizinischer Perspektive. In: Heilungen und Wunder: Theologische, historische und medizinische Zugänge. Hg. v. J. Pichler – Chr. Heil. Darmstadt 2007, S. 261 ff., hier S. 269.

14 U. Wiesing: RGG$^4$ (vgl. Anm. 5) Bd. 4. Tübingen 2001, S. 1732.

15 Th. Rütten: RGG$^4$ (vgl. Anm. 5) Bd. 4.Tübingen 2001, S. 1729.

16 Ausgewählte Literatur. Allgemein: J. A. Brongers: Ancient Old-World Trepanning Instruments. In: Berichten van de Rijksdienst voor het Oudheidkundig Bodemon 19, 1969, S. 7-16. Zum Neolithikum: K. W. Alt et al: Evidence for stone age cranial surgery. In: Nature 387 v. 22.05.1997, S. 360. W. Heinz: „Kopfzerbrechen" mit Fingerspitzengefühl: Neurochirurgie vor 7000 Jahren. In: Münchener Medizinische Wochenschrift 140 Nr. 15, 1998, S. 219 (66). Zur Latènezeit: J. M. de Navarro: A Doctor's Grave of the Middle La Tène Period from Bavaria. In: Proceedings of the Prehistoric Society 21, 1955, S. 231-248.

Frühes Mittelalter: J. Wahl, U. Wittwer-Backofen, M. Kunter: Zwischen Masse und Klasse: Alamannen im Blickfeld der Anthropologie. In: Die Alamannen. Hg. v. Archäolog. Landesmuseum Baden-Württemberg. Stuttgart 1997, $^3$1998, S.337-348, bes. S. 347. J. Weber, A. Czarnetzki, A. Spring: Neurochirurgische Erkrankungen des Schädels im frühen Mittelalter. In: Deutsches Ärzteblatt 98 H. 48 v. 30.11.2001, S. 2513-2516.

Spätes Mittelalter: A. Czarnetzki et al.: Stumme Zeugen ihrer Leiden: Krankheiten und Behandlungen vor der medizinischen Revolution. Tübingen 1996, S. 183 ff., bes. S. 200 ff.

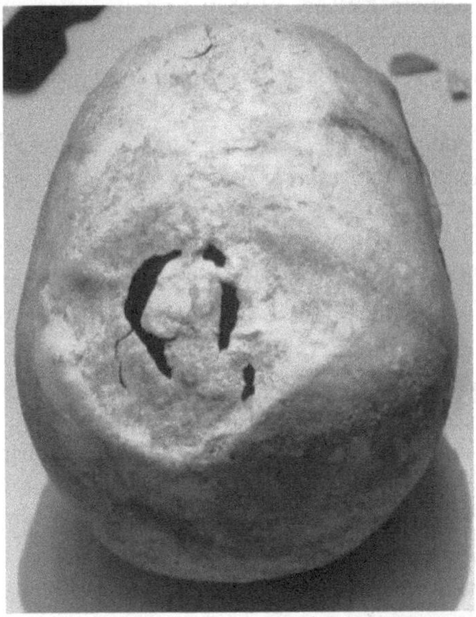

Abb. 2: Ein zweifach in vivo trepanierter neolithischer Schädel. Die hintere der beiden mediansagittal angelegten Öffnungen – im Bild gut sichtbar – misst erstaunliche 9,5 x 9 cm. Die Kallusbildung beweist, dass das Individuum diese Eingriffe, die vor etwa 7000 Jahren (!) mit Steinklingen erfolgten, lange überlebt hat. Die Frage, ob die Gründe für solche Trepanationen ausschließlich im medizinischen Bereich liegen (z. B. Druckentlastung wegen Frakturen), oder ob auch religiöse Komponenten eine Rolle spielten, lässt sich beim momentanen Kenntnisstand für diese frühe Zeit nicht beantworten. Foto: Verf.

## 1.1 Römische Autoren

Um die Stellung der Medizin in der Spätantike noch ein wenig schärfer zu konturieren, seien einige wenige Notizen der römischen Zeit zu diesem Thema herausgezogen. So findet sich in dem grammatischen Lehrbuch der lateinischen Sprache bei Varro (1. Jh. v. Chr.) der Hinweis auf die „medizinische Kunst“[17], die *ars medicina*. Das deutet auf eine hohe Wertschätzung der Medizin hin. Dieser Gedanke spiegelt sich auch in der Bevorrechtung der Ärzte seit Caesar wieder: Er verlieh den Medizinern, die in der Regel aus dem Ausland kamen, das römische Bürgerrecht.[18]

17 Varro, De lingua latina 5, 93: ab arte medicina, ut sit medicus dictus. Edition: Varro, On the Latin language, with an Engl. Translation. Hg. v. R. G. Kent. London 1958, S. 88.

18 Sueton, Caesar 42. Nähere Angaben: Heinz, Baden (1993; Anm. 2) 31. Auch: R. v. Bendemann: Christus der Arzt – Krankheitskonzepte in den Therapieerzählungen des Markusevangeliums. In: Pichler – Heil (2007; Anm. 13) S. 105 ff., hier S. 117 f.

Gleichermaßen gewährte Kaiser Augustus nach seiner spektakulären Heilung i. J. 23 v. Chr. durch seinen Arzt Antonius Musa ihm und dessen Berufsgenossen neben verschiedenen Privilegien selbst für die Zukunft Steuerfreiheit.[19]

Schon den Griechen galt die Verbindung von Philosophie und ärztlicher Kunst als gottgleich.[20] Das griffen die Römer verschiedentlich wieder auf: Wir lesen Vergleichbares bei Celsus[21] und auch bei Seneca († 65 n. Chr.), der naturgemäß die Philosophie über alles andere stellt. So schreibt er im 15. Brief an Lucilius: „Richtig sagen wir: ‚Wenn du philosophierst, ist es gut'. Denn dies erst heißt gesund sein. Ohne Philosophieren ist der Geist krank."[22] Dahinter steckt ein sehr hoher Anspruch, der sich nicht nur bis in die Kunst der Grabreliefs hinein fortsetzt,[23] sondern Jahrhunderte später bei Isidor von Sevilla, der die Medizin als „zweite Philosophie" bezeichnete (s. u.), wieder auflebt.

Von Herzen verspottet der altrömische Dichter Martial, geboren wohl um 40 n. Chr. in Spanien, die Zunft der Ärzte.[24] Auch wenn seine Epigramme bissig klingen mögen, so vermitteln sie doch dem Leser nicht den Eindruck totaler Ablehnung des Ärztestandes, wie sie bei Plinius (s. u.) durchscheint. Martial will seine Zuhörer unterhalten, und dazu sind viele Mittel recht. Dazu zwei Beispiele, deren erstes sich eigentlich gar nicht gegen die Ärzte richtet[25]: „Thais' Zähne sind schwarz, schneeweiss Laecanias Zähne. Wie das kommt? Eins sind eigene, die andern gekauft." Wirklich heftig klingt demgegenüber ein anderes Epigramm, das in nur zwei Versen das Leben eines früheren Arztes beschreibt[26]: „Jüngst war er Arzt, und jetzt ist er Leichenträger Diaulus, legt er jetzt Leichen aufs Bett, tut er, was früher der Arzt." Noch viel heftiger und ohne jedes Augenzwinkern wettert der ältere Plinius, Verfasser der berühmten „Naturkunde", gegen die Ärzte. Dazu bemüht er selbst den alten Cato, den er mit folgenden Worten über die Griechen zitiert:

> Sobald uns jenes Volk seine Wissenschaften gibt, wird es alles verderben, noch umso mehr, wenn es seine Ärzte hierher schickt. Diese haben sich unter einander

---

19 Cassius Dio, Römische Geschichte 53, 30. Näher dazu: Heinz: Baden (1993; Anm. 2) S. 31 f.

20 Corpus Hippocraticum III (Das ehrbare ärztliche Verhalten), 5. Näher dazu: Heinz: Baden (1993; Anm. 2) S. 26.

21 Celsus, prooem. I ed. Müri (1979; Anm. 2) S. 118.

22 Seneca, Epistulae morales II 15, 1. Edition und Übers.: F. Loretto, Stuttgart 1989. Zum Verhältnis von Philosophie und den freien Künsten: Seneca, Epistulae morales 88, S. 23 f.

23 Beispiel: Heinz: Baden (1993; Anm. 2) S. 26 Abb. 23.

24 Ausführlicher zu dem Thema: Heinz: Baden (1993; Anm. 2) S. 36 f.

25 Martial, Epigramme 5, 43. Übers.: R. Helm: Martial, Epigramme, Zürich-Stuttgart 1957.

26 Martial, Epigramme 1, 47. Übers.: Helm a.a.O.

verschworen, alle Barbaren durch ihre Medizin zu töten; sie tun selbst aber dies um Bezahlung, damit man ihnen Glauben schenken und sie uns leicht zu Grunde richten können.[27]

Plinius zitiert Cato als Gewährsmann und nicht etwa, um sich von ihm abzusetzen. Er beklagt, dass die Ärzte direkt auf Kosten des Lebens der Patienten Geschäfte machten; deshalb auch die elenden Zänkereien der Ärzte am Krankenbett.[28] Schlimmer noch: Nur der Arzt genieße völlige Straflosigkeit, wenn er einen Menschen zu Tode gebracht habe.[29] Wiederholt kritisiert Plinius die Raffgierigkeit der Ärzte.[30] Er ist also gar nicht gut auf die Mediziner zu sprechen,[31] und auch deren Methoden erscheinen dem großen Kompilator, der i. J. 79 n. Chr. beim Ausbruch des Vesuvs ums Leben kam, höchst merkwürdig. Man spürt seine innere Abwehr bei dem Bericht über Charmis, der – aus *Massilia*-Marseille eindringend (*sic*!) – nicht nur die früheren Ärzte, sondern auch die (warmen) Bäder verdammte und sich mit dem Rat durchsetzte, auch bei winterlicher Kälte kalt zu baden – ein Rat, der, so Plinius, selbst von gestandenen Männern, die einmal Konsuln waren, befolgt wurde.[32] – Wir werden sehen, dass es auch späterhin Leute gab, die solchem Rat folgten.

## 1.2 Kurative Medizin

Ungeachtet solcher Stimmungsmache lässt sich das Anliegen der altrömischen Ärzte schnell zusammenfassen: Man wollte – wie es auch schon die Griechen kannten – den Kranken die Genesung bringen.[33] Die ärztliche Kunst begann mit der Wundheilung,[34] und dazu wurden auf breiter Front die passenden Instrumente entwickelt (vgl. Abb. 3) bis hin etwa zu Krontrepanen zur Eröffnung der Schädelkalotte oder Hohlnadeln zum Starstechen.[35]

27 C. Plinius Secundus d. Ä.: Naturalis historiae/Naturkunde 29, 14. Hg. und übers. v. R. König. Darmstadt 1991, S. 24 f. Dieses Buch behandelt Medizin und Pharmakologie.

28 Plinius, Nat. hist. a.a.O. 29, 11.

29 Plinius, Nat. hist. a.a.O. 29, 18.

30 Plinius, Nat. hist. a.a.O. 29, 16 (Geschäftemacherei); 29, 21 (raffgieriges Feilschen).

31 Ausführlicher: Heinz: Baden (1993; Anm. 2) S. 28 f.

32 Plinius, Nat. hist. a.a.O. 29, 10. Hg. v. König S. 22: ... Charmis ex eadem Massilia invasit damnatis non solum prioribus medicis, verum et balineis, frigidaque etiam hibernis algoribus lavari persuasit. ... videbamus senes consulares usque in ostentationem rigentes ...

33 Celsus, prooem. I (s. o. Anm. 2).

34 Heinz: Baden (1993; Anm. 2) S. 27 mit näheren Einzelheiten. Plinius, Nat. hist 29, S. 12 f. zum Wundarzt Archagathos, den man wegen seiner Brutalität auch den „Henker" nannte.

35 Kleine Auswahl: H. Cüppers: Kranken- und Gesundheitspflege in Trier und dem Trierer Land von der Antike bis zur Neuzeit. Trier 1981, S. 25 ff. – E. Künzl: Medizinische Instrumente aus

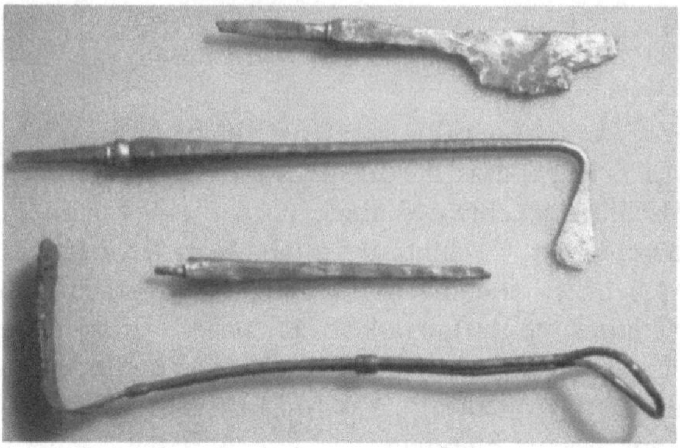

Abb. 3: Dieses frühe ärztliche Instrumentarium mit Skalpell, Säge (die Zähnchen sind noch zu erkennen), Meißel und Wundhaken eignete sich z. B. für Trepanationen. Es gehört in die Zeit der Kelten: um 200 v. Chr. Fundort: München-Obermenzing (Bayern). Foto: Verf.

Die römische Heilkunde bedeutete also eine kurative Medizin – später bei Isidor von Sevilla umfasst sie die Pharmazie und die Chirurgie –;[36] sie ist verbunden mit jenen vornehmlich beim Heer angesiedelten Spitalen, die man *valetudinaria*[37] nannte, und in den Städten mit Arztpraxen und

---

Sepulkralfunden der römischen Kaiserzeit. In: Bonner Jahrbücher 182, 1982, S. 1-131. – A. Krug: Heilkunst und Heilkult: Medizin in der Antike. München 1985, S. 70 ff. – E. Riha: Römisches Toilettgerät und medizinische Instrumente aus Augst und Kaiseraugst (Forschungen in Augst Bd. 6, Augst 1986). – H. Matthäus: Der Arzt in römischer Zeit: Medizinische Instrumente und Arzneien; archäologische Hinterlassenschaften in Siedlungen und Gräbern (Schriften des Limesmus. Aalen Nr. 43, Stuttgart 1989). – R. Jackson: Roman doctors and their instruments: recent research into ancient practice. In: Journal of Roman Archaeology 3, 1990, S. 5-27. – H. Sobel: Römische Arzneikästchen. In: Saalburg Jahrbuch 46, 1991, S. 121-147. – Heinz, Baden (1993; Anm. 2), S. 37 ff. – C. d'Amato: La medicina (Museo della cività Romana Bd. 15, Rom 1993), S. 88 ff. – L. J. Bliquez: Roman Surgical Instruments and Other Minor Objects in the National Archaeological Museum of Naples, Mainz 1994. – E. Künzl: Medizin in der Antike: Aus einer Welt ohne Narkose und Aspirin. Stuttgart 2002, S. 79 f. zum Starstich; sonst 32 ff. zu Arztgräbern und Instrumenten. Auswahl zu einzelnen Orten: J. Como: Das Grab eines römischen Arztes in Bingen. In: Germania 9, 1925, S. 152-162. – Navarro (1955; Anm. 16: zu München-Obermenzing). – A. Stettler: Der Instrumentenschrank von Kom Ombo. In: Antike Welt 13 H. 3, 1982, S. 48-53 (Kom Ombo: Oberägypten). – H. U. Nuber: Das Arztgrab aus Wehringen. In: Die Römer in Schwaben, Bayerisches Landesamt für Denkmalpflege, Arbeitsheft 27. Augsburg 1985, S. 190 f. – E. Künzl: Operationsräume in römischen Thermen: Zu einem chirurgischen Instrumentarium aus der Colonia Ulpia Traiana. In: Bonner Jahrbücher 186, 1986, S. 491-509 (Col. Ulpia Traiana [CUT]: Xanten). – M. Feugère, E. Künzl , U. Weisser: Les aiguilles a cataracte de Montbellet (Saône-et-Loire): Contribution à l'étude de l'ophthalmologie antique et islamique (Societé des Amis des Arts et des Sciences de Tournus Bd. 87, 1988). – W. Heinz: Ein keltischer Kopföffner: Deutschlands ältestes Trepanationsbesteck. In: Münchner Medizinische Wochenschrift 141 H. 34, 1999, S. 64 (München-Obermenzing; Zeitstellung: 3./2. Jh. v. Chr.).

36 Isidor ethym. 4, 9, 2; die dritte Behandlungsmöglichkeit ist dann die Diätetik.

37 Dinzelbacher – Heinz: Spätantike (2007; Anm. 7), S. 67 f. mit Abbildung.

Ärztezentren[38] sowie Krankenbehandlungen in Thermen,[39] etwa in Xanten am Niederrhein.[40]

Krankenhäuser gehören aber nicht in die Reihe dieser Therapiezentren; bislang ist kein Krankenhaus in einer römischen Stadt nachgewiesen.[41] Neben der therapeutischen gab es die präventive Medizin, zu der auch die Diätetik gerechnet werden darf, und die Methoden der physikalischen Medizin.[42]

Ein kurzer Ausblick: Aus der römischen Badekultur entwickelte sich aus verschiedenen Strängen heraus das frühchristliche Taufwesen (vgl. Abb. 4). So stand nicht nur die Architektur Pate – Begriffe wie „Piscina" oder „Baptisterium" entstammen altrömischer Nomenklatur[43] –; auch der als solcher uralte Quellenkult erzeugte etwa mit der Gabe von Münzopfern einen Traditionsstrang: Wie zuvor der Quellgottheit oder dem Heilheros[44] opferte man jetzt in frühchristlicher Zeit dem Christengott eine Münze, die ins Taufbecken geworfen wurde – ein Brauch, der schließlich auf der Synode von Elvira (Spanien; Zeit: wohl Anfang 4. Jh.) verboten wurde.[45]

38 Heinz: Baden (1993; Anm. 2), S. 33. Zu Augst: E. Riha, Augst (1986; Anm. 35), S. 91 ff.

39 Künzl: Operationsräume (1986; Anm. 35). – Heinz: Baden (1993; Anm. 2), S. 35. – Zu den Zeiten der Krankenbehandlung in den Thermen: Heinz: Thermen (1983; Anm. 10), S. 145 mit Hinweis auf: E. W. Merten, Bäder und Badegepflogenheiten in der Darstellung der Historia Augusta (Antiquitas Reihe 4 Bd. 16, Bonn 1983) 63. – Insgesamt ist aber die antike medizinische Fachliteratur zum Baden und zur medizinischen Wirkung des konventionellen Bades noch wenig erschlossen: S. Busch, Versus balnearum: Die antike Dichtung über Bäder und Baden im römischen Reich. Stuttgart – Leipzig 1999, S. 27 mit Anm. 58.

40 N. Zieling: Die großen Thermen der Colonia Ulpia Traiana: Die öffentliche Badeanlage der römischen Stadt bei Xanten, Köln 1999. – Zum Auffindungsort des Arztbestecks in den Thermen: Heinz: Baden 1993, S. 34 Abb. 29. Zum chirurgischen Instrumentarium: Künzl, Operationsräume (1986; Anm. 35).

41 H. Matthäus: Der Arzt in römischer Zeit: Literarische Nachrichten – archäologische Denkmäler, 1. Teil (Schriften d. Limesmuseums Aalen Nr. 39, Stuttgart 1987), S. 24.

42 Heinz, Balneologie (1996; Anm. 10) passim.

43 W. Heinz: Der Aufstieg des Christentums: Geschichte und Archäologie einer Weltreligion. Stuttgart 2005, S. 87.

44 Krug: Heilkunst (1985; Anm. 35), S. 178 zu Dankopfern in Alise-Ste-Reine (antik: Alesia). R. H. W. Wolf, Mysterium Wasser: Eine Religionsgeschichte zum Wasser in Antike und Christentum. Göttingen 2004, S. 274 f.

45 Synode von Elvira, Kanon 48. Dazu: F. J. Dölger: Die Münze im Taufbecken und die Münzen-Funde in Heilquellen der Antike. In: Antike und Christentum 3, 1932, S.1-24.

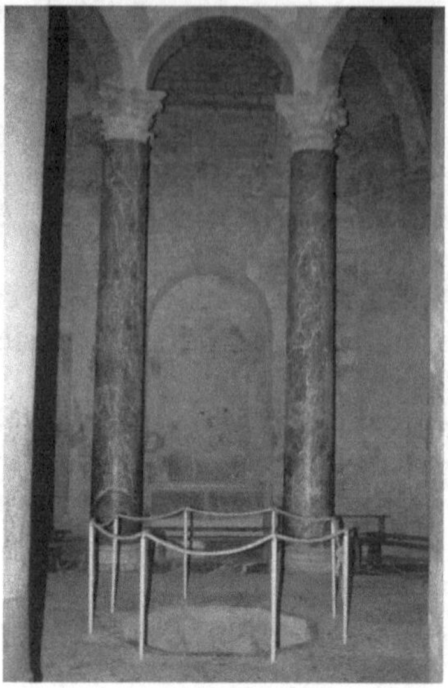

Abb. 4: In der Kathedrale von Aix-en-Provence findet sich ein frühchristliches Baptisterium mit einem in den Boden eingelassenen achteckigen Taufbecken und umstanden von acht Säulen. Dies ist ein sehr gut erhaltenes Beispiel solcher Taufarchitekturen aus der Zeit des 4./5. Jahrhunderts. Foto: Verf.

## 1.3 Die Stellung der Medizin in der Spätantike

Insgesamt zeigen die bisherigen Beobachtungen und die später noch interessierenden Textanalysen ein ambivalentes Bild zur Stellung der Medizin in der Spätantike. Gut zwei Jahrhunderte, nachdem Varro die Medizin noch als *ars* bezeichnet hatte, kam der Forscherdrang, wie noch zu zeigen sein wird, zum Erliegen. Man exzerpierte und übersetzte medizinische Traktate; doch das war auch alles.[46] Vielleicht könnte darin einer der Gründe liegen, dass die Medizin schliesslich doch nicht in den Kanon der sich herausbildenden Sieben Freien Künste aufgenommen wurde. In der berühmten Geschichte der Hochzeit der Philologia mit Merkur von Martianus Capella (5. Jh. n. Chr.[47]) stehen Medizin und Architektur gewis-

46 Krug: Heilkunst (1985; Anm. 35), S. 213 ff.

47 H. G. Zekl. In: Martianus Capella, Die Hochzeit der Philologia mit Merkur (De nuptiis Philologiae et Mercurii). Hg. u. übers. v. Hans Günter Zekl. Würzburg 2005, Einleitung S. 9.

sermaßen auf der Warteliste; sie werden aber nicht vorgelassen oder – anders gesagt – nicht zu den *artes liberales* gezählt. Martianus Capella:[48]

> Ihm teilt der Delier leise mit, unter den Vorbereiteten da stünden auch die Medizin sowie die Kunst des Architekten an. Doch (– spricht er –) da die Sorge dieser um sterbliche Geschäfte geht, da ihre Sorgfalt ird'schen Dingen gilt und sie mit Äther und den Himmlischen gar nichts gemeinsam haben, so ist es nicht unangemessen, falls man aus Übersättigung sie hier nicht hören will: In diesem Himmelsrate schweigen sie vor dieser einen jungen Frau, die in der Folge noch ausführlicher zu prüfen ist.

Die *septem artes liberales* werden in dieser Zeit zu einer festen und an sich unumstößlichen Größe, bestehend aus dem Trivium mit den sprachlichen und dem Quadrivium mit den mathematischen Disziplinen.[49] Die Medizin findet hier keinen Platz. Sie ist sehr wichtig, eigentlich unentbehrlich; doch andere Komponenten überlagern in der Spätantike die Bedeutung der Medizin. Wir finden diese inzwischen unumstößliche Wertung später noch einmal bei Isidor von Sevilla (um 560/571 – 636), der in seiner „Ethymologie" die sieben klassischen Wissenschaften gemäß den beiden genannten Gruppen aufzählt,[50] dann aber der Abhandlung über die sieben *artes liberales* unmittelbar, also an prominenter Stelle, die Medizin beschreibt.[51] – Von diesem Werk wird später noch einmal die Rede sein.

## 2. Wunder und Mystik

### 2.1 Göttliches Eingreifen

Nun darf man aber nicht vergessen, dass es in der Antike noch eine ganz andere Komponente neben der kurativen Medizin gab: Es ist das göttliche Eingreifen (vgl. Abb. 5) beim Heilungsprozess. Durch die Rückkoppelung der Geheilten, überliefert in materiellen Dokumenten, sind solche Prozesse

48 Buch IX, 891. Übers.: Zekl (vor. Anm.), S. 298. Der lateinische Text: cui Delius Medicinam suggerit Architectonicamque in praeparatis assistere, sed quoniam his mortalium rerum cura terrenorumque sollertia est, nec cum aethere quicquam habent superisque confine, non incongrue, si fastidio respuuntur, in senatu caelite reticebunt, ab ipsa deinceps virgine explorandae discussius. Nach: Martianus Capella, ed. James Willis. Leipzig 1983, S. 339.

49 Ausführlich zum Komplex: W. Heinz: Musik in der Architektur: Von der Antike zum Mittelalter (Beih. zur Mediaevistik 4, Frankfurt 2005), S. 48 ff.

50 Isidor von Sevilla, Ethymologia 1, 2, 1-3.

51 Isidor, Ethymologia 4 (Buch 3 beendet die Anhandlungen über die artes mit der Mathematik).

bestens von Griechenland bekannt: Man denke beispielsweise an die Wunderheilungen von Epidauros.[52]

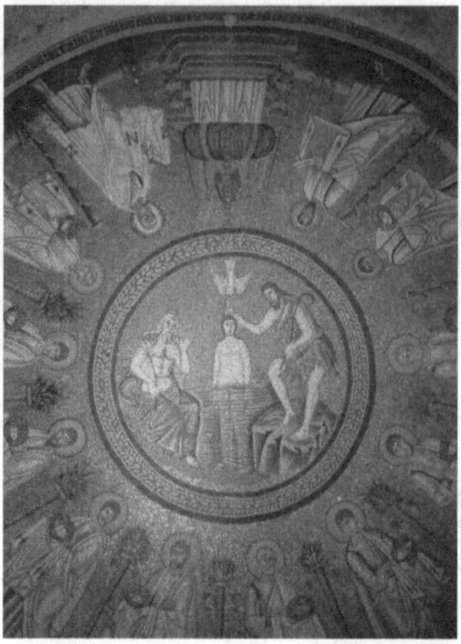

Abb. 5: Darstellung des göttlichen Eingreifens, symbolisiert durch die Taube. Hier – an der Decke des Baptisteriums der Arianer in Ravenna (Ende 5./Anf. 6. Jh.) – ist kein Heilungsprozess gemeint, sondern die Taufe Christi durch Johannes (rechts). Links die Personifikation des Flusses Jordan. Der Kreis der zwölf Apostel schließt den leeren Thron im Himmel (oben) ein. Foto: Verf.

Auch in der römischen Zeit ist es üblich, den Göttern für den Eingriff in den Heilungsprozess zu danken: Man erinnere sich beispielsweise an den Diana-Altar von Badenweiler[53] (siehe Abb. 1, Seite 9). Zur Spätantike hin werden schließlich Götter und Dämonen magisch in Heilungsprozesse, aber auch alle anderen Zaubervorgänge einbezogen.[54] Diesem letztlich mystischen Vorgang geht in jedem Fall eine persönliche Glaubensentscheidung voraus.[55].

52 Herzog: Wunderheilungen (1931; Anm. 3). Zu bildlichen Darstellungen: U. Hausmann, Kunst und Heiltum: Untersuchungen zu den griechischen Asklepiosreliefs, Potsdam 1948, passim.

53 W. Heinz: Der Diana Abnoba-Altar in Badenweiler. In: Antike Welt 13 H. 4, 1982, S.37-41 (ergänzend dazu der dort folgende Beitrag von R. Wiegels).

54 Beispielsweise bei den Heilamuletten. Vgl. z. B.: Antike Zaubersprüche, hg. v. A. Önnerfors. Stuttgart 1991, S. 54 ff. Auch: Dinzelbacher – Heinz: Spätantike (2007; Anm. 7), S. 63 ff. und 69 f. – Spezifisch zum Amulett von Badenweiler: W. Heinz: Das magische Amulett von Badenweiler. In: Das Markgräflerland H. 1, 1982, S. 61-71. H. U. Nuber, Wasser, Schrift und Historie: Zu dem magischen Silberplättchen aus Badenweiler. In: Zeitschrift für die Geschichte des Oberrheins 150 = NF 111, 2002, S. 21-40.

## 2.2 Altes und Neues Testament

Diesen Glaubensakt müssen wir auch sämtlichen Erzählungen von Wunderheilungen der *Bibel* zugrunde legen. Bereits im *Alten Testament* findet sich die uneingeschränkte Verbindung von Gesundheit und Gehorsam gegenüber Gott. Anders gesagt: Wer sich diesem allmächtigen, fordernden Gott JHWH widersetzt, dem schickt er Krankheiten wie weiland den Ägyptern[56] – das pflegt man eine massive Strafandrohung zu nennen. Krankheit als Folge von Sünde: Diese unmissverständliche Einschüchterung wird durch den letzten Halbsatz dieses Bibelverses noch bekräftigt: „Denn ich bin der Herr, dein Arzt".[57] Wer das immer noch nicht wahrhaben will, findet eine nachgerade hymnische Bestätigung des Allherrscher-Anspruchs von JHWH:

> Jetzt seht: Ich bin es, nur ich,
> und kein Gott tritt mir entgegen.
> Ich bin es, der tötet und der lebendig macht.
> Ich habe verwundet; nur ich werde heilen. [58]

Diesem Absolutheitsanspruch stehen die Wunderheilungen des Neuen Testaments diametral entgegen. Jesus tritt nicht als der Drohende, Fordernde, sondern als der Heiler, der Heiltäter[59] und somit der Anbieter jener Eingriffe auf, die gern als Wunder angesprochen werden. Der Begriff „Wunder" darf in diesem Zusammenhang nicht mit modernem Verständnis gemessen werden. Der Antike erschien jedes göttliche Handeln als Wunder,[60] und bei den Wunderheilungen Jesu stand die Wirkungsgeschichte (vgl. Abb. 6) gegenüber jeder Kausalität eindeutig im Vordergrund.[61]

---

Auch der Islam kannte späterhin die Magie, um „wissenschaftlich ausgebildete Ärzte und ihre Medikamente überflüssig" zu machen: A. v. Gladiss, Medizinische Schalen: Ein islamisches Heilverfahren und seine mittelalterlichen Hilfsmittel. In: Damaszener Mitteilungen 11, 1999, S. 147-161, hier S. 149 (zur Zeit Saladins, also im 12. Jh.).

55 W. Burkert: Antike Mysterien: Funktionen und Gehalt. München $^{2}$1991, S. 20 f. – Auch im Islam galt der „Glaube des Patienten und sein Vertrauen auf die religiösen Autoritäten" aus Voraussetzung für den Erfolg der Behandlung: Gladiss a.a.O. (s. vor. Anm.) 153.

56 Exodus 15, 26.

57 Ausführlich: J. Maier: „Ich, JHWH, bin dein Arzt": Heilung durch Gott und ärztliche Kunst in der jüdischen Tradition. In: Pichler – Heil, Heilungen (2007; Anm. 13), S. 60-84.

58 Deuteronomium 32, 39, zitiert nach der Einheitsübersetzung.

59 Bendemann. In: Pichler – Heil (2007; Anm. 13), S. 106.

60 O. Weinreich: Antike Heilungswunder: Wunderglauben der Griechen und Römer (Religionsgesch. Versuche und Vorarbeiten 8,1, Gießen 1909) VII.

61 P. Trummer: s. v. Wunder. In: Lexikon der christlichen Antike. Hg. v. J. B. Bauer – M. Hutter. Stuttgart 1999, S. 382.

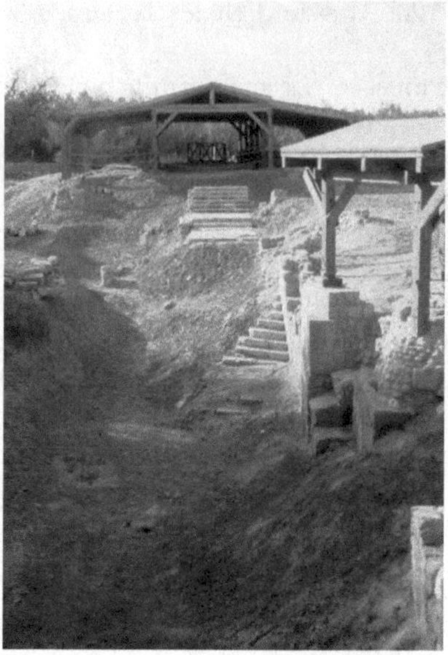

Abb. 6: Bethanien (Jordanien): Diesen Ort halten die jordanischen Ausgräber für die Stelle der Taufe Jesu. Sie liegt ganz im Vordergrund; rechts die marmorne Treppe zum Einstieg. Wenn diese Deutung zutrifft, begann hier, östlich des Jordans, die Wirkungsgeschichte Jesu (vgl. Joh 1,29). Foto: Verf.

## 2.3 Ist Krankheit eine Strafe?

Das Heilungsgeschehen setzt in den neutestamentlichen Büchern eine völlige Hingabe an Jesus voraus, also jenen Glaubensakt, der bereits angesprochen wurde. Als Beispiel sei die im *Neuen Testament* mehrfach erzählte Geschichte der blutflüssigen Frau herangezogen, hier in der ausführlichen markinischen Version.[62] Eine unter Blutungen[63] leidende Frau, die inzwischen ihr gesamtes Vermögen ohne Erfolg zu den Ärzten getragen hatte, drängte sich unter Missachtung aller levitischen Gesetze an Jesus heran und berührte sein Gewand – an sich eine Ungeheuerlichkeit. Doch es gibt kein strafendes, sondern ein versöhnliches Wort Jesu: Der Glaube habe ihr geholfen, sie solle in Frieden hingehen.

62 Markus 5, 25-34.

63 Es ist nicht klar, welcher Art diese Blutungen sind; vgl. die ausführliche Erörterung bei Bendemann (2007; Anm. 18) 113 Anm. 8.

Gleiches gilt für die Blindenheilung von Jericho[64]: Der Glaube hilft dem Bettler Bartimäus, wieder sehen zu können, und – wie es zum Abschluss dieser Erzählung heißt – er folgte Jesus auf seinem Weg. Diese Blindenheilung bedeutet also zugleich die symbolische Augenöffnung für die Nachfolge.[65] Von Krankheit als Strafe kann hier keine Rede sein.

Noch deutlicher verneint die Geschichte der Blindenheilung am Sabbat jeden Gedanken der Strafe. Für die Blindheit dieses Mannes gibt es kein Verschulden, vielmehr soll an diesem Vorgang gemäß den Worten Jesu[66] das Wirken Gottes offenbar werden.

Gelegentlich gibt es allerdings auch die unmissverständliche Verbindung zwischen Sünde und Krankheit, so etwa im Johannes-Evangelium[67], wo Jesus zu dem von der Lähmung Geheilten sagt, jetzt sei er gesund; er solle nicht mehr sündigen, damit ihm nicht noch Schlimmeres zustoße. Dieser Satz wirkt allerdings wie nachträglich eingefügt, da in der Vorgeschichte von einer Ursachenforschung überhaupt nicht die Rede ist. Der Tenor dieser Textpassage liegt nicht auf der Frage der Verknüpfung von Sünde und Krankheit – das wird eher beiläufig erzählt –, sondern auf der Selbstoffenbarung Jesu in der nachfolgenden Rede.[68]

„Krankheit als Strafe" lässt sich aus dem *Neuen Testament* grundsätzlich *nicht* ableiten: Es geht bei den Heilungswundern nicht um die Aitiologie, sondern um das „Wozu"[69], also um das, was mit einer Heilung bewirkt werden soll, und nicht etwa, woher die Krankheit kommt oder was sie bewirkt hat.

Ein kleiner Vorausblick – in der Spätantike ergibt sich ein Wandel in der Bedeutung des Begriffs der Krankheit: Bei Ambrosius (4. Jh.) etwa wird sie als Strafe oder Prüfung verstanden.[70] Ganz deutlich beschreibt Beda Venerabilis (frühes 8. Jh.) eine nahezu tödliche Verletzung „als Strafe für die Schuld" des Ungehorsams gegenüber dem Bischof.[71] Am Ende des Mittelalters schließlich notiert kein Geringerer als Paracelsus[72], dass Krankheit immer auch göttliche Strafe sei.

64 Markus 10, S. 46-52.

65 M. Ebner. In: RGG4 Bd. 4, Tübingen 2001, S. 1730 f. s. v. Krankheit III.

66 Johannes 9,3.

67 Johannes 5, 14.

68 Johannes 5, 19-47.

69 N.H. Søe, s.v. Krankheit II. In: RGG$^3$ Bd. 4 (1960), S. 38 f.

70 Dinzelbacher – Heinz: Spätantike (2007; Anm. 7), S. 70.

71 Beda, Hist. eccl. 5, 6: ... ad puniendam inobidientiae meae ... Beda der Ehrwürdige, Kirchengeschichte des englischen Volkes. Hg. und übers. v. G. Spitzbart, Darmstadt $^2$1997,S. 444 f.

72 U. Gause, Paracelsus (1483 – 1541): Genese und Entfaltung seiner frühen Theologie (Spätmittelalter u. Reformation, NR 4, Tübingen 1993), S. 84.

## 2.4 Aelios Aristides

Nicht nur die blutflüssige Frau des Markus-Evangeliums hatte die Erfolglosigkeit der Ärzte zu beklagen, sondern auch ein Mann der hohen römischen Kaiserzeit, der – nach seinen Selbstzeugnissen zu urteilen – seinem ganz persönlichen „Heiland", dem Heilgott Asklepios (vgl. Abb. 7), mit absolutem Vertrauen folgte. Dieser Aelios Aristides lebte zwischen 117 und etwa 181 n. Chr. Dass er die Fülle seiner Krankheiten[73] so lange ertragen und dann auch noch die teilweise paradoxen göttlichen Anweisungen wie Kaltbad mitten im Winter überstehen konnte, verwundert nach wie vor. Dargelegt hat der wortgewandte Aristides, von Beruf Rhetor, das gesamte komplexe Gefüge von göttlichen Traumgesichten und eigenen Handlungen – man könnte auch sagen: eigenem Aktionismus – in seinen „Heiligen Berichten"[74] in den Jahren um 170/171 n. Chr.

Zwei Punkte fallen dabei immer wieder ins Auge: Zum einen ist es die bedingungslose Hingabe an die Offenbarungen des Gottes Asklepios – sie stehen mit Abstand über den Ratschlägen der Ärzte –, die im Winter des Jahres 144 mit einem Paradoxon einsetzen: Er solle barfuß ausgehen. Nach der Erfüllung des Traumes verherrlicht Aelius den Gott mit dem Ruf[75]: „Groß ist Asklepios!" Die zweite unübersehbare Besonderheit dieser Berichte wird durch eine exhibitionistische Selbstdarstellung des Redners gekennzeichnet: Seine Taten, denen göttliche Offenbarungen zugrunde liegen, trägt er, wo immer möglich, einem breiten Publikum vor. Als Asklepios ihm – wiederum mitten im Winter, bei Nordwind und eisiger Kälte – befahl, in einem Fluss zu baden, ging Aelius dorthin, begleitet von Freunden und Ärzten. Sehr viele andere Leute seien dazugekommen, und alle beobachteten von einer Brücke aus, wie Aristides eine Weile in dem kalten Wasser blieb.[76] Solche winterlichen Darbietungen vor Zuschauern wiederholten sich.[77]

---

73 K.-H. Leven: Antike Medizin: Ein Lexikon. München 2005, S. 81-83 s. v. Aristeides, Aelius (82 zu den Krankheiten). – Gute Übersicht: Krug: Heilkunst (1985; Anm. 35), S. 169 ff. – Ausführlich: Wolf: Wasser (2004; Anm. 44), S. 263 ff.

74 Publius Aelius Aristides: Heilige Berichte. Einl., deutsche Übers. und Kommentar v. H. O. Schröder, Heidelberg 1986. Dort S. 13 zur Datierung der Abfassung.

75 Heilige Berichte II, 7 (Schröder a.a.O., S. 43).

76 Heilige Berichte II, 18-21 (Schröder a.a.O., S. 47).

77 Heilige Berichte II, 77 (Schröder a.a.O., S. 62).

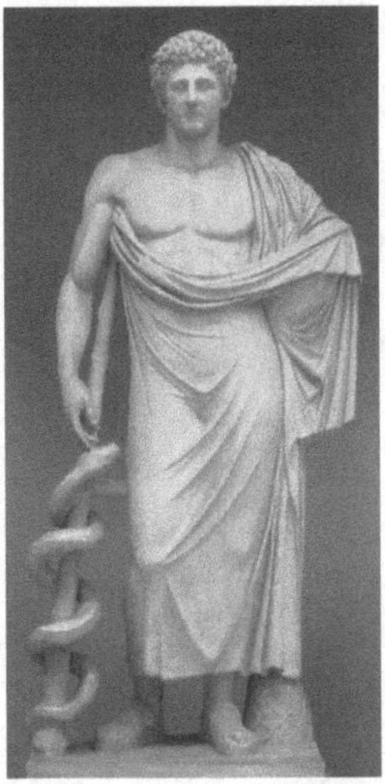

Abb. 7: Römisch-kaiserzeitliche Statue des Heilgottes Asklepios, dargestellt als bartloser Jüngling. Der Omphalos neben dem linken Fuß des Gottes deutet auf seinen Vater Apollo hin. Rom, Vatikanische Museen, Braccio Nuovo. Foto: Verf.

Man würde bei Menschen mit so ausgeprägten Krankheitsbildern nach einem Bad im Eiswasser eher ein letales Resultat als einen glühenden Gottesverehrer erwarten. Doch nichts dergleichen. Stattdessen beschreibt Aristides die klassische Thermoreaktion[78]: Kaltes Wasser bewirkt eine Engstellung der Gefäße; wenn der Kältereiz entfällt, kommt es zur Vasodilatation, und Wärme schießt in die Haut ein.[79] Vielleicht ist es nicht ganz zufällig, dass ein gewisser Charmis von Massilia auch im Winter Kaltbäder einforderte.[80]

Noch ein weiterer Punkt fällt ins Auge. Etliche Male bezeichnet Aristides seinen Gott als Sotér, als Heiland – so schon im ersten Satz der „Berichte".[81] Sein überaus enges Verhältnis zur Götterwelt vergleicht Aristides selbst mit einem Einweihungsakt in die Mysterien.[82] Es ist also tatsächlich eine *unio mystica* mit Asklepios entstanden, eine Vereinigung mit dem

78 Heilige Berichte II, S. 21 f. (Schröder a.a.O., S. 47). Vgl. Heilige Berichte II, 53; V, 55.

79 Heinz, Balneologie (1996; Anm. 10), S. 2428 f.

80 Plinius, Naturalis historia 29, 10.

81 Heilige Berichte I, 1; vgl. z.B. II, 7; II, 40; IV, 38.

82 Heilige Berichte II, 28 (Schröder a.a.O., S. 49). Vgl. Wolf: Wasser (2004; Anm. 44), S. 273.

Gott,[83] die – auch wenn die Antike den Göttern ganz grundsätzlich erheblich näher kam,[84] als wir es heute könnten (vgl. Abb. 8) – durchaus eine ungemeine Erhöhung, eine Art Vergöttlichung des Mysten mit sich brachte.[85]

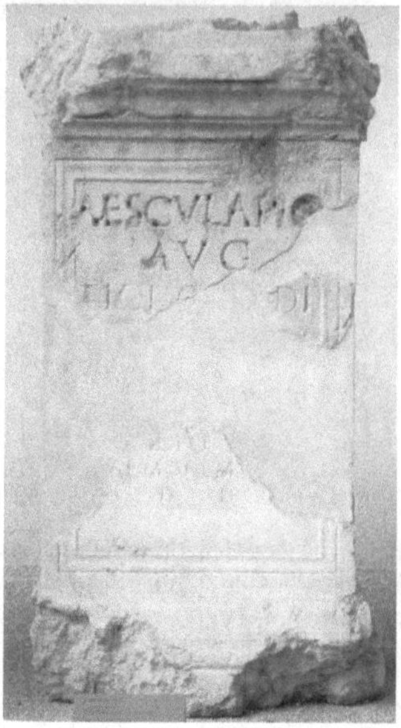


Abb. 8: Weihealtar an Aesculapius Augustus aus Augst (Schweiz). Fundort: Tempelbezirk nahe dem Heilbad in der Grienmatt. Inschrift: AESCULAPIO | AUG(usto) | Ti(berius) Cl(audius) C(lau)Di(anus?) [...] | [...hered]es pos[uer(unt) et | m]armore mu[nier(unt)] | l(ocus) d(atus) d(ecreto) | d(ecurionum) Dem Aesculapius | Augustus | Tiberius Claudius Claudianus ....... ....... Seine Erben haben den Stein setzen und in Marmor ausführen lassen. Der Platz für den Altar wurde auf Beschluss des Stadtrates zur Verfügung gestellt. Die ursprüngliche Höhe des stark fragmentierten Steins betrug ca. 130 cm. Foto: Verf.

83 P. Dinzelbacher: Christliche Mystik im Abendland. Ihre Geschichte von den Anfängen bis zum Ende des Mittelalters. Paderborn – München 1994, S. 10.

84 A. Festugière: Personal Religion among the Greeks. Berkeley – Los Angeles 1954, S. 85 ff. zu Aristides – Asklepios, hier bes. S. 103 f.

85 C. A. Meier: Antike Inkubation und moderne Psychotherapie. Zürich 1949, S. 115; vgl. a.a.O., S. 104 zur unio mystica im Umgang mit dem Gott.

## 2.5 Christus versus Asklepios

Beim Rückblick auf das neutestamentliche Wundergeschehen fällt auf, dass – anders als bei Aristides – Jesus an nur zwei Stellen der johanneischen Schriften als Sotér bezeichnet wird.[86] Man hat darin[87] mit guten Gründen den Beginn der Auseinandersetzung zwischen dem „Heiland" Asklepios und dem „Heiland" Jesus gesehen.[88] Im *Neuen Testament* wird Jesus nicht als der „göttliche Arzt" geschildert: Diese Entwicklung zur Christus-Medicus-Metaphorik – Christus als höchster aller Ärzte – setzt explizit erst im frühen 2. Jh. mit Ignatius von Antiochien ein[89]:

> Einer ist Arzt, aus Fleisch zugleich und aus Geist, gezeugt und ungezeugt, im Fleische erschienener Gott, im Tode wahrhaftiges Leben, aus Maria sowohl wie aus Gott, zuerst leidensfähig und dann leidensunfähig, Jesus Christus, unser Herr.

Damit war ein Streit zwischen zwei Rettergestalten unausweichlich. Die johanneische Theologie etwa stellt Christus in subtiler Weise über Asklepios: Christus konnte, wie die ausführliche Erzählung der Lazarus-Geschichte zeigt, Tote auferwecken;[90] Asklepios hingegen wurde wegen desselben Vorgangs vom Blitz des Zeus erschlagen.[91] Ein weiterer Gegensatz fällt auf: Asklepios verlangte für seine Heilungen einen Heildank; wer daran sparte, wurde unverzüglich wieder mit seiner alten Krankheit geschlagen.[92] Die neutestamentlichen Wunderheilungen zeichnen eher das Bild eines Heilers, der sich nach getaner Arbeit unauffällig verdrückt. Und ganz ausdrücklich heißt es im Missionsbefehl, man solle Kranke heilen und Tote auferwecken, und das umsonst.[93]

Die Auseinandersetzungen über den wahren Sotér – Christus oder Asklepios – laufen bis weit in das vierte Jahrhundert durch[94]: Konstantin ließ

---

86 Johannes 4, 42 und 1. Johannes 4, 14 (sotér tou kósmou: Retter der Welt).

87 Die johanneischen Schriften gehören zu den späten Texten des Neuen Testaments; nach allgemeiner Auffassung gehören sie in das ausgehende 1. Jh.

88 K. H. Rengstorf: Die Anfänge der Auseinandersetzung zwischen Christusglaube und Asklepiosfrömmigkeit. Münster 1953, S. 13; 15 mit Hinweisen auf die Johannes-Stellen.

89 Ignatius, Epheser 7,2. Zitat nach: J. Fischer, Die apostolischen Väter (Schriften des Urchristentums 1, Darmstadt 199310, Repr. 2004), S. 146-149 (Textedition und Übers.). – Zur Christus-Medicus-Metaphorik bei Origines s. Fernández, Cristo médico (1999; Anm. 5) passim. – Bendemann (2007; Anm. 18), S. 107 mit Anm. 5. Dinzelbacher – Heinz: Spätantike (2007; Anm. 7), S. 69.

90 Johannes 11, 17 – 44.

91 M. Grant – J. Hazel: Lexikon der antiken Mythen und Gestalten. München 1951, S. 75. Vgl. Rengstorf (Anm. 88) S. 18.

92 Das belegen Texte aus Epidauros: Herzog: Wunderheilungen (1931; Anm. 3) S. 17 Nr. 22; S. 31 Nr. 55.

93 Matthäus 10, 8.

94 E. Dinkler: Christus und Asklepios: Zum Christustypus der polychromen Platten im Museo Nazionale Romano (Sitzungsber. d. Heidelberger Akademie der Wissenschaften, Phil.-

das Asklepios-Heiligtum im kilikischen Aigai zerstören, während Julian Apostata sich später um dessen Wiederaufbau sorgte.[95] Bei allem Streit gab es aber auch Verbindendes: So konnte Justinus der Märtyrer († 165 in Rom; zum Asklepios-Heiligtum in Rom siehe Abb. 9) die Heilerfolge Christi und des Asklepios gleichberechtigt nebeneinander einordnen,[96] und beide Seiten konnten – wenn man so will – gleichberechtigt nach der *unio mystica* mit ihrem Gott streben.

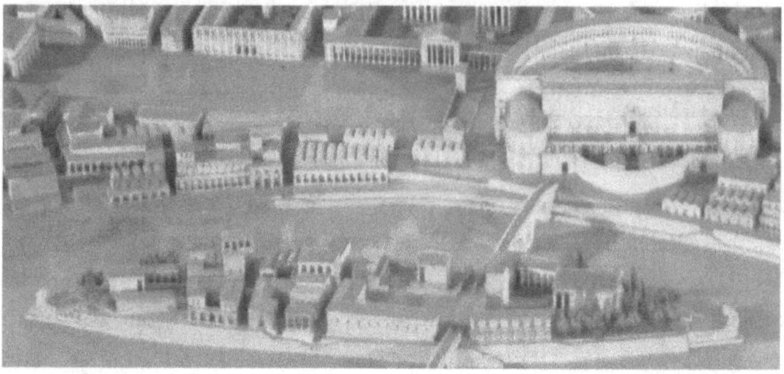

Abb. 9: Rom, Tiberinsel von Westen im Stadtmodell. Das Aesculap-Heiligtum (Einweihung 289 v. Chr.) lag rechts, also auf der Südspitze der Insel. Heute befindet sich hier die Kirche S. Bartolomeo. Auf der anderen Seite des Flusses das Marcellus-Theater. Foto: Verf.

## 3. Spätantike

### 3.1 Wissenschaftliche Medizin und Mystifizierung

Es ist bereits angeklungen, dass die Entwicklung der Medizin bei den Römern am Ende des zweiten Jahrhunderts, also noch vor dem eigentlichen Einsetzen der Spätantike, zum Stillstand kommt.[97] Stattdessen greift die soeben apostrophierte *unio mystica* mit dem jeweiligen Heilgott mehr und mehr auf den ganz normalen Arztberuf über.

---

Hist. Kl., Abh. 2, Heidelberg 1980), S. 32. Im frühen Mittelalter gibt es eine „Neuauflage" dieses Streites mit anderen Namen: F. Neiske: Europa im frühen Mittelalter 500 – 1050: Eine Kultur- und Mentalitätsgeschichte. Darmstadt 2007, S. 92 ff.

95 Rengstorf, Christusglaube (1953; Anm. 88), S. 5 f.

96 Justinus Martyr, Apologie I, 22, 6.

97 Oben mit Anm. 46: Krug: Heilkunst (1985; Anm. 35), S. 213. Müri: Arzt (1979; Anm. 2) Tabelle S. 508 endet in der Zeit um 200 n. Chr. J. Kollesch, D. Nickel (Hg.), Antike Heilkunst: Ausgewählte Texte aus den Schriften der Griechen und Römer. Stuttgart 1994 (leicht verändert gegenüber der Erstauflage von 1979), S. 17.

Das Symbol des Arztes in der Antike war der Schröpfkopf[98] (vgl. Abb. 10), der die ärztlichen Instrumentarien noch bis ins 19. Jahrhundert begleitete und in Asien noch heute Anwendung findet.[99]

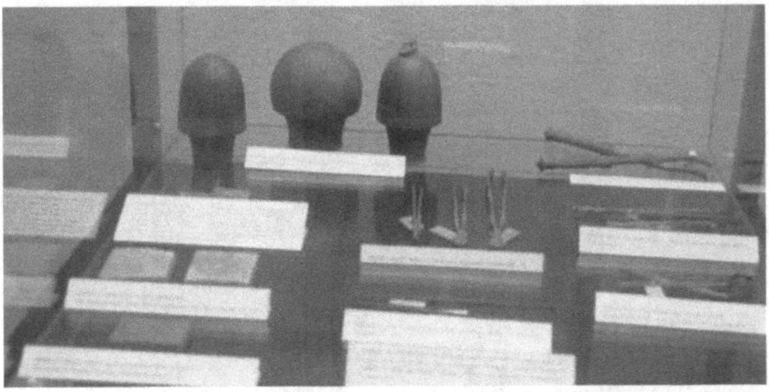

Abb. 10: Medizinische Instrumente der Römerzeit mit drei Schröpfköpfen im Hintergrund. Rom, Museo della Civiltà Romana. Foto: Verf.

Das Schröpfen[100] verlief in der Regel eher unblutig; doch bisweilen hat man skarifiziert, wie es auch Aristidis von sich selber berichtete.[101] So finden wir den Schröpfkopf beispielsweise auf der Grabstele des griechischen Arztes Jason[102] (vgl. Abb. 11) um 100 n. Chr.: Jason, auf dem Klappstuhl sitzend, untersucht einen jungen Mann; rechts erscheint ein unnatürlich großer, breithalsiger Schröpfkopf.

98 Ausführlich dazu: E. Berger: Das Basler Arztrelief: Studien zum griechischen Grab- und Votivrelief um 500 v. Chr. und zur vorhippokratischen Medizin (Veröff. d. Antikenmus. Basel Bd. 1, Basel 1970), S. 63-85.

99 H. Goerke: Arzt und Heilkunde: Vom Asklepiospriester zum Klinikarzt: 3000 Jahre Medizin, München ²1987, S. 124 Abb. 232 f. – Das Schröpfen ist heute auch noch in der Alternativmedizin üblich.

100 Zum Vorgang vgl. Matthäus, Arzt (1989; Anm. 35), S. 29 f. Heinz: Baden (1993; Anm. 2) S. 43 mit Hinweis auf das Corpus Hippocraticum. – Zum Schröpfen in Mittelalter und Neuzeit s. A. Martin, Deutsches Badewesen in vergangenen Tagen nebst einem Beitrage zur Geschichte der deutschen Wasserheilkunde (Jena 1906; Repr. München 1989), S. 77 ff.

101 Heilige Berichte (Anm. 74) II, S. 63 (Schröder S. 59).

102 Berger, Arztrelief (1970; Anm. 98), S. 78 Abb. 99.

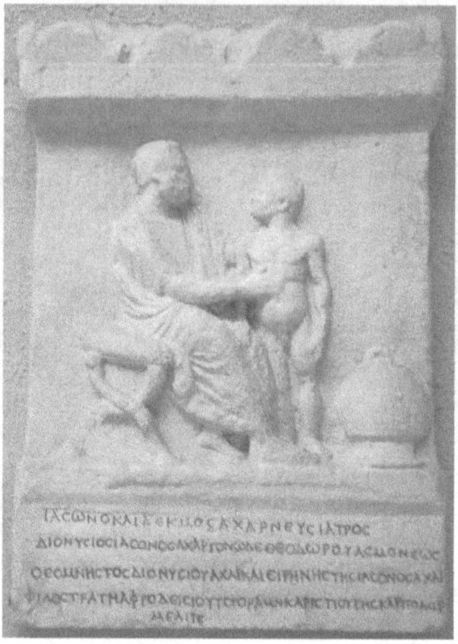

Abb. 11: Grabstele des Arztes Jason, gefunden in Athen. 1. Jh. n. Chr. Der griechische Arzt palpiert den Oberbauch des jungen Mannes. Rechts ein riesiger Schröpfkopf. Das Original befindet sich in London; die Abbildung hier zeigt die Kopie in Rom, Museo della Civiltà Romana, wegen der Hervorhebung der Inschrift. Foto: Verf.

Auch das wohl aus der Zeit Kaiser Trajans (reg. 98 – 117) stammende Relief mit der Weihung ärztlicher Instrumente in Kom Ombo[103] (vgl. Abb. 12), Oberägypten, zeigt zwei Schröpfköpfe. Ebenfalls aus dem 2. Jahrhundert stammt das Relief der Hebamme Scribonia Attice aus Ostia[104] (vgl. Abb. 13). Da sie aber nicht als Ärztin firmiert, darf man hier einen Schröpfkopf nicht erwarten. Eine der Spätantike innewohnende Tendenz zur Verinnerlichung führt schließlich zu einer nicht leicht erkennbaren Mystifizierung des Arztberufes, wie auf dem Sarkophag des C. Sosius Iulianus in Ravenna[105] (vgl. Abb. 14) aus der Zeit um 300 n. Chr. zu sehen ist.

103 Stettler: Kom Ombo (1982; Anm. 35).

104 Künzl: Medizin (2002; Anm. 35), S. 99 Abb. 144.

105 Berger: Arztrelief (1970; Anm. 98), S. 80 Abb. 100. Künzl: Medizin (2002; Anm. 35), S. 34 Abb. 37. Dinzelbacher – Heinz: Spätantike (2007; Anm. 7) Abb. S. 70. – Zur Deutung: R. Egger: Zwei oberitalienische Mysteriensarkophage. In: Mitteilungen des Deutschen Archäolog. Instituts 4, 1951, S. 35-64. Eggers Deutung ist von der weiteren wissenschaftlichen Literatur aufgenommen worden: J. Kollwitz – H. Herdejürgen: Die ravennatischen Sarkophage (Die antiken SarkophagreliefsBd, 8,2, Berlin 1979), S. 36 f. zu Nr. A 35.

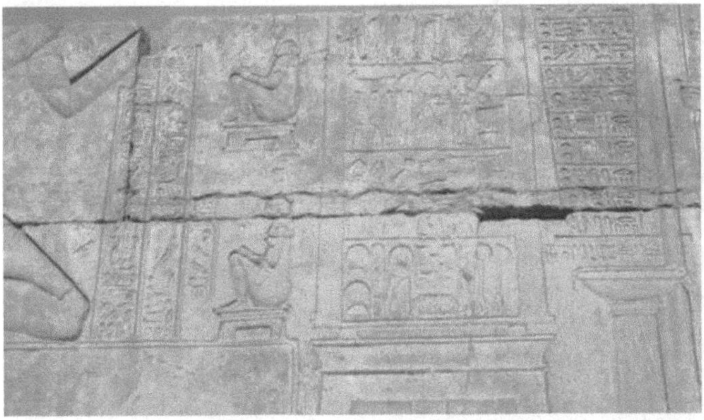

Abb. 12: Der berühmte Instrumentenschrank des oberägyptischen Tempels von Kom Ombo wurde wohl in der Regierungszeit des Kaisers Trajan, also im frühen 2. Jh. n. Chr., in der Wand des Umgangs eingraviert. Links sieht man noch den Weihenden; in der Bildmitte die medizinischen Instrumente, zu denen Schere, Etui und Schröpfköpfe gehören. Foto: Verf.

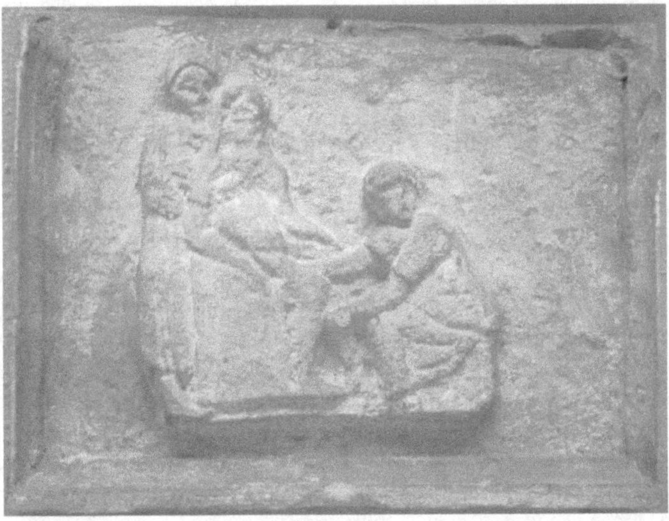

Abb. 13: Grabrelief der Hebamme Scribonia Attice aus Ostia, Isola Sacra, mit einer Geburtsszene. 2. Jh. n. Chr. Eine Inschrift am Grabbau verrät, dass die Hebamme zusammen mit ihrem Mann, dem Chirurgen Marcus Ulpius Amerimnus eine Praxis betrieb. Foto: Verf.

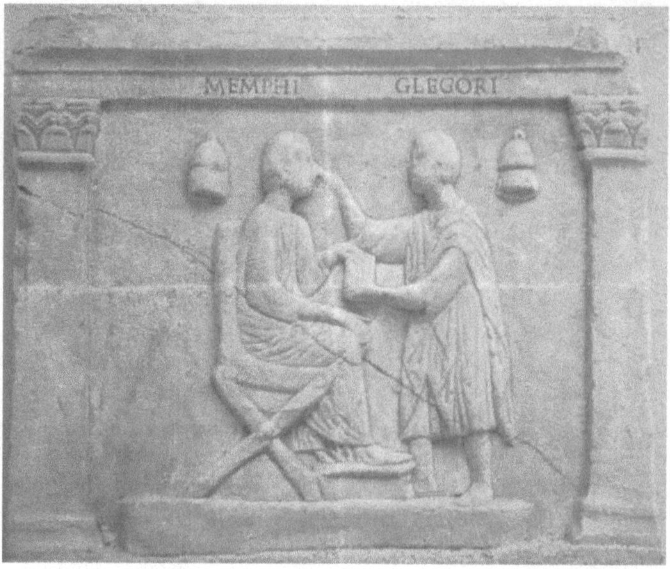


Abb. 14: Sarkophag des C. Sosius Iulianus in Ravenna, ca. 300 n. Chr. Die linke Schmalseite zeigt, belegt durch die Schröpfköpfe, eine medizinische Tätigkeit – vordergründig eine Augenbehandlung. In der Tat ist hier aber wohl der „Seelenarzt" bei der Ausführung einer mystischen Handlung gemeint. Foto: Verf.

Wir dürfen davon ausgehen, dass die linke Schmalseite nicht einfach eine Augenbehandlung zeigt – dazu passt der Gestus der linken Hand der Person, die auf einem Buch zu liegen scheint, gar nicht –, sondern eine Einweihungsszene in die Isis-Mysterien. Vollzogen wird sie an der Gattin des Sarkophag-Inhabers, der Tetratia Isias Memphi. Die Verbindung des Cognomens der Frau des Iulianus, nämlich Isias, mit dem Isis-Kult drückt sich auch in dem oben beigeschriebenen Namen „Memphi" aus: Memphis bezeichnet den bedeutenden ägyptischen Isis-Kultort, und Memphius ist zugleich ein Signum im Namen[106]: Mit Memphius ist die Gattin des Sosius Iulianus gemeint. Gleichermaßen ist die zweite Beischrift auf der linken Seite, nämlich „Gregori" – hier als „Glegori" geschrieben – ein Kennwort, ein Signum der Isiaci.[107] Diese Szene ist also „gleichsam eine mystische Behandlung des inneren Auges".[108] Somit passt dieses Sarkophag-Relief

106 Egger a.a.O., S. 39 f.
107 Egger a.a.O., S. 64.
108 Berger, Arztrelief (1970; Anm. 98), S. 79.

sehr schön in die medizinische Umgebung der Spätantike, die geprägt ist von magischen Vorstellungen, Gemmen und Amuletten mit Abwehrzauber usw.[109]

## 3.2 Heiligenviten

Ganz kurz sei an den Vorgang der Verchristlichung des paganen Heilgottes Asklepios in der Spätantike erinnert. Seine Rolle übernahmen v. a. die beiden Ärzte-Heiligen Cosmas und Damian[110] (vgl. Abb. 15). Ihr Martyrium erlitten die Brüder in den diocletianischen Verfolgungen.[111] Ein wichtiges Kennzeichen ihrer Christusnachfolge liegt in der Tatsache, dass sie für ihre Heilungen kein Geld nahmen.[112]

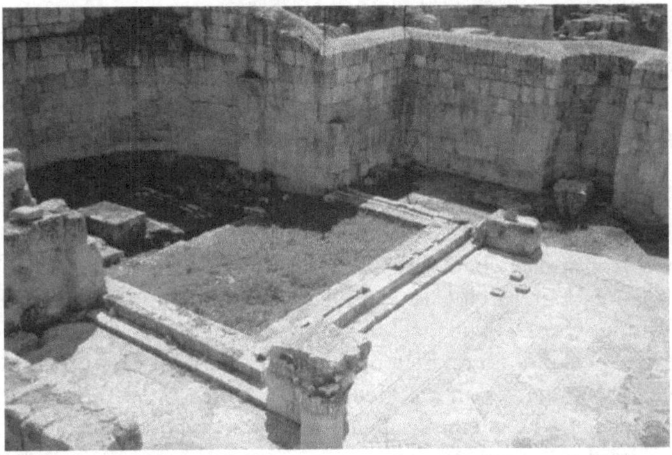

Abb. 15: Kirche der Heiligen Cosmas und Damian in Gerasa-Jerash (Jordanien) gehört zu dem Drei-Kirchen-Komplex, der zwischen 529 und 533 entstand. Nach hinten schließen sich die Johannes- und die Georgskirche an. Foto: Verf.

109 Krug: Heilkunst (1985; Anm. 35), S. 216. Kollesch – Nickel (1994; Anm. 97), S. 207 zu Marcellus Empiricus = Dinzelbacher – Heinz: Spätantike (2007; Anm. 7), S. 70 (Zeit: um 400).

110 K. Pollak: Die Heilkunde der Antike (Wiesbaden 1969), S. 347.

111 Die Legenda aurea des Jacobus de Voragine, aus dem Lateinischen übers. v. R. Benz. Darmstadt [12]1997, S. 739 (S. 737 ff.: Von Sanct Cosmas und Damianus).

112 Legenda aurea a.a.O. 737.

## 3.3 Basilius

Man nennt ihn „den Großen", jenen Basilius von Caesarea, der im vierten Jahrhundert zusammen mit seinem Bruder Gregor von Nyssa und seinem Freund Gregor von Nazianz das religiöse Leben in Kappadokien, einer Landschaft im östlichen anatolischen Hochland, entscheidend mitprägte. Caesarea, heute die Großstadt Kayseri, war seit der frühen römischen Kaiserzeit die Hauptstadt der Provinz Kappadokia.[113] Hier wurde Basilius um 330 als Sohn einer angesehenen und reichen Familie geboren;[114] hier starb er am 1. Januar 379. Zeit seines Lebens hatte Basilius mit seiner kränklichen Konstitution zu kämpfen.[115] In seinem Brief an den Statthalter Elias – es ist der 94. Brief, der sogleich noch näher betrachtet werden soll – versicherte der Bischof, er hätte eigentlich persönlich kommen wollen, sei aber durch die Kränklichkeit des Leibes daran gehindert worden.[116] Basilius war also, wenn er über Krankheit sprach, selber in hohem Maß betroffen. So verwundert es nicht, dass er die Heilkunde in eine Reihe mit Fertigkeiten wie der Landwirtschaft oder der Webkunst stellt, die dem Menschen das Leben erleichtern.

Basilius verfasste zwei monastische Regeln, die ihn zum „Vater des Mönchtums im Orient" machten,[117] ihm aber in der Folge auch Anerkennung im frühmittelalterlichen westlichen Mönchtum verschafften.[118] Seine „lange Regel" schließt mit der 55. Frage: ob sich der Dienst der Heilkunde mit einem frommen Leben vereinbaren lasse.[119] Die Antwort ist im Grunde zwiespältig, denn es gibt weder eine klare Ablehnung noch eine eindeutige Bejahung. Die Heilkunst sei von Gott geschenkt als Fingerzeig auf die Heilung der Seele.[120] Krankheiten hingegen seien ein Hinweis auf Fehler der Seele; doch auch wenn die Heilkunde ein Geschenk Gottes sei, so sei es doch tierisch, die Heilung allein durch die Hände der Ärzte zu suchen.[121] Was der Patient Basilius anscheinend erfahren musste, deutet der Theologe Basilius aus: Krankheiten seien häufig Strafen für die Sünde

---

113 Der Kleine Pauly Bd. 3 (1975/1979), S. 114 f. zu Kappadokien; a.a.O. 48 f. zu Kaisareia/Caesarea.

114 Daten zur Vita: Basilius von Caesarea: Die Mönchsregeln. Hinführung u. Übers. v. K. Suso Frank. St. Ottilien 1981, S. 12-23.

115 Dinzelbacher – Heinz: Spätantike (2007; Anm. 7), S. 69.

116 Basilius von Caesarea: Briefe: Erster Teil, eingel. u. übers. v. W.-D. Hauschild (Bibliothek der griech. Literatur Bd. 32, Stuttgart 1990), S. 157.

117 J. Lanczkowski: Kleines Lexikon des Mönchtums. Stuttgart 1993, S. 56.

118 Benedikt von Nursia, Regel 73,5.

119 Basilius: Mönchsregeln (1981) a.a.O., S. 188-195. Griechische Edition: J.-P. Migne, Patrologia Graeca Bd. 31 (Turnholt 1857, Repr. 1977) Sp. 1043 ff. zu Kap. 55.

120 Basilius: Mönchsregeln (1981) a.a.O. 5,1 (S. 189). Vgl. die Parallele bei Origines: s. o. Anm. 5.

121 Basilius: Mönchsregeln (1981) a.a.O. 5,3 (S. 191).

gegen Gott, und in diesem Falle müssten die Kranken ohne ärztliche Hilfe ihre Leiden ertragen.[122] Wie allerdings festgestellt werden soll, ob hier lediglich ein physischer Defekt oder eine Sündhaftigkeit vorliegt, erfährt der Leser nicht. Die spürbare Unsicherheit des Autors wird am Schluss noch einmal deutlich, wenn es heißt, man solle die Heilkunst nicht ganz ablehnen, aber auch nicht die ganze Hoffnung auf sie setzen.[123] Denn oberstes Gebot sei, Gott wohlgefällig zu sein, ob man sich nun an der Heilkunde orientiere oder sie ablehne.[124]

Die Einschränkungen, die Basilius gegenüber der Heilkunde macht, können vielleicht als Zugeständnis an jene Rigoristen verstanden werden, die zu seiner Zeit und auch vorher schon medizinische Eingriffe ablehnten.[125] Denn die Notwendigkeit der Fürsorge um die Kranken geht auch aus zwei Kapiteln der sog. Kürzeren Regeln hervor, in denen die Versorgung der Kranken im Gästehaus[126] sowie der kranken Brüder[127] angesprochen wird. In dem bereits erwähnten 94. Brief, den Basilius an den Statthalter Elias richtete, wird schließlich die Frage aufgeworfen, wem man denn Unrecht tue, wenn man Herbergen für durchreisende Fremde sowie jene Menschen, die krankheitshalber einer Pflege bedürften, baue, und auch Krankenpfleger und Ärzte bereitstelle.[128] Aus diesen Daten lässt sich die Bereitstellung öffentlicher Krankenhäuser, gegründet als kirchliche Einrichtungen, in diesem vierten nachchristlichen Jahrhundert erschließen.[129] – Für Basilius freilich gilt: Die Zerrissenheit zwischen physischer Heilkunst und theologischer Heilssuche wird vermutlich bei kaum einem anderen Autor der Spätantike deutlicher als bei diesem Mann aus Caesarea.

---

122 Basilius: Mönchsregeln (1981) a.a.O. 5,4 (S. 193).

123 Basilius: Mönchsregeln (1981) a.a.O. 5,5 (S. 194).

124 Basilius: Mönchsregeln (1981) a.a.O. 5,5 (S. 195).

125 Basilius: Mönchsregeln (1981) a.a.O. übers. v. K. S. Frank 387 Anm. 119.

126 Basilius: Mönchsregeln (1981) a.a.O. Kürz. Reg. 155 (S. 278 f.).

127 Basilius: Mönchsregeln (1981) a.a.O. Kürz. Reg. 286 (S. 357).

128 Basilius: Briefe (1990; oben Anm. 116) Nr. 94 (S. 158; vgl. 219 Anm. 412). Auch: A. Breitenbach: Ambrosius von Mailand: Ein Bischof für die Kranken? In: Die Christen und der Körper: Aspekte der Körperlichkeit in der christlichen Literatur der Spätantike. Hg. v. B. Feichtinger – H. Seng. München 2004, S. 106 f. – K. P. Jankrift: Mit Gott und schwarzer Magie: Medizin im Mittelalter. Darmstadt 2005, S. 114.

129 J. Kollesch – D. Nickel (1994; Anm. 97), S. 19. Zu den Hospitälern im Mittelalter: Jankrift a.a.O. S. 114-118.

## 3.4 Ambrosius, Augustinus und Benedikt

Dem großen Mailänder Bischof und Kirchenlehrer Ambrosius († 397), der neben seiner seelsorgerlichen Arbeit auch politisch hervortrat,[130] galt die Heilung der Seele mehr als die der Krankheit, die als Strafe oder Prüfung verstanden wurde.[131] Sein Schüler Augustinus († 430) spricht nun ganz unaufgeregt über die physische Krankheit. Für ihn ist sie ein selbstverständlicher Zustand; der Kranke solle so gepflegt werden, dass er rasch wieder gesunde und zu einem „glücklicheren Weg" zurückkehren könne.[132] Auch die Körperpflege gehört für Augustinus zu den normalen, den notwendigen Dingen des Alltags.[133] Damit unterscheidet sich dieser große Theologe von dem „Vater des europäischen Mönchtums", Benedikt von Nursia, der alle Krankenpflege unter den Primat der *imitatio Christi* stellte.[134]

## 3.5 Isidor von Sevilla († 636)

Isidor von Sevilla wurde schon zu seinen Lebzeiten als der größte Gelehrte seiner Zeit angesehen. Der Einfluss seiner enzyklopädischen Schriften – das vierte der Bücher ist der Medizin[135] gewidmet – auf das Mittelalter ist kaum hoch genug einzuschätzen. Somit sei ein kleiner Ausblick gestattet, auch wenn wir damit die Spätantike verlassen. Sein Geburtsdatum dürfte zwischen 556 und 571 anzusetzen sein;[136] er starb 636. Diesem Bischof gilt die Medizin als eine Fertigkeit zum Schutz oder zur Wiederherstellung der Gesundheit.[137] Damit steht Isidor fest in der Tradition griechischer Philosophie.[138] Auf diese antike Überlieferung verweist auch seine Humo-

---

130 H.-J. Diesner: Kirche und Staat im ausgehenden vierten Jahrundert: Ambrosius von Mailand. In: Das frühe Christentum im römischen Staat. Hg. v. R. Klein. Darmstadt 1971, S. 415 ff.

131 Breitenbach: Ambrosius (2004; Anm. 128), S. 115 ff.

132 Augustinus, Regel Kap. 3,5. Hg. v. G. Lawless: Augustine of Hippo and his Monastic Rule. Oxford 1987, S. 86 Zeilen 107-114.

133 Augustinus, Regel Kap. 5,5 (Lawless a.a.O., S. 96 Zeilen 266 f.).

134 Siehe oben Anm. 6-9.

135 Isidor von Sevilla: Etimologie o origini. Hg. [mit ital. Übers.] v. A. Valastro Canale; Bd. 1: Bücher 1-9 (Varese 2006). Das vierte Buch dieser Ethymologiae trägt den Titel: De medicina.

136 Valastro Canale a.a.O., S. 25.

137 Isidor, Ethym. 4, 1, 1. – Sehr nützlich die Übersetzung des gesamten Buches über die Medizin. In: H.-A. Schütz, Die Schrift „De medicina" des Isidor von Sevilla: Ein Beitrag zur Medizin im spätantiken Spanien (Diss. Giessen 1984), S. 139 ff.

138 Vgl. Aristoteles, Eth. Nic. I, 1 (1094a): Ziel der Medizin/der Heilkunst ist die Gesundheit (iatrikes men gar hygieia); Aristoteles, Die Nikomachische Ethik, griech. – dt., übers. v. O. Gigon, neu hg. v. R. Nickel. Düsseldorf – Zürich 2001, S. 8 f.

ralpathologie, also die Lehre der vier Säfte: Blut, gelbe Galle, schwarze Galle und Schleim.[139] Gesundheit besteht in der Ausgewogenheit dieser Säfte, während Störungen Krankheiten verursachen.[140] Das bedeutet nichts weniger als die Anerkennung ganz natürlicher Ursachen für Krankheiten. Theologumena wie Erbschuld oder Prüfung[141] lassen sich nicht festmachen. Daraus ergibt sich als interessante Konsequenz, dass es bei Isidor keinerlei Körperfeindlichkeit gibt.[142] Isidor bejaht die Medizin vorbehaltlos, auch wenn sie nicht zu den Freien Wissenschaften (*artes liberales* sind gemeint) zähle; aber sie habe an allen diesen Künsten teil.[143] Isidor erhebt die Medizin sogar zur „zweiten Philosophie"[144]: *hinc est quod medicina secunda philosophia dicitur.* Somit werde durch die Philosophie die Seele, durch die Medizin der Körper behandelt. – Isidor verlässt damit den Boden, den die Spätantike bereitet hatte. Mit der vollen Anerkennung der Körperlichkeit des Menschen und der Sorge der ärztlichen Kunst darum weist er der Medizin des Mittelalters, die ohnehin unter arabischem Einfluss (vgl. Abb. 16) umstrukturiert wird, neue Wege.

139 Isidor, Ethym. 4, 5. Übersicht bei: Schipperges (1978, Anm. 1), S. 237. Zur mittelalterlichen Säftelehre und ihre antiken Grundlagen vgl. Jankrift (2005; Anm. 128) a.a.O., S. 25 ff.

140 Isidor, Ethym. 4, 5, 1-3.

141 Vgl. Schipperges (1978, Anm. 1) S. 247.

142 Schütz (1984 a.a.O., Anm. 137) S. 138.

143 Isidor, Ethym. 4, 13, 1-4.

144 Isidor, Ethym. 4, 13, 5 ed. Valastro Canale (Anm. 135).

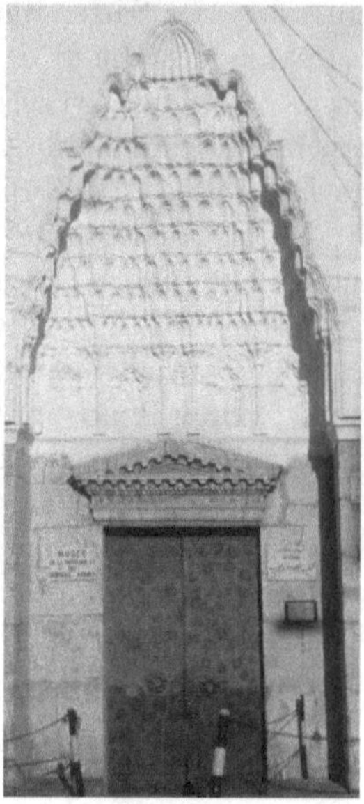

Abb 16: Der Eingang des Krankenhauses, das 1154 unter Nur ad-Din in Damaskus gebaut wurde – das Bimaristan Nuri. Dies ist genau jenes Jahrzehnt, in dem Hildegard von Bingen ihre naturkundlichen und medizinischen Schriften verfasste. Anders als bei mitteleuropäischen Institutionen dieser Zeit üblich verfügte das Bimaristan über einen festen Stab von Ärzten und eine Fachbibliothek, und es gab Fachrichtungen wie Chirurgie oder Orthopädie. Die Patientendaten wurden mitsamt den therapeutischen Verordnungen von einem Administrator erfasst. Foto: Verf.

## 4. Wie verlief der Weg?

In einer kleinen Rückschau zeichnen sich Tendenzen ab, die in der Sache nicht so sehr überraschen als in der zeitlichen Folge. Denn mit einem Blick auf die Auseinandersetzungen um den „richtigen" Sotér, die – ausgehend von den johanneischen Schriften – wohl noch ins ausgehende erste Jahrhundert n. Chr. fallen, wird deutlich, dass die Verbindung von Spiritualität und Medizin bzw. die Mystifizierung bereits in vollem Gange ist, während die wissenschaftliche Medizin mit Galenos von Pergamon[145] (129 – 199) noch einen ihrer letzten Vertreter dieser Zeit hervorbringt. Danach wird die Medizin praktisch nicht mehr weiterentwickelt.

145 Vgl. z.B. Schipperges (1978; Anm. 1), S. 241 ff. Heinz: Baden (1993; Anm. 2), S. 32 f.

Dem Phänomen Krankheit begegnet das frühe Christentum nicht einheitlich; es überwiegt freilich ein hohes Maß der Leib*ver*achtung, die die physische Befindlichkeit dem seelischen Heil unterordnet. Mit Isidor von Sevilla kehrt die Medizin im frühen Mittelalter wieder zu jenem Auftrag zurück, der ihr bereits in der griechischen Antike eigen war: die wissenschaftliche Auseinandersetzung um den Prozess der Gesundung, in dieser Zeit vornehmlich von den Arabern gepflegt. Und wie Isidor weist im hohen Mittelalter auch Hildegard von Bingen jede Körperfeindlichkeit zurück. Im Gegenteil: Ihre Schriften drücken eine Leib*hoch*achtung in ausgeprägter Form aus.[146] Das Christentum ist also keineswegs nur einer einzigen Einschätzung des Phänomens der Krankheit verpflichtet.[147]

146 Lexikon für Theologie und Kirche Bd. 6, 1997, 427 s. v. Krankheit (M. Klöckner). Schipperges (1978, Anm. 1), S. 251 ff. H. Schipperges: Kosmologische Aspekte der Lebensordnung und Lebensführung bei Hildegard von Bingen. In: Kosmos und Mensch aus der Sicht Hildegards von Bingen. Quellen u. Abhandl. z. mittelrhein. Kirchengeschichte Bd. 60. Hg. v. A. Führkötter. Mainz 1987, S. 1 ff., hier 6 mit Verweis auf den Liber Divinorum Operum. Vgl. auch: H. Schipperges: Hildegard von Bingen. München 1995, S. 45.

147 Zum Mittelalter: P. Dinzelbacher: Europa im Hochmittelalter 1050 – 1250: Eine Kultur- und Mentalitätsgeschichte. Darmstadt 2003, S. 92 ff.

# Naturkunde und Mystik bei Hildegard von Bingen: Der Blick und die Vision[1]

*Laurence Moulinier*

Hildegard von Bingen starb 1179 nach einem langen und fruchtbaren Leben, als Visionärin ist sie berühmt geworden. Sie hatte viele Gaben und versuchte sich in verschiedenen Gattungen – nicht nur als Autorin visionärer Werke, sondern auch als Dichterin, in der Medizin, in der Musik, im Briefwechsel sowie als Hagiographin.

Man kann erörtern, ob sie Prophetin, Visionärin oder Mystikerin genannt werden soll: Wie andere Frauen im Mittelalter hatte Hildegard Visionen, die sie im Nachhinein niederschrieb, aber sie war wohl nicht ekstatisch veranlagt wie zum Beispiel ihre Zeitgenossin und Freundin Elisabeth von Schönau, die sich oft als *collapsa in extasim* beschreibt. Im Gegenteil scheint Hildegard, wie Dinzelbacher es formuliert hat, die einzige nicht ekstatische Visionärin des Hochmittelalters zu sein.[2]

Sie hat zwar Visionen, aber mit wachem Geist, wie sie es zum Beispiel in einem berühmten Brief an ihren Freund und zukünftigen Sekretär Wibert von Gembloux erklärt. Sie ist bereits alt (wir sind im Jahre 1175), aber die Gabe hat sie immer noch,[3] und wie in ihren visionären Schriften

---

1 Meinen Freunden Oliver Ike und Patrick Straumann und Herrn Professor Peter Dinzelbacher möchte ich für ihre sprachliche Hilfe herzlich danken. [Text und Anmerkungen wurden vom Herausgeber überarbeitet. Seine Ergänzungen stehen in eckigen Klammern].

2 [Peter Dinzelbacher: Vision und Visionsliteratur im Mittelalter. Stuttgart 1981, S. 88. Vgl. Ders., Christliche Mystik im Abendland. Paderborn 1994, S. 148. – Spezielle Sekundärliteratur wird hier nicht weiter angegeben, sie ist reichlich erfasst in: Hildegard von Bingen. Internationale wissenschaftliche Bibliographie. Hg. v. Marc-Aeilko Aris u. a., Ges. f. mittelrheinische Kirchengeschichte, Mainz 1998 (enthält über 3000 Titel)].

3 Ynec corporeis auribus audio nec cogitationibus cordis mei, nec ulla collatione sensuum meorum quinque percipio, sed tantum in anima mea, apertis exterioribus oculis, ita ut numquam in eis defectum extasis patiar [...] quicquid autem in hac visione videro seu didicero, huius memoriam per longum tempus habeo, ita quod, quoniam illud aliquando viderim et audierim, recordor. Et simul video et audio ac scio, et quasi in momento hoc quod scio disco. Quod autem non video, illud nescio, quia indocta sum [...] nec alia verba pono quam illa que audio, latinisque verbis non limatis ea profero quemadmodum illa in visione hac non doceor. [...] Et in eodem lumine aliam lucem, que lux vivens mihi nominata est, interdum et non frequenter aspicio, quam nimirum quomodo videam multo minus quam priorem proferre sufficio, atque interim dum illa intueor, omnis mihi tristitia omnisque do-

will sie vor allem am Charakter ihrer Visionen keinen Zweifel lassen. Man kann in dieser Hinsicht ihre Äußerungen im *Scivias* und, 30 Jahre später, im *Liber divinorum operum* vergleichen:

> Die Visionen, die ich hatte, behauptet sie im *Scivias*, habe ich nicht im Traum gesehen, nicht im Schlaf und nicht im Rausch, weder mit den Augen des Körpers noch mit den Ohren des äußeren Menschen habe ich sie vernommen, auch nicht an verborgenen Orten, sondern ich habe sie nach dem Willen Gottes in wachem Zustand erhalten, bei vollem Bewußtsein, mit den Augen und Ohren des inneren Menschen und an zugänglichen Orten.[4]

Diese geläufige biblische Unterscheidung zwischen innen und außen kommt auch im Prolog des *Liber divinorum operum* vor, wo sie darauf beharrt:

> Alles, was ich tatsächlich bei meinen ersten Visionen niedergeschrieben habe, und alles Wissen, das ich im folgenden erworben habe, verdanke ich dem Mysterium des Himmels. Ich habe sie bei vollem Bewußtsein erhalten, im vollkommen Wachzustand meines Körpers. Die inneren Augen meines Geistes und die inneren Ohren haben mir meine Visionen übermittelt. Darauf habe ich schon bei meinen vorangegangenen Visionen beharrt: ich befand mich in keiner Weise in einem Zustand der Lethargie. Auch handelte es sich nicht um eine Entzückung des Geistes.[5]

Und es ist bemerkenswert, dass Hildegard, die jetzt als Seherin berühmt war, das Wesen ihrer Visionen noch in negativer Weise vor allem definierte. Sie kannte keine Ohnmacht, sie wurde nie bewusstlos oder vielleicht nur einmal. Ihre *Vita* erzählt nämlich, dass sie bei einem einmaligen Erlebnis eine Ekstase erfuhr:

> Einige Zeit später sah ich eine geheimnisvolle, wunderbare Schau, so daß ich zuinnerst ganz erschüttert wurde und die Empfindungen meines Körpers erloschen. Denn mein Bewußtsein wurde derart gewandelt, als ob ich mich selbst nicht mehr kennte.[6]

Diese Offenbarung, fährt sie fort, wurde zum Ausgangspunkt ihres neuen Buches, des *Liber divinorum operum*, dessen Herzstück eine Exegese des Johannes-Prologs ist. Das ist aber ein Unikum, ein isoliertes Zeugnis, das man nur in *Hildegards Vita*, nicht im *Liber divinorum operum* selbst findet; dazu muss unterstrichen werden, dass die entscheidende Kategorie zum

---

lor de memoria aufertur, ita ut tunc mores simplicis puelle, et non vetule mulieris habeam" Epistolarium, II, ep. 103r, Corpus Christianorum [CC] CM 91A, S. 261-262.

4 *Scivias*, prol., CCCM 43, S. 4.

5 *LDO*, prol., trad. J-C. Schmitt: Hildegard von Bingen oder die Zurückweisung des Traumes: Haverkamp, A. (Hg.): Hildegard von Bingen in ihrem historischen Umfeld. Mainz 2000, S. 351-373, S. 356. [Diese Übersetzung ist gekürzt und sehr frei].

6 Vita, II, 16, CCCM 126, S. 43.

Verständnis Hildegards für ihre Hagiographen nicht die biblische Prophetie, sondern die Brautmystik war.[7]

Anderswo legt zwar Hildegard im Gegenteil den Akzent darauf, dass ihre spirituellen Visionen weder etwas mit den äußeren Sinnen des Körpers zu tun haben, noch mit Ekstase, auch nicht mit den Träumen des nächtlichen Schlafes. Man siehe zum Beispiel ihre Antwort auf die folgenden Fragen der Mönche von Villiers:

> Hast du deine Visionen in Träumen, während du schliefst, gesehen oder im wachen Zustand in einer Verzückung des Geistes? und Können leibliche Dinge mit spirituellen Augen gesehen werden, und sind umgekehrt gewisse spirituelle Dinge durch leibliche Augen erfahrbar?[8]

Sie selbst drückt eine Art Verachtung für alles, was als mystisches Geheimnis oder als Mystik im Sinne eines Geheimnisses gelten könnte, aus. Sie überliefert eine Botschaft; ihre Botschaft ist zudem dank der Vermittlung eines Sekretärs überliefert, der zugleich auch Zeuge ist.

Sie will sehen und sehen lassen, erkennen und zu erkennen geben, ebenso sehr und vielleicht mehr, als sie glauben lassen will. Hildegard kennt den Narzissmus des fieberhaften Diktierens der späteren Ekstatiker nicht, und hat auch nichts gemein mit den Mystikerinnen, die sich wie Bräute Gottes fühlen; mit allem, was menschlich ist, hat Hildegard nichts zu tun, und ihr Verhältnis zur Gottheit ist ein Verhältnis zur Transzendenz. Die Propheten waren ihr Vorbild, und sie verglich sich oft mit biblischen Gestalten.

Hildegard war vor allem eine Theologin, eine Exegetin, die im Grunde von einem einzigen Bericht besessen war, ein Bericht, auf den ihre ganze Weltanschauung, ihre ganze Vorstellung der Schöpfung beruhte: Ich meine die Genesis, auf die sie in allen ihren Schriften zurückkommt, einschließlich solcher, in denen die Hinweise auf die Genesis überraschen, wie in ihrer *Symphonia* (das heißt in ihren Liedern) oder in ihrer Korrespondenz. Hier werde ich meine Ausführungen auf ihr naturkundliches Werk beschränken, also auf das Werk, das Hildegard zwischen 1150 und 1158 verfasste.

Heute besteht dieses Werk aus zwei Schriften, die verschiedene Titel besitzen: *Cause et cure* oder *Liber composite medicine*, dessen Mittelpunkt der Mensch ist, und der *Liber subtilitatum* oder *Liber simplicis medicine*, der sich mit der Natur beschäftigt. Der *Liber subtilitatum*, auch *Physica* genannt (ein Titel, der erst 1533 mit der *Editio princeps* erscheint), steht in der Tradition der *Hexaemeron*-Kommentare und erfasst die Schöpfung listenmäßig in

7 [B. Newman: Seherin Prophetin Mystikerin. Hildegard-Bilder in der hagiographischen Tradition: E. Forster u. a. (Hg.): Hildegard von Bingen, Prophetin durch die Zeiten. Freiburg 1997, S. 126-152].

8 Schmitt, S. 357.

neun Büchern, die jeweils die Pflanzen, die Elemente, die Bäume, die Steine, die Fische, die Vögel, die Tiere, die Reptilien und die Metalle behandeln. *Cause et cure*[9] ist eher für die Medizin als für die Naturkunde zuständig. Wir werden uns hier auf die *Physica* konzentrieren, um die Dialektik zwischen der Gabe der Vision und der Vision der Natur anschaulich zu machen.

Wie Hildegard in ihrem Werk *Cause et cure* schreibt, kann Gott nicht unmittelbar gesehen werden: Er wird durch die Schöpfung erkannt, und der Mensch, den Hildegard an manchen Stellen, wie der karolingerzeitliche Autor Johannes Eriugena, *omnis creatura* nennt,[10] spielt in dieser Hinsicht die Rolle des Spiegels aller göttlichen Wunder, *speculum miraculorum Dei*. Wie sie an den Prior von Eberbach schreibt:

> Der allmächtige Gott läßt sich in seinen Werken erkennen, so wie er z. B. in Adam zu handeln begann, dem er aufgab, die Erde zu bestellen und Menschen zu zeugen, weil auch Gott selbst alles gemacht hat.[11]

Hildegard war von Theologie durchdrungen, und konnte das Lob des Psalmisten (111, 2) beanspruchen: „Groß sind die Werke des Herrn; wer sie erforscht, der hat Freude daran“. So hat sie in der Gesamtheit ihrer Werke die Natur gepriesen, und Gottes Liebe mit der Wissensbegierde versöhnt.

Der Blick, den sie auf die Natur richtet, ist also neugierig und verwundert, da die Schöpfung für sie nichts anderes ist als die Wunder Gottes in ihrer Gesamtheit. Laut der Lehre der alttestamentlichen Sapientia, XI, 20 („Du aber hast alles nach Maß, Zahl und Gewicht geordnet“), sah sie in der Schöpfung ein Universum, das von Ordnung, Harmonie und Proportion beherrscht ist, wie die langen Ausführungen des *Liber divinorum operum* über den Kosmos und den menschlichen Körper belegen.

Die Gleichwertigkeit zwischen Erde und Mensch, die Gott am Anfang einführte, verliert sie nie aus den Augen, und den ersten Worten der *praefatio* ihres *Liber de plantis*, „in creatione hominis alia terra sumpta est“, entsprechen diese Zeilen des *Liber divinorum operum* (III, 2, c. 4): „Cum enim Deus celum et terram creavit, terram divisit, ita ut quedam pars terre inmutabilis, quedam vero mutabilis sit, ex qua etiam Deus hominem plasmavit“.[12] Der *Liber de plantis* der *Physica* beginnt nämlich mit den folgenden Worten:

---

9 [Beate Hildegardis Cause et cure. Hg. v. Laurence Moulinier. Berlin 2003].

10 Vgl. Iohannes Scotus Eriugena, Periphyseon, IV, Patrologia Latina 122, Sp. 755B, 774B: Et animalia ei adherent, cum ipse illis pascitur et cum etiam illa pascit, et sic omnia fert, cum omnis creatura in eo est.

11 Ep. 84r, ed. cit. S. 201-203.

12 Ed. cit. S. 357. [Als aber Gott Himmel und Erde schuf, teilte er die Erde so, daß ein Teil unveränderlich, der andere aber veränderlich sei. Und aus diesem hat Gott den Menschen gebildet.]

> Bei der Erschaffung des Menschen auf Erde wurde andere Erde genommen, die der Mensch ist, und alle Elemente dienten ihm [...] Und die Erde gab ihr Grün gemäß der Art und Natur und den Sitten und allem Umgang des Menschen. Die Erde nämlich zeigte mit nützlichen Kräutern den Umgang infolge der geistigen Beschaffenheit des Menschen, indem dieser (die Kräuter) unterschied; aber mit unnützen Kräutern zeigt sie die unnützen und dämonischen Charakterzüge (des Menschen).[13]

Viel besser als große Worte können diese Zeilen uns ins Herz der Hildegardschen Vision der Schöpfung einführen: Hier findet man nämlich die Genesis als Referenzsystem, die Erwähnung einer Natur, in der der Teufel nicht total abwesend ist, und den doppelten Blick der Naturwissenschaftlerin und der Exegetin. Hildegard ist ja fähig, auch in einem visionären Werk wie dem *Liber divinorum operum* die Zusammensetzung der Erde oder des menschlichen Körpers mit „physikalischen“ Worten eingehend zu beschreiben, und im Gegenzug vergisst sie nie den theologischen Hintergrund in ihren naturkundlichen Schriften. So schreibt sie zum Beispiel in ihrer *Physica*, dass die Alraune „von der Erde geboren ist, mit der Adam geschaffen wurde“, und gegen Traurigkeit empfiehlt sie, eine Alraune in das Bett zu legen und das folgende Gebet aufzusagen:

> Gott, der Du den Menschen aus dem Schmutz der Erde ohne Schmerz machtest. Nun lege ich diese Erde, die nicht betreten worden ist, neben mich, damit auch meine Erde jenen Frieden spüre, wie Du ihn geschaffen hast. (I, 56).

Mit ihren neun Büchern, die die Natur umfassen wollen, hat die *Physica* viel gemein mit anderen mittelalterlichen Enzyklopädien,[14] zunächst ihren Titel. Das Syntagma, mit dem ihr naturkundliches Werk (zumindest zweimal zu ihren Lebzeiten) bezeichnet wird, ist aufschlussreich. Einerseits bindet es ihren *Liber* an die Tradition des *Hexaemeron* und der Traktate *De natura rerum*, Erben des Plinius; andererseits setzt der Ausdruck *Liber subtilitatum diversarum naturarum creaturarum* ihre enzyklopädischen Werke durch den Verweis auf das Göttliche und seine Geheimnisse in ihrem Wert herab. Es handelt sich hier nicht um *res*, um Dinge, sondern um *creaturae*, Geschöpfe, und wenn *natura* erwähnt wird, dann spielt dieser Ausdruck nur eine zweitrangige Rolle. Mehr als ein Programm fasst der Titel dieses Werkes also die Haltung seiner Autorin gegenüber der Schöpfung zusammen.

Wie andere Enzyklopädien will ja der *Liber subtilitatum* die Wirklichkeit *secundum creationem* eingehend behandeln, das heißt, die Welt nennen und ordnen. Und dieser Wille, die Dinge bis auf ihren Grund zu analysieren und erschöpfend zu sein, erklärt zum Beispiel warum Hildegard auch eine

---

13 [Übers. v. M.-L. Portmann, Hildegardis Bingensis, Heilkraft der Natur. Augsburg 2. Aufl. 1997, S. 39].

14 [L. Moulinier: Une encyclopédiste sans precedent. In: L`enciclopedismo medievale. Hg. v. M. Picone. Ravenna 1994, S. 119-134.]

Pflanze, deren genauen Namen sie nicht kennt, in ihrem Buch erwähnt (I, 219 „Vom Kraut, an dem die *Rifelbeeren* wachsen").

Hier herrscht die Erzählung der Schöpfung, und ihre Verbundenheit mit der Genesis lässt sich besonders in der Reihe der zoologischen Bücher belegen: Die vier *libri*, oder Bücher, die die Welt der Tiere behandeln, folgen aufeinander wie die verschiedenen Geschlechter in der *Genesis*. Es ist keine Neuigkeit in einer Enzyklopädie des 12. Jahrhunderts im Abendland, wo Ambrosius mit seinem *Hexaemeron* den Weg gezeigt hatte, aber was die Tiere betrifft, waren sie gewöhnlich den Elementen nach geordnet; in dieser Hinsicht führt also Hildegard eine Neuerung ein, und im 13. Jahrhundert wird ihre Ordnung der Tierwelt von Alexander Neckam oder Brunetto Latini wiederaufgenommen.

War sie aber eine Enzyklopädistin wie andere? Normalerweise liegt das Zitat, der Gebrauch der *auctoritates* der Enzyklopädie zugrunde, und die Rolle des Enzyklopädisten besteht überhaupt in der Organisation eines vorherbestehenden Stoffes.

Aber Hildegard gibt vor, ihre Kenntnisse allein von Gott zu erhalten und zitiert deshalb in der Gesamtheit ihrer Schriften keine ihrer Quellen. Sie schweigt gänzlich darüber, und stellt sogar ihre naturkundlichen Schriften im Prolog des *Liber vitae meritorum* als die Frucht einer Vision dar. In ihrem gesamten Werk sind allein Plato und Lukan namentlich genannt, und mit den wenigen Anspielungen, die ihre wissenschaftlichen Abhandlungen enthalten („medicinae magistri, quidam philosophus") muss sehr vorsichtig umgegangen werden; vor allem hinsichtlich ihrer naturkundlichen Schriften stellt sie also in dieser Hinsicht einen Präzedenzfall dar. Auch wenn sie sich als Enzyklopädistin betätigte, blieb sie vor allem eine Visionärin. Sie zeigt also offen ihre Verweigerung jeder weltlichen Kultur, was einen Topos der mystischen Literatur darstellt.

Sicher: sie hat nicht das Privileg des Schweigens, aber ihr totaler Verzicht auf jegliche Quellenangabe ist ein einzigartiges Phänomen, das nur erklärt werden kann durch die „logique visionnaire", von der sie nach und nach ganz ergriffen wurde. In dieser Logik sind göttliches Wissen/göttliche Weisheit und Buchgelehrsamkeit durchaus entgegengesetzt, wie Gott selbst es im *Scivias* (III, 11) durch Hildegard ausdrückt:

> nunc loquor per non loquentem hominem de Scripturis, nec edoctum de terreno magistro, sed ego qui sum dico per eum nova secreta et multa mystica quae hactenus in voluminibus latuerunt.[15]

15 CCCM 43, S. 586. [Nun spreche ich durch einen Menschen, der nicht spricht und nicht von einem irdischen Lehramt belehrt wurde, über die Schrift. Doch ich, der ich bin, nenne durch ihn neue Geheimnisse und viel Geheimnisvolles, was bisher in den Büchern verborgen blieb.]

Doch erwähnt sie, dass die *dispositio* ihres naturkundlichen Werkes sich über acht Jahre erstreckte:

> Und es geschah im neunten Jahr, nachdem eine wahre Schauung mir, einem einfachen Menschen, die wahren Schauungen [= *Scivias*] kundgetan hatte, unter denen ich mich ein Jahrzehnt lang unter Schwitzen abgemüht hatte. Und dies war das erste Jahr, nachdem (mir) dieselbe Schauung die Schrift *Die feinstofflichen Eigenheiten der verschiedenen Naturen des Geschöpfe* zu erklären gezeigt hatte.[16]

Aber wo andere Verfasser von jahrelangen Lektüren sprechen, erwähnt sie Jahre von Leiden, ein durch die Vision verursachtes Leiden. Und was ihre eigene Mystik betrifft, kann also hier unterstrichen werden, dass sie nicht im Namen Gottes sprechen darf, sondern sprechen muss. Sie bekommt Befehle und gehorcht: „Teile jetzt mit, was du weißt. Ich will, daß du sprichst, obwohl du nur Staub bist.“[17] Aber die furchtbare Stimme bleibt sehr unpersönlich, und der Mystizismus Hildegards hat nichts zu tun mit der Intimität mit Christus wie etwa bei einer Christina oder einer Margarethe Ebner, oder mit den feurigen Dialogen zwischen Christus und Angela da Foligno: Keineswegs handelt es sich hier um einen Dialog mit Gott.

Hildegard sagt uns also, dass sie zehn Jahre gelitten hatte, um ihren *Scivias* niederzuschreiben, und nachher noch acht Jahre lang, um verschiedene Werke zu verfassen, aber über das, was sie dazu gelesen hat, verliert sie überhaupt kein Wort.

Es ist aber auch wahr, dass die Spuren ihrer Bibellektüre in ihren Schriften ihren wiederholten Versicherungen über den göttlichen Ursprung ihrer Kenntnisse nicht widersprechen. Die *Bibel*, ein vom Heiligen Geist durch Menschen geschriebenes Buch, enthält in der Tat alle Fächer, und Hildegard konnte sich, um hier nur einige Beispiele zu nennen, in ihrer Beschreibung des Pferdes oder des Straußes vom *Buch Job* anregen lassen. Der medizinische Gebrauch der Leber eines Walfisches oder der Galle einer Äsche, den sie empfiehlt, folgt dem *Buch Tobit*, die Formel gegen die Lähmung im Kapitel „De Asino“, „Vom Esel“, stammt ohne Zweifel aus Johannes, 11, 43. In der *Physica* findet man Speiseverbote, die auf der gleichen Linie liegen wie die des *Alten Testaments*, und wie bereits gesagt, findet man in der *Physica* mehrere Anspielungen an das Buch *Genesis* (die in *Cause et cure* zu einem eigentlichen Leitmotiv werden). Handelt es

16 Et factum est in nono anno, postquam vera visio veras visiones, in quibus per decennium insudaveram, mihi simplici homini manifestaverat; qui primus annus fuit, postquam eadem visio subtilitates diversarum naturarum creaturarum, ac responsa et admonitiones tam minorum quam maiorum plurimarum personarum, et symphoniam armoniae caelestium revelationum, ignotamque linguam et litteras, cum quibusdam aliis expositionibus, in quibus post praedictas visiones, multa infirmitate multoque labore corporis gravata, per octo annos duraveram, quas mihi ad explanandum ostenderat (Liber vite meritorum, ed. A. CARLEVARIS, Turnhout 1996, I, prol., S. 8, lin. 4, CCCM 90).

17 Scivias, CCCM 43, III, 1, 1.

sich um bewusste Zitate oder um eine Durchdringung durch die monastische *ruminatio*? Jedenfalls stellt die Heilige Schrift einen wichtigen Hintergrund dar. Doch ebenso wenig wie die naturkundlichen Kenntnisse Hildegards aus einer Vision stammen können, entspringen sie ausschließlich dem Buch der Bücher.

Die *Bibel* allein kann zwar die Richtigkeit ihrer Bezeichnungen des Laichens der Fische oder zum Beispiel des Verhaltens des Hunds, nicht erklären: ihr naturkundliches Werk ist reich an manchen Informationen, die nur durch die Beobachtung entstehen konnten, besonders was die Zoologie betrifft (Robert Delort[18] nennt sie „die erste Zoologin des christlichen Mittelalters“), aber Analoges gilt auch im Bereich der Botanik oder der Mineralogie.

Wäre die Rolle der Beobachtung in ihren naturkundlichen Schriften eine Art Gegenleistung ihrer Verweigerung jeglicher Gelehrsamkeit? Michel de Boüard[19] unterstrich unter anderem, dass die Verfasser mittelalterlicher Naturenzyklopädien mehrere Zugänge zur Natur besaßen: die Etymologie der Namen, die buchmäßigen *auctoritates*, die Beobachtung der Geschöpfe an und für sich, und die Beschreibung der Geschöpfe als Mitwisser einer Botschaft des Schöpfers. Einer dieser Zugänge, dieser Wege, konnte bevorzugt, und die Beobachtung der Buchgelehrsamkeit gegenübergestellt werden. Die Beobachtung hat sich definitiv im 13. Jahrhundert entwickelt, und für einen Historiker der Wissenschaften des Mittelalters wie Guy Beaujouan besteht die Entwicklung/Evolution zwischen dem 12. und dem 13. Jahrhundert im Bereich der Naturkunde darin: „die allmähliche Ausschliessung von allegorisch-mystischen Phantasien und die gleichzeitige Einführung von präzisen technischen Angaben, oder von auf einer direkten Beobachtung der Natur basierenden“.[20] Schon im 12. Jahrhundert sind Zeichen dieser Evolution in der sogenannten „Ecole de Chartres“ fühlbar, wo Thierry de Chartres zum Beispiel die Genesis *secundum physicam et ad litteram*, also den natürlichen Gesetzen nach, erklären wollte – ähnlich Abaelard in seinem Kommentar zur Genesis.

Was gerade den Aufschwung der Beobachtung im abendländischen Mittelalter angeht, wird oft Albert der Große († 1280) damit verbunden, der als mittelalterlicher Vorläufer des Naturwissenschaftlers gilt. Hilde-

---

18 R. Delort: Les animaux ont une histoire. Paris, Le Seuil, 1984, S. 45.

19 M. de Boüard: Réflexions sur l'encyclopédisme médiéval. In: L'encyclopédisme. Hg. v. A. Becq: Actes du colloque de Caen, 12-16 janvier 1987. Paris 1991, S. 281-290, S. 282.

20 L'évolution des XIIe et XIIIe siècles en matière de science naturelle consiste dans l'élimination progressive des fantaisies allégorico-mystiques et dans l'introduction concomitante de précisions techniques ou de données tirées d'une observation directe de la Nature. Guy Beaujouan: La science dans l'Occident médiéval chrétien, S. 582-652. In: Histoire générale des sciences. Hg. v. René Taton, Bd. I, La science antique et médiévale (des origines à 1450). Paris, PUF, 1966, 2e éd., S. 602.

gards Ruhm als Naturwissenschaftlerin war geringer, aber auch sie hat schon im 12. Jahrhundert in ihrer *Physica* mehrere Wege zur Kenntnis der Schöpfung vorgeschlagen.

Sie hat etymologische Kenntnisse, sowohl im Deutschen als auch im Lateinischen, doch da die Etymologie hier nur eine kleine Rolle spielt, werde ich davon nur zwei Beispiele geben. Hildegard sieht ein Verhältnis zwischen der Quappe und dem Aal, das man nur durch die Namen dieser Tiere (*Alroppa* und *Al*) erklären kann, und es ist auch die Etymologie, die erklären kann, warum ein Kapitel über die Katze und ein anderes über den Makak einander unmittelbar folgen. Diese beiden Tiere haben nichts gemein, aber sie sind hier dank einer impliziten Übersetzung nähergebracht: „Makak" heißt ja *Merkacza*.

Generell sind jedoch viele der in der *Physica* enthaltenen Informationen das Ergebnis eines unmittelbaren, und nicht gefilterten Blicks über die Natur. Die Benediktinerin verbrachte ihr langes Leben in zwei Klöstern, dem Disibodenberg, zwischen Nahe und Glan, und dem Rupertsberg, wo die Nahe sich in den Rhein ergießt und wo sie die Natur gemächlich beobachten konnte, besonders die Fische, denen sie ein ganzes Buch, das fünfte ihrer *Physica* widmete. Allem Anschein nach kannte sie die Welt der Fische so gut wie die der Pflanzen, und ein Zeichen dieser Vertrautheit ist die Reihe von deutschen Namen, unter denen sie 30 von 36 Arten beschreibt, und deren Mehrzahl zum Beispiel auch von Albert dem Großen beglaubigt sind. Wohl die meisten damals in Mitteleuropa vorkommenden Fische sind in diesem Buch aufgeführt.

In den monastischen Kreisen bot der Fisch ein wirkliches Vorbild für das Denken, da man ihn für besonders rein hielt; der Genesis nach waren die Fische die ersten Tiere auf der Erde, sie leben im Wasser, dem belebenden Element der Taufe, und ihre Fortpflanzung ohne Kontakt hielt man für sündenfrei. Der Fisch wurde also von verschiedenen Verfassern des Mittelalters mit dem geistlichen Leben in Verbindung gebracht, einschließlich von Hildegard, insbesondere in ihrem *Liber divinorum operum*. Mit der Flinkheit der Fische, zum Beispiel, hat Gott bedeuten wollen, daß der Mensch dank der Seele beweglich ist. Im selben Werk hat sie die Vision eines geflügelten Wesens mit einem schuppigen Körper, eine Vision, die Hildegard folgendermaßen erklärt: So wie wir nicht wissen, wie die Fische geboren sind, wie sie sich entwickeln und wie sie sich in den Gewässern bewegen, so ist der Sohn Gottes in seiner vollkommenen Heiligkeit in einer geheimnisvollen und verschiedenartigen Natur geboren.[21]

21 *LDO*, III, 4, c. 5. Hg. v. Dronke-Derolez, CCCM 92, S. 391: "sicut forma piscium forme volatilium dissimilis existit, et ut occultum est quomodo pisces nascantur et qualiter crescant, et aque in quibus vivunt festinum cursum habent, et pisces etiam cum ipsis festinanter

Wegen seiner Reinheit war der Fisch sogar ein Symbol des Klosterlebens: Der heilige Bernhard, wie Hugo von Folieto, verglich die reinen Fische und die Gott dienenden Mönche, und Honorius Augustodunensis, in seinem Werk *De vita claustrali*, stellte die „guten Fische, die in ihrem geistlichen Beruf verharren werden", den „bösen, die den Klöster verlassen werden, um in der Welt zu leben", gegenüber.

Aber das Verhältnis zwischen dem Leben der Fische und dem Klosterleben war nicht nur metaphorisch, und die Reinheit der Fische hatte eine sehr konkrete Konsequenz: Sie gaben nicht nur Denkanstöße, sondern sie waren auch gut zu essen und waren das einzige tierische Fleisch, das der heilige Benedikt auf dem Klostertisch gestatte. Hildegard selbst hat einen Kommentar zur *Benedictus-Regel* verfasst, oder besser eine *Explanatio Regulae Benedicti,* die wesentlich eine Antwort auf die Anfrage der Hunnienser Mönche[22] ist, sie gehört deshalb zum *Epistolarium* Hildegards.

Hildegard hatte also viele Gründe, um sich für die Welt der Fische zu interessieren. Tatsächlich sucht sie systematisch die Verwendbarkeit der Fische für die menschliche Nahrung oder die Medizin, aber sie beschreibt sie auch für sich selbst: In ihrer Vorrede beschreibt sie eingehend ihre Fortpflanzung, ihren natürlichen Wohnort, das heißt – die Gewässer, die Qualität ihres Essens, ihre Vorliebe für das Licht oder die Finsternis. „Manche Fische, wie gesagt, freuen sich an der Helle des Tages und am Glanz der Sonne und suchen darin ihre Nahrung. Andere aber freuen sich an der Nacht und am Glanz des Monds und der Sterne, und dann suchen sie auch ihre Nahrung, usw."[23]

Sie erwähnt sogar die Beziehung zwischen gewissen Fischarten und bestimmten Kräutern, die nur ihnen bekannt sind. Lesen wir zum Beispiel, was sie über die Barbe schreibt:

> Sie ist gern an der Sonne und sie hächelt darin ganz besonders, und daher ist ihr Fleisch weich und zerfließend. Aber sie hält sich in der Mitte der Gewässer auf und sucht reine Nahrung. Und wie andere Fische legt sie ihren Samen bloß, der von gewissen Pflänzlein zum Laich wird, und sie müht sich eifrig ab in diesem Geschäft, so daß sie sich auch um das Laichen bestrebt. An vielen Stellen laicht sie gleichzeitig, bevor sie aufhört.[24]

---

fluunt; ita quoque et filius Dei totus in sanctitate natus est et in aliena natura, scilicet ab aliis hominibus separatus, in iusticia totus sanctus fuit."

22 [Dieses Kloster ist bis jetzt nicht identifiziert: G. Constable: Hildegard's Explanation of the Rule of St Benedict: A. Haverkamp (Hg.): Hildegard von Bingen in ihrem historischen Umfeld. Mainz 2000, S. 163-187].

23 Übers. v. Portmann, cit. S. 341.

24 Heilkraft der Natur „Physica" (Das Buch von dem inneren Wesen der verschiedenen Naturen der Geschöpfe – Erste vollständige, wortgetreue und textkritische Übersetzung, bei der alle Handschriften berücksichtigt sind), übers. v. Marie-Louise Portmann, Augsburg, Pattloch, 1991, S. 355.

Und über den Hecht erzählt sie:

> er hält sich gerne in der Reinheit und in der Mitte der Gewässer auf. Und er liebt den Tag, und er ist herb und grimmig wie ein Tier im Walde. Und wo immer er verweilt, frißt er die Fische und entleert jene Gewässer von anderen Fischen. Denn er verlangt reine Nahrung, und er hat hartes und gesundes Fleisch [...] Und das Männchen und das Weibchen fressen gewisse Pflänzlein, von denen der Laich in ihnen wächst, und sie ergießen ihn wie die übrigen Fische.[25]

Hildegards Fischbuch wurde als ein Zeugnis über die rheinische Wasserfauna ohnegleichen bis zur Herausgabe des *Fischbuchs* Conrad Gesners (1516 – 1565) gelobt, und ihr *liber de piscibus* ist unbestreitbar außergewöhnlich für ihre Zeit. Wenn man es mit früheren oder zeitgenössischen Texten vergleicht, besonders mit medizinischen oder diätetischen Werken einerseits, und im Geiste des *Physiologus*, des *Hexaemeron* oder der von Isidor von Sevilla um 600 geschriebenen Texte andererseits, stellt sich heraus, dass nur Hildegards Fischbuch die Kenntnis des Eigentümlichen, des Individuums, und die Kunde vom Gemeinsamen, der Art, versöhnt. Dieses Buch ist zwar tief in einer persönlichen, lokalen Geschichte verankert, aber was Hildegard von den Fischen berichtet, schwingt zwischen zwei Polen: die Beschreibung der Gattungen für sich, und die Suche ihrer Nützlichkeit, einschließlich ihrer symbolischen Nützlichkeit. Die Schöpfung ist gut, dennoch soll man wissen, wie sie entziffert werden darf.

Kann man also Hildegard in ihren naturkundlichen Schriften als eine Autorin betrachten, die den Weg der Beobachtung auf Kosten der Etymologie und besonders der buchmäßigen *auctoritates* gewählt hat? Ja und nein, denn die Buchgelehrsamkeit erweist sich als verwandt mit ihrer Naturkunde, wenn auch in einer ganz besonderen Weise.

Selbst ihre Kenntnisse im zoologischen Bereich können nicht alle aus der bloßen Beobachtung stammen: Ihr Tierbuch erwähnt fabelhafte oder exotische Tiere (wie das Einhorn, den Greif, den Basilisk, den Strauß, usw.), die auf andere Informationsquellen hinweisen. Es gibt im *Liber subtilitatum* nur sehr wenige Anspielungen („medicinae magistri, quidam philosophus"), aber es ist klar, dass sie andere Lektüre hatte, als die Bücher, die im engen Klosterkreis gelesen werden sollten.

Hat sie gewisse Autoren selbst gelesen, oder hatte sie davon nur unmittelbare Kenntnis? Hier muss erinnert werden, dass Hildegard Mitarbeiter hatte, daß sie ihre Klöster mindestens vier Mal verließ und viel Korrespondenz führte, also dass sie viele Austauschmöglichkeiten gehabt hat, und viele Gelegenheiten, sich auszubilden und ihre Gedanken zu ändern.

Einige ihrer kosmologischen Vorstellungen zum Beispiel verwandelten sich ausdrücklich. Fast dreißig Jahre nachdem sie den *Scivias* geschrie-

25 Heilkraft der Natur „Physica", übers. v. M.- L. Portmann, S. 354.

ben hatte, erwähnt sie dieses Werk in der zweiten Vision ihres *Liber divinorum operum*, als sie darin die Gestalt der Erde beschreibt; diese sieht sie als ein Rad, und nicht mehr, sagt sie, „wie ein Ei" (so wie 28 Jahre früher in der dritten Vision des *Liber Scivias).* Die Analogie zwischen Erde und Ei geht auf Ovid zurück und war im 12. Jahrhundert üblich; aber was hier interessant ist, ist, dass Hildegard selbst anerkennt, dass sie mit neuen Informationsquellen Fühlung aufgenommen hat.[26]

Es geht hier selbstverständlich nicht darum, die ganze Frage der Quellen wieder aufzurollen. Begnügen wir uns damit, dass im Maße des steigenden Interesses an Hildegard und der besseren Forschungsmöglichkeiten eine wachsende Zahl von Vorgängern als eventuelle Quellen ihrer wissenschaftlichen Kenntnisse vorgeschlagen wurde. Im Bereich der Zoologie könnten zum Beispiel Plinius, Ovid, Isidor oder der „Physiologus" Einfluss ausgeübt haben; im Bereich der Botanik könnten ihr möglicherweise Quintus Serenus Sammonicus, Walahfrid Strabo, Macer Floridus usw. Ideen, Informationen oder Vokabular geliefert haben. Auch Autoren, die nicht im Geringsten kanonisch sind, wurden herangezogen; Christel Meier hat als Erste auf einen möglichen Einfluss durch Eriugena hingewiesen, Peter Dronke hat gezeigt, daß die erstaunliche Vorstellung nach der „das Meer alle Wasser gebiert" zweifellos aus der *Cosmographia* des Aethicus Ister übernommen ist, und auch das sie Texte wie den *Liber Nemroth* oder *Pantegni Theorica* gekannt hat; ich selbst habe zum Beispiel Spuren der Lehren der lateinischen Agronomen oder der *Questiones salernitane* in *Cause et cure* gefunden, usw.[27]

Aber wenn man von einer Quelle spricht, darf man sich nicht mit bloßen Ähnlichkeiten zufriedengeben; die Geschichte der Handschriften, der Bibliotheken, der Tradierung der Texte, soweit man sie kennt, muss die an den Tag gebrachten Parallelen untermauern. Wenn dies nicht der Fall ist, so sind die Ähnlichkeiten nicht zwingend Abhängigkeiten und können manchmal durchaus auch in einem einfachen Zufall begründet sein. Was etwa den *Physiologus* angeht, das im Mittelalter so beliebte spätantike Tierbuch mit seinen symbolischen Erklärungen, der die Hauptquelle ihres zoologischen Wissens zu sein scheint, konnte Hildegard mithilfe von Bekannten, die ein Exemplar besaßen, Kenntnis davon erlangen – wie auch durch die Lektüre des heiligen Hieronymus, des heiligen Augustinus oder des heiligen Ambrosius, oder auch durch die *Etymologiae* des Isidor. Und

26 Cf. *Symphonia*, éd. W. Berschin, H. Schipperges, Gerlingen 1995, n° 60, S. 170 in medio rotae clamitavit ; *LDO*, I, 1, 12 in rota eternitatis (S. 56); *LDO*, I, 2, 15 (S. 74), etc.; cf. *Ep.* CLXXIXr, ed. L. van Acker, II, S. 407 illum qui vivus fons et integra rota est imitaris; *Regula s. Benedicti juxta s. Hildegardim explicata*, *PL* 197, col. 1055 B: Rota autem haec circumiens potestas Dei est.

27 [Vgl. die Bibliographie oben Anm. 2].

wahrscheinlich spielte auch hier das *Summarium Heinrici* eine wichtige Rolle: Dieses Schulbuch war eine wichtige Quelle für die Bildenzyklopädie *Hortus deliciarum* einer ihrer Zeitgenossinnen, der Äbtissin Herrad von Hohenburg, und Reiner Hildebrandt hat sogar dieses Werk „das Lehrbuch“ der heiligen Hildegard genannt.[28] Man kann auch nicht sicher beweisen, dass sie die Schriften des Plinius persönlich gekannt hat, aber vielleicht ist sie durch die Lektüre des Isidor mit ihm in Kontakt gekommen – und Isidor wiederum könnte ihr durch das *Summarium Heinrici* vermittelt worden sein.

Dasselbe gilt für die *Questiones salernitane*, eine Sammlung von Fragen über Medizin und Naturkunde, die in dieser Zeit im Umfeld von Salerno diskutiert wurden und die einen großen Nachhall im nördlicheren Europa erzeugten. In England beeinflussten sie besonders Adelard von Bath und Alexander Neckam, und es sieht so aus, als sei auch das Werk Hildegards ein Widerhall dieser Fragen. Nehmen wir zum Beispiel den Zusammenhang, den Hildegard zwischen dem Sündenfall und dem gleichzeitigen Auf-kommen der Flüssigkeiten (und damit der Krankheiten) im menschlichen Körper und des Gifts der Tiere sieht: Nicht nur Alexander Neckam, auch der *Hortus deliciarum* der Herrad stimmen damit überein. Aber man kann sich fragen, ob eine solche Idee durch die salernitanische Literatur oder durch Augustinus *De peccato originali* und Basilius *Hexaemeron* angekommen war.

Man darf gewiss nicht vergessen, dass die Vermittlung zwischen Hildegard und diesen unterschiedlichen Werken verschiedene Formen annehmen konnte: mündlich, durch Gespräche, die für immer verloren sind; durch das unmittelbare Lesen eines Autors; durch die Vermittlung eines Kompilators oder eines Florilegiums, usw.

Man sollte aber nicht aus dem Blick verlieren, dass Hildegards mögliche Quellen nur Ausgangs- und nicht Zielpunkte ihres Wissens waren. Die Unterschiede sind vielleicht ebenso bedeutsam wie die Gemeinsamkeiten, und ohne Zweifel zeigt sich ihre ganze Kreativität in den Abweichungen, Differenzen und in ihrer Eigenständigkeit. Wenn Reminiszenzen auftauchen, dann ist dies nicht einfach das Ergebnis ihres Gedächtnisses, sondern entspringt ihrer „epiphanischen“ Vorstellungskraft. Bei ihr steht die Wissenschaft der Fantasie nicht feindlich gegenüber, und ihr Wissen von der Natur, weit entfernt von allem Rationalismus, ist eine Arbeitsstätte von Bildern.

---

28 S. R. Hildebrandt: Summarium Heinrici: Das Lehrbuch der Hildegard von Bingen. In: Bremer, E., Hildebrandt, R. (Hg.): Stand und Aufgaben der deutschen Dialektlexikographie. Berlin/New York 1996, S. 89-110 (Historische Wortforschung, 4).

Hildegard war also sicherlich keine Kompilatorin, obwohl ihre Naturkunde allem Anschein nach gesehene und gelesene Angaben mischt. Aber eine letzte Frage soll noch formuliert werden: Wenn man annimmt, daß die Visionärin auch die Natur betrachtet hat, wie dies ihre Pflanzen- und Fischkunde annehmen lässt, wieso gibt es dann in ihrer *Physica* keine Beschreibung der äußeren Erscheinung der Geschöpfe? Die Abwesenheit von Farben ist besonders frappant, und in dieser Hinsicht steht die *Physica* in Gegensatz mit der reichlich gefärbten Welt ihrer visionären Schriften, deren symbolische Bedeutungen oft erläutert worden sind. Die farbigen Elemente ihrer Visionen, wie Rosen, Saphirsteine, Silber oder Lilien, verblassen sozusagen, sobald sie vom theologischen Bereich in das Gebiet der Naturkunde übergeht, und dies, obwohl die *Physica* die Aufmerksamkeit auf die Rolle des Lichts in der Natur lenkt, zum Beispiel was das Verhalten der Fische oder das Auftreten der Steine angeht.

In der *Physica* haben die Farben nicht dieselbe geistliche Bedeutung wie in den Visionen, aber sie sind umso bezeichnender, als sie selten sind. Ihrer Feuchtigkeit entsprechend hat die Erde selbst verschiedene Farben, und der Begriff *viriditas* ist hier so wichtig wie in den Visionen. Es ist dies sogar ein zentraler Begriff in allen Werken Hildegards, der nicht nur die grüne Farbe, das sichtbare Grün, bedeutet, sondern auch die Kraft, die die Farbe erschafft. *Viriditas* ist das Gegenteil von *ariditas*, und fast ein Synonym von „Leben" oder „Vollkraft". Hildegard benutzt dieses Wort in einer sehr eigentümlichen Weise, aber hier soll bemerkt werden, dass sie diesen Begriff mit gewissen wissenschaftlichen Schriften aus Salerno teilt, wie den *Questiones salernitane* oder dem Traktat *De elementis* des Marius Salernitanus. Lesen wir zum Beispiel die ersten Zeilen ihres Kapitels „Vom Smaragd":

> Der Smaragd wächst frühmorgens und bei Sonnenaufgang, wenn die Sonne in ihrem Umlauf eine starke Stellung hat, um ihren Weg zu vollenden, und dann sind die Grünkraft der Erde und ihre Pflanzen besonders lebenskräftig, weil die Luft dann noch kalt und die Sonne schon warm ist: und dann saugen die Kräuter die Grünkraft so stark wie ein Lamm, das Milch saugt, so daß die Tageswärme kaum dazu hinreicht, daß sie die Grünkraft jenes Tages kocht und nährt, damit sie fruchtbar werde, um Früchte hervorzubringen. Und daher ist der Smaragd stark gegen alle Schwächen und Krankheiten des Menschen, weil die Sonne ihn bereitet und weil seine ganze Substanz von der Grünkraft der Luft kommt.[29]

Man würde aber die Farbe des Saphirsteins umsonst in den folgenden Zeilen suchen:

> Der Saphir ist warm; er wächst um die Mittagszeit, wenn die Sonne in ihrer Glut so stark brennt, daß die Luft von ihrer Glut etwas undurchlässig wird, und dann durchsticht der Glanz der Sonne infolge der allzu großen Hitze, die sie dann hat,

29 Heilkraft der Natur „Physica", übers. v. M.- L. Portmann, S. 299.

> die Luft so, daß der Glanz nicht so vollkommen scheint wie es geschieht, wenn die Luft etwas gemäßigt ist. Und daher ist der Saphir auch trüb und auch mehr feurig als luftig oder als wässerig.[30]

Die Farben in der *Physica* sind also zu sporadisch, als dass man die Logik solcher Erwähnungen greifen könnte, und insbesondere so selten, dass der Mangel an Beschreibung geradezu augenfällig wird. Natürlich heißt es nicht, dass sie keine genaue Vorstellung davon hatte, was sie beschrieb, es scheint vielmehr eine Wahl zu sein. Vermutete sie, dass ihre Leser die Wirklichkeit, die sie behandelte, gut kannten und also keine Beschreibung brauchten, wie ihr Zeitgenosse, der Pharmakologe Mattheus Platearius, in seinem *Circa instans* die Gestalt von Kräutern und Pflanzen nicht beschreibt? War ihr Werk in der Urversion vielleicht illustriert? Es ist dies eine interessante, aber nicht fundierte Hypothese. Viel wahrscheinlicher, dass Hildegard sich wissentlich, in Zusammenhang mit ihrer Anschauung der Natur, von dem Äußeren der Dinge nicht beeinflussen ließ.

Wenn wir jetzt auf die verschiedenen Wege der Kenntnis der Natur zurückgreifen, die Michel de Boüard den mittelalterlichen Enzyklopädien entnahm, stellt sich heraus, daß zwei Arten der Beobachtung in Hildegards naturkundlichem Werk nebeneinander bestehen. Es gibt Platz für einen Blick auf die *creature* an und für sich, aber auch für einen anderen Blick, der diese *creature* als Mitwisser oder Beschützer einer Botschaft des Schöpfers sieht.

Die Visionärin Hildegard gleitet geradezu über das Aussehen der Dinge hinweg, und diese Zurückweisung des Anscheins kann mit dem Titel selbst ihrer naturkundlichen Enzyklopädie in Verbindung gestellt werden. Sie interessiert sich für die *subtilitates*, das heißt, die Feinheiten, die inneren Eigenschaften, insbesondere therapeutische, der Geschöpfe, die für die anderen Menschen verborgen sind, und die sie enthüllen will. Trotz des Falles der ersten Menschen ist die Schöpfung in ihrer Gesamtheit gut, das beweisen sogar die Kräfte oder Heilkräfte, die Hildegard in den Reptilien (die sie *vermes* nennt) anerkennt. Doch wurde diese Gattung von Tieren in die göttliche Strafe gegen den Mensch vollständig miteinbezogen: Hildegard erklärt, wie Gott nach dem ersten Mord, dem Tod Abels, die Reptilien benutzt hat, um die Menschheit zu bestrafen. Ich zitiere Peter Riethes Übersetzung[31] des ersten Kapitels des achten Buchs:

> ... als die Erde durch das Vergießen des Blutes Abels verderbt wurde, ist zur Bestrafung dieses Mordes in der Hölle sogleich ein neues Feuer aufgeflammt. Außerdem hat sich nach Gottes Willen alsbald ein Nebeldunst, der von der Hölle heraufwallte, auf der Erde ausgebreitet und diese mit einer ganz üblen Feuchte überzogen, so daß verschiedenes, überaus schlimmes, giftiges und tödliches Ge-

30 Ebd., 306.

31 [Hildegard von Bingen: Das Buch von den Tieren. Salzburg 1996, S. 182.]

> würm, aus der Erde geboren, immer wieder hervorwimmelte, damit von ihm das Fleisch des Menschen gestraft würde, weil der Mensch Fleisch des Menschen getötet hatte.

Hier muss präzisiert werden, dass die Reptilien oder *vermes* vor dem Fall kein Gift in sich hatten, sondern einen süßen Saft. Aber mit Adams Schuld hat sich fast alles auf der Erde geändert, und der süße Saft der *vermes* verwandelte sich in Gift, wie sich auch die Flüssigkeiten des menschlichen Körpers verschlechterten (eine Idee, die schon in Augustinus *De peccato originali* und Basilius *Hexaemeron* zum Ausdruck kam). Wie sie es auch im Kapitel „De Urso", „Vom Bären", noch einmal erzählt:

> Aber nachdem der Mensch den Apfel gegessen hatte und vor Angst schwitzte, verwandelte sich sein Blut in die jetzige Menschennatur, und auch alle übrigen Lebewesen verwandelten sich in ihre (jetzigen) Naturen.[32]

Der Fall ist ein Drama in mehreren Akten, und nicht nur der Tod Abels sondern auch die Sintflut hat neue Brüche zwischen Mensch und Tier verursacht. Aber auch die *vermes* waren gut, da, wie Hildegard schreibt, „Gott von Anfang an alle Kreatur gut geschaffen hat". Deshalb können noch einige dieser *vermes* nützlich sein, und Hildegard hat vor, den Mensch an diese ursprüngliche Güte zu erinnern. So bezieht sie gleichermaßen Steine, Pflanzen und Tiere in die von der Schöpfung vorgegebenen Heilmittel ein; sie empfiehlt meistens die positiven Wirkungen der einzelnen Substanzen, aber warnt auch vor den schädlichen. Die Krankheiten existierten nicht vor der Verwandlung der Säfte des Körpers, das heißt, vor dem Fall. Deshalb versucht Hildegard überhaupt, eine Art Gegenmittel in der Natur zu erkennen und zu erkennen zu geben, und interessiert sich in bevorzugter Weise für die Heilkräfte der Geschöpfe.

Sie will dem Menschen die Schlüssel einer Natur, die er verloren hat, wiedergeben, und dieses Vorhaben wird von einer Neuordnung begleitet. Sie will wieder in Ordnung bringen, was der Mensch verwirrt hat, und ihre *dispositio rerum* nimmt die Form der neun (oder ursprünglich acht, aber dies ist ein anderes Problem) Bücher der *Physica* an. Aber auch innerhalb jedes Buches ist ihr Wille nach Ordnung fühlbar: Der *liber de plantis* zählt Pflanzen und Kräuter ihrer Fruchtbarkeit nach auf, vom nützlichsten zu den am wenigsten nützlichen, die vier zoologischen Bücher stellen die Tiere jeder Gattung vom größten zum kleinsten in eine Reihe, das Buch *de lapidibus* (wie das Buch *de metallis)* fängt mit den köstlichsten und wertvollsten Steinen bzw. Metallen an usw.

Aber die Unterteilungen des Werks und die Gattungen, die Hildegard in der Natur unterscheidet, bilden keine Grenzen. Die Einheit und der Schöpfungszusammenhang können nicht verschleiert werden, und Hilde-

32 Ebd., S. 89.

gard unterstreicht sie, indem sie die Beziehungen und die Korrespondenzen zwischen den Geschöpfen ein und derselben Gattung, oder sogar von zwei verschiedenen Arten, feststellt.

Die Tiere zum Beispiel verweisen aufeinander, sie weisen auf andere Tiere hin und manchmal sogar auf den Menschen, ich zitiere[33]: Der Walfisch hat „die Natur der Fische und eine gewisse Verwandtschaft mit der Natur der Tiere, nämlich des Löwen und des Bären", der Löwe hat „von der Kraft der Menschen in sich und gleichfalls die Natur der Raubtiere", der Esel „kommt in einem Teil seiner Natur der Natur des Menschen nahe", der Wolf, „kennt und versteht den Mensch aufgrund seiner Löwennatur", und was den Hund angeht, schreibt sie, dass „eine gewisse Gemeinsamkeit des Verhaltens ihn mit dem Menschen verbindet". Erklärt sie sich diese Ähnlichkeiten damit, dass der Mensch und diese verschiedenen Vierfüßer an demselben Tag der Schöpfung erschaffen worden sind? Nicht nur: auch die Vögel, zum Beispiel, können eine Botschaft über den Menschen enthalten, ich zitiere das Vorwort des Buches von den Vögeln:

> Da die Seele im Körper des Menschen luftig ist, solange sie im Körper bleibt, so daß sie durch die Luft emporgehoben und aufrecht erhalten wird, und andernfalls im Körper ersticken würde, so verweilt auch die Seele im menschlichen Körper mit empfindendem Verstand und Festigkeit, und dazu sind die Vögel geschaffenen und bestellt, mit denen die Seele empfinden und wissen soll, was sie zu wissen hat. Weil die Vögel in der Luft emporgehalten werden und sich überall in der Luft aufhalten, so wird auch die Seele, solange sie im Körper ist, von ihren Gedanken emporgehoben und breitet sich überall aus.

Der Mensch ist zwar *plenum opus Dei*, „das volle Werk Gottes", aber er muss sich daran erinnern, dass er ein Geschöpf unter anderen, und dass er nicht gründlich verschieden ist.

Aus der Natur, die ihn umgibt, kann der Mensch also viel entnehmen, besonders was die Nahrung und die Heilkunde betrifft, aber er kann auch aus der Natur viel lernen. Es gibt Tiere wie den Löwen oder den Raben, die den Menschen besser kennen als er sich selbst, und Hildegard sieht auch Analogien, Parallelen, Korrespondenzen zwischen Tieren und Menschen. Wie sie selbst schreibt, „haben die Tiere gewisse Ähnlichkeiten an sich mit der Natur des Menschen". Lesen wir zum Beispiel diese von Symbolismen durchdrungene Vorrede des *Liber de animalibus* in der Übersetzung von Peter Riethe[34]:

> Die Vögel, die sich in der Luft aufhalten, bezeichnen jene Fähigkeit, durch die der Mensch denkend formuliert und die, in seinem Inneren Vorüberlegungen anstellend, abwägt, bevor es zum strahlenden Werk weitergeht. Die Tiere aber, die auf der Erde herumlaufen und auf der Erde wohnen, bezeichnen die Gedan-

33 Vgl. Anm. 31.

34 Ebd., S. 82.

> ken und Vorüberlegungen, die der Mensch im Werk vollendet. [...] Der Löwe nun und seinesgleichen zeigen den Willen des Menschen, der dabei ist, Werke zu vollbringen; der Panther und seinesgleichen bezeichnen das glühende Verlangen, das im bereits begonnenen Werk steht. Die übrigen Wildtiere zeigen die Fülle der Entfaltung und machen deutlich, daß der Mensch die Möglichkeit hat, nützliche und unnütze Werke zu vollbringen. Die zahmen Tiere, die auf der Erde gehen, sind Hinweise auf die unendliche Sanftmut, die ihm durch (das Wandeln auf) dem rechten Weg zuteilt wird, usw.

Viele Wildtiere werden also hier als Sinnbilder verschiedener Aspekte des seelischen Lebens des Menschen gesehen, und ein Tier wie der Luchs, der frei ist, nach seinem eigenen Willen zu handeln („er folgt seiner Laune, indem er tut, was er will"), besitzt in dieser Hinsicht ein Gut, das die Haustiere durch den Kontakt mit dem Menschen verloren haben.

Das Wilde, das *silvestre*, ist wesentlich mit der *silva*, dem Wald, verbunden, ein sehr wichtiges Thema für Hildegard, die ein ganzes Buch den Bäumen widmet. Den meisten Bäumen werden gewisse Eigenschaften zugewiesen, und sie sind wirkliche Sinnbilder für Tugenden (und auch für einige Laster): Der Kastanienbaum bezeichnet die Weisheit, die Dattelpalme die Glückseligkeit, der Zitronenbaum die Keuschheit usw. Sie misst dem Wald eine wichtige Bedeutung bei und stellt die wildwachsenden Bäume als authentischer, fruchtbarer dar.

Hier soll erinnert werden, dass der Wald, in Hildegards Anschauung, nicht immer existiert hat. Er hat eine Geschichte, die sie eingehend in ihrem Traktat *Cause et cure* erzählt: Wie die Weinrebe ist der Wald erst nach der Sintflut aufgetreten, und seitdem trennt der Wald die Tiere von dem Menschen: „Die wilden Tiere und das Vieh verweilten gerne bei den Menschen und die Menschen bei ihnen, weil sie bei ihrem ersten Auftreten fast zur selben Zeit entstanden waren". Sie waren weder durch Wasser noch durch Wälder voneinander getrennt, weil es damals große Flüsse und ausgedehnte Wälder noch nicht gab. Nach der Sintflut aber haben sich einzelne Quellen und Bäche zu großen, gefährlichen Strömen ausgedehnt, und gewaltige Wälder wuchsen auf, durch die die Menschen und die wilden Tiere voneinander getrennt wurden, sodass nachher die Menschen sich vor den Tieren und diese sich vor den Menschen scheuten.[35]

Solche Zeilen sind sicher ausdrucksvoll, was die Darstellung des Waldes im Mittelalter betrifft. Aber vor allem stellen sie die Beziehungen zwischen Mensch und Tier und ihre Entwicklung in Aussicht. Auf das harmonische, übereinstimmende Nebeneinander der *Genesis* folgten Gegensatz und Gewalt, wie dies auch ein Enzyklopädist wie Alexander Neckam

35 Beate Hildegardis Cause et cure. Hg. v. L. Moulinier, Berlin, Akademie Verlag, 2003, S. 82; Heilkunde, nach den Quellen übers. u. erläuert v. Heinrich Schipperges, Salzburg, Otto Müller 1957, S. 104.

am Anfang des 13. Jahrhunderts unterstreicht; vor der Sintflut aß der Mensch kein Fleisch, schreibt er, und er begnügte sich, wie die Tiere, mit den Früchten der Erde, mit Kräutern und mit Obst.[36]

Das Herrschen des Menschen über die Tiere konnte nur durch eine körperliche Trennung entstehen. Wie Hildegard es auch sagt, hatte der Mensch Gott vergessen, er handelte mehr nach der Art der Tiere als nach dem Willen Gottes und vermischte sich sogar mit den Tieren, verkehrte mit ihnen, sodass das Bild Gottes in ihnen fast völlig zugrunde gerichtet wurde.[37]

Die *silva* hat also den Menschen wieder an seinen Ort zurückverwiesen, und die Wildnis sieht wie eine Welt aus, mit der der Mensch den Kontakt verloren hat. Und für Hildegard besteht der positivste Teil dieser Wildnis, insbesondere der wilden Tieren, darin, dass sie eine Art Wissenschaft beherrscht, die der Mensch verloren hat – ein Wissen, das mit Leben und Überleben zu tun hat, und das eine ununterbrochene Kommunikation mit dem Kosmos widerspiegelt. Das Wiesel etwa kennt ein gewisses Kräutlein, das Lebenskraft enthält und das den Menschen unbekannt ist. Und Hildegard gibt eine ausgedehnte Beschreibung der Art, in der das Wiesel ein anderes Wiesel dank dieses köstlichen Kräutleins rettet; die Maus kennt ihrerseits gewisse Steinchen, die ihr sehr helfen, wenn sie gebären soll, und die auch den Frauen helfen könnten. Wenn jemand diese Steinchen innerhalb eines Monats finden könnte, schreibt Hildegard, nachdem die Maus sie weggeworfen hat, um sie auf den Nabel einer schwangeren Frau zu binden, die in den Wehen liegt, ohne gebären zu können, dann würde sie sogleich gebären[38].

Die Vögel im Allgemeinen verspüren, da sie von der Luft leben, bisweilen in irgendeinem Zufall, von dem die Luft berührt wird, die Bewegung auf natürliche Weise; und der Geier, der „die Künste der Vögel und der wilden Tiere kennt", ist „unter den anderen Vögeln wie ein Prophet".[39] Und was die Fische betrifft, schreibt sie in der längeren Vorrede des Buches *De piscibus*:

> Gott gewährte gewissen Fischen ein gewisses Wissen gemäß ihrer Natur und gemäß ihrer Art, so daß sie gewisse Pflanzen und Wurzeln in den Gewässern ken-

36 Alexander Neckam: De naturis rerum libri II, II, 156, éd. Th. Wright. Londres, 1863, S. 250. Siehe auch Ursachen und Behandlung der Krankheiten (Causae et curae), übers. v. H. Schulz (1933), 6. Auflage, Basel, BHG, 1990, S. 79, oder Heilkunde, nach den Quellen übers. u. erläutert v. Heinrich Schipperges, Salzburg, Otto Müller, 1957, S. 105.

37 Vgl. auch CC et *Ep.* CXIIIr, ed. L. van Acker, II, S. 281: Homines in magna inscitia in oblivione Dei se homines fore obliti, inhumane vixerunt; *Ep.* CCXXIIIr, S. 491: oblivionem Dei habebant, ita quod se homines esse scire nolebant; unde turpiter peccando secundum mores pecorum vivebant.

38 [Buch von den Tieren, cit. S. 123.]

39 Heilkraft der Natur „Physica", übers. v. M.-L. Portmann, S. 391.

> nen, von denen sie bisweilen fressen, da sie andere Speisen nicht haben [...] Wenn aber auch der Mensch diese Pflanzen und Wurzeln wüßte und kennte, und wenn er sie haben könnte und die bisweilen äße, könnte er für vier oder fünf Monate ohne andere Speise auskommen [...] Adam nämlich, als er aus dem Paradies verjagt wurde, kannte sie und suchte sie in den Gewässern, und er aß sie bisweilen, da er andere Speisen nicht hatte.[40]

Die Tiere sind also nicht auf der Erde, um den Menschen aufzuwerten, etwa dass er sich von ihnen positiv abheben könnte, sondern im Gegenteil, sie erscheinen als im Besitz eines Wissens, einer Weisheit, die der Mensch nicht mehr hat. Es gibt sogar Tiere, die göttliche Gnade genießen, wie der Walfisch – und es ist eine Eigentümlichkeit des hildegardschen Denkens, die hier unterstrichen werden soll: Sie sieht im Walfisch nicht nur einen „Fisch", der von Gott die Kenntnis, die *scientia,* von gewissen köstlichen Kräutern erhalten hat, sondern auch eine der lebenden Formen in denen Gott seine Kraft zeigen will, wie zum Beispiel der Stahl im mineralogischen Bereich („der Stahl ... ist am stärksten in der Eisensubstanz. Und er bezeichnet sozusagen die Göttlichkeit Gottes, daher flieht und meidet ihn auch der Teufel"[41]). Ich zitiere Hildegards Kapitel „Vom Wal":

> Denn Gott schuf in der Geschöpflichkeit aller Tiere gewisse Modelle, in denen er seine Stärke zeigt, wie er es auch in diesem Fisch tut. Und daher spürt dieser Fisch bisweilen die Schlechtigkeit des Teufels, und daher stößt er auch sein Schnauben gegen ihn aus.[42]

Für die Mehrzahl der Verfasser des Mittelalters, die in der Tradition des *Physiologus* schrieben, war der Walfisch ein Ungeheuer, ein teuflisches Tier. Hildegard ist die Einzige, die vom *cetus* ein positives Bild hat, aber in ihrer Weltanschauung ist der Teufel nicht abwesend, in der Vorrede ihres Buchs von den Steinen zum Beispiel erkennt man, dass der Böse die Edelsteine hasst, weil ihn das in den Steinen enthaltene Feuer an das Feuer seiner Strafe, und also auch an seine ehemalige Herrlichkeit erinnert. Der direkte Blick, den Hildegard in manchen Stellen der *Physica* auf die Natur richtet, steht mit einem gewissen Symbolismus nicht im Widerspruch, obschon die Vision, die Hildegard von der Schöpfung hat, m. E. nichts zu tun hat mit einem wie auch immer gearteten Dualismus.

---

40 Ebd., S. 341.

41 [Hildegard von Bingen: Von den Elementen, Von den Metallen. Hg. v. P. Riethe. Salzburg 2000, S. 75 f.]

42 Heilkraft der Natur „Physica", übers. v. M. L. Portmann, S. 344.

## Zum Schluß

Dass Hildegard in ihrer *Physica* keine Beschreibung der äußeren Erscheinung der Geschöpfe gibt, verhindert nicht, dass ein wirkliches Naturgefühl in ihrem Werk erblüht. Wie in ihren visionären Schriften lobt hier Hildegard die Natur mit Bewunderung, Nostalgie und sogar Gottesfurcht, und wie Franziskus von Assisi schätzt sie Tiere und Pflanzen nicht nur als solche, sondern auch als Teil der Schöpfung. Aber handelt es sich hier um eine Mystik oder um eine Vision der Natur? Ihre Töne sind nicht die des *Hohenlieds der Geschöpfe* des Poverellos[43]: Hildegards Traum von einer wiedererlangten Harmonie, von Ordnung und Einheit zwischen Menschen und Natur kann ihre tragische Auffassung des vom Fall verursachten Bruchs nicht verbergen. Ihre Sehnsucht nach den Anfängen wird also von einem tiefen Realismus temperiert.

Die Natur ist für sie eine Theophanie[44]: Sie bleibt wesentlich Gottes Werk, und Er hat darin eingewilligt, dass die Natur dem Menschen dient, vorausgesetzt, dass der Mensch maßzuhalten weiß: *sed conveniens debet curae nostrae mensura servari*, empfiehl Ambrosius in seinem *Hexaemeron*[45]. Die Visionärin kann dem Menschen helfen, gewisse Zeichen der Natur zu entziffern, aber nicht alle; etwa die Zukunft lesen zu wollen wäre bloßer Hochmut. Hildegards prophetische Pflicht kann nicht darin bestehen, die menschliche Neugier zu befriedigen, und deshalb darf sie nur die *subtilitates* der sublunarischen Welt[46] enthüllen. Sie hatte die außerordentliche Gabe, Konzepte und Bilder in einer unglaublichen Art und Weise zu vereinen, und sowohl in ihren inspirierten Büchern als auch in ihren naturkundlichen Schriften liegt gerade in dem, worin ihre Texte von den göttlichen oder menschlichen Quellen, aus denen sie geschöpft hat, abweichen, ihr ganzes Genie. Man kann auch anfügen, dass Hildegard sicherlich aus ihren Visionen Anregungen empfangen hatte, sich ganzheitlich mit dem Menschen zu befassen, das heißt auch mit seinem leiblichen Wohl und nicht allein mit seinem Seelenheil. Mit ihren naturkundlichen Schriften ist die inspirierte Prophetin gleichzeitig auch eine pragmatische Auto-

---

43 [D. i. der Sonnengesang, Cantico di Frate Sole.]

44 S. Pierre Magnard: La nature comme théophanie chez Hildegarde de Bingen. In: Jean Ferrari; Stephan Grätzel (Hg.): Spiritualität in Europa des Mittelalters. L'Europe spirituelle au Moyen Age. 900 Jahre Hildegard von Bingen. 900 ans l'abbaye de Cîteaux (Philosophie im Kontext. Interdisziplinäre Studien 4), St. Augustin 1998, S. 65-74.

45 Ambrosius, Hexaemeron, IV, 4, PL 14, Sp. 206. S. L. Moulinier: Le manuscrit perdu à Strasbourg. Enquête sur l'œuvre scientifique de Hildegarde, Paris/Saint-Denis, Publications de la Sorbonne-Presses Universitaires de Vincennes, 1995, S. 274 ff.

46 [Was unter der Sphäre des Mondes lag, galt im Mittelalter als wandelbar und vergänglich, der Fortuna unterworfen, was darüber lag, als unwandelbar und ewig; vgl. Tuomas Lehtonen, Fortuna, Money and the Sublunar World, Helsinki 1995.]

rin, die jedoch versucht, ihre prophetischen und wissenschaftlichen Schriften auf ein und dieselbe Ursache zurückzuführen, indem sie auch die letzteren im Prolog des *Liber vitae meritorum* als die Frucht einer Vision darstellt. So erscheinen die naturkundlichen Schriften Hildegards, gemäß ihrem An-spruch, so wesentlich wie ihr visionäres Werk: Beide sind geeint durch die dieselbe „Vision" von Natur und Welt.

Sie bringt viel Neues für ihre Zeit, aber sie bricht keineswegs mit dem Symbolismus. Nun verweigerte sich das 13. Jahrhundert, mindestens was die Naturkunde angeht, immer mehr symbolischen Gedanken, und deshalb haben ihre naturkundlichen (und medizinischen) Schriften nur wenig Einfluss gehabt. Die Wirkungsgeschichte von Hildegards naturkundlichen Schriften im Mittelalter ist zwar geringer als jene der visionären Werke, und man hat sich ihrer vielmehr als Prophetin oder Visionärin erinnert, aber manchmal hat sie sogar als eigentliches Modell in diesem Gebiet gegolten.

Zum Schluss kann man aber mit Michael Embach unterstreichen, dass sich neben den visionären Werken und den medizinischen Schriften der Heiligen eine heilkundlich-dämonologische Sonderüberlieferung entwickelt hat, die sich an den exorzistischen Formeln, den medizinischen Anweisungen, den Benediktionen und Teufelsaustreibungen, die man Hildegard zuschrieb, festmachte.[47] So eröffnen sich Querverbindungen zwischen dem visionären und dem naturkundlichen Schriftenkreis Hildegards, und dies ist eine spannende, aber andere Geschichte.

---

47 Vgl. M. Embach: Die Schriften Hildegards von Bingen. Studien zu ihrer Überlieferung und Rezeption im Mittelalter und in der Frühen Neuzeit (Erudiri Sapientia. Studien zum Mittelalter und zu seiner Rezeptionsgeschichte IV). Berlin 2003, S. 389, siehe auch L. Moulinier: "Magie, médecine et maux de l'âme dans l'œuvre scientifique de Hildegarde". In: Im Angesicht Gottes suche der Mensch sich selbst, Hildegard von Bingen (1098 – 1179). Hg. v. R. Berndt. Berlin, Akademie Verlag, 2001, S. 545-559, und bes. Dies., "Le chat des cathares de Mayence et autres" primeurs "d'un exorcisme du XIIe siècle". In: Retour aux sources. Textes, études et documents d'histoire médiévale offerts à Michel Parisse, Paris, Picard, 2004, S. 699-709. [Vita Hildegardis 3, S. 20-22; vgl. G. Radimersky: Magic in the Works of Hildegard von Bingen (1098 – 1179): Monatshefte für deutschen Unterricht, deutsche Sprache, deutsche Literatur 49, 1957, S. 353-359; H. Schipperges: Heiligung einer Geisteskranken im hohen Mittelalter: Zs. f. klinische Psychologie 33, 1985, S. 58-64.]

# Mystische Phänomene zwischen theologischer und medizinischer Deutung in Spätmittelalter und Frühneuzeit

*Peter Dinzelbacher*

Schon seit der Renaissance des 12. Jahrhunderts, als durch Übersetzungen die griechische und arabische Naturwissenschaft und Philosophie dem lateinischen Abendland in geradezu revolutionärem Umfang zugänglich wurden, ergab sich für die europäischen Intellektuellen die Notwendigkeit, sich mit den nun auftretenden Widersprüchen zum bisher gültigen, primär von der Bibel und den Kirchenvätern vorgegebenen Wissen von der Welt und dem Menschen auseinanderzusetzen. Während Kosmos, Natur und Mensch im Frühmittelalter primär ganzheitlich unter dem Aspekt ihrer religiös-moralischen Bestimmung und Zeichenhaftigkeit gesehen wurden, begann man, sie nun mehr und mehr als funktionales Gegenüber zu betrachten, das man innerweltlich analysieren und manipulieren wollte.[1] Diese profane Sicht sollte in der westlichen Zivilisation bekanntlich die ältere religiöse im Lauf der Neuzeit fast völlig verdrängen. Die Frage, die im Mittelalter fast nur implizit, in der Neuzeit dann mehr und mehr explizit verhandelt wurde, war keine geringere als die nach der Deutungshoheit in puncto Welterklärung.

Rückschauend betrachtet, ergibt sich eine in großen Zügen klare, im Einzelnen jedoch vielfach oszillierende Entwicklungslinie, die zu analysieren und zu beschreiben – nicht aber zu bewerten – Aufgabe der Geschichtsschreibung ist.[2] Sie hat zu zeigen, wie jenes Interpretationsmodell, das Kosmos und Mensch als abhängig von einer transzendenten Macht, Gott, darstellte, kontinuierlich an Glaubwürdigkeit gegenüber dem neuen (wenn auch zum Teil auf vorchristlichen Ideen basierenden) Modell verlor, welche das Seiende ausschließlich aufgrund innerweltlicher Zusam-

1 Vgl, z. B. Blank, Walter: Naturanschauung im Mittelalter, Fribourg 1994; Dinzelbacher, Peter: Europa im hohen Mittelalter. Darmstadt 2003, S. 90 ff., S. 171 ff.

2 Dass dies methodisch schon wegen der Themen- und Quellenauswahl sowie des notwendigerweise begrenzten Darstellungsmodus nur fragmentarisch erreicht werden kann, ist eine jedem Historiker bekannte Binsenweisheit, weswegen diese Forderung die nach einem unerreichbaren Ideal bleibt.

menhänge zu verstehen versucht und auf alle transzendenten/metaphysischen/religiösen Erklärungshypothesen verzichtet. Die innerweltliche, wesentlich auf experimentellen Naturwissenschaften und mathematischer Logik basierende Anschauungsweise ist im alltäglichen Denken, Fühlen und Verhalten in der westlichen Kultur völlig dominant geworden, ungeachtet aller medienwirksamen aktuellen neoreligiösen oder fundamentalistischen Gegenströmungen, die in Europa die Lebenspraxis der allermeisten Menschen schlichtweg nicht beeinflussen.

Die Hunderte von Publikationen, die immer noch Jahr für Jahr zum Thema „Religion und Naturwissenschaft" veröffentlicht werden, erscheinen in historischer Perspektive nur als Rückzugsgefechte der Vertreter einer Weltsicht, die die faktische Lebensgestaltung seit der Rezeption der Erkenntnisse von Kopernikus, Feuerbach, Darwin und Freud (um jene Denker zu zitieren, deren Lehren von größter Konsequenz waren) nur mehr für sehr wenige prägt. Es ist kein Zufall, dass der ganz überwiegende Teil der Publikationen zu diesem Thema nicht von naturwissenschaftlicher, sondern von theologischer Seite kommt, um sich apologetisch mittels Konstruktionen scheinbarer Verträglichkeit der beiden Ideologien zu retten. Die drei „Kränkungen" unseres Narzissmus, wie Freud[3] wohl als Erster die Erkenntnisse nannte, dass die Erde nicht im Zentrum des Alls steht, der Mensch tierische Vorfahren hat und er nicht Herr im eigenen Haus der Psyche ist, sind freilich nicht mehr aus der Geistes- und Mentalitätsgeschichte zu eliminieren. Vielleicht wären sie in einem produktiven Prozess (aufbauend etwa auf die Jungsche Tiefenpsychologie) zu integrieren.[4] Doch ist dies nicht unser Thema.

Wir wollen hier nur *ein* spezielles und wenig bekanntes Kapitel aus dieser Konkurrenz der Weltbilder näher betrachten, nämlich die Auseinandersetzung zwischen Theologen und Medizinern im späten Mittelalter und in der frühen Neuzeit, die mit Gläubigen konfrontiert waren, welche bestimmte außergewöhnliche Verhaltensweisen zeigten, nämlich die sog. „Körperlichen Begleiterscheinungen der Mystik"[5].

Die Diskussion verlief zwischen jenen Intellektuellen, die, welchen Standes auch immer, ausschließlich einem transzendent bestimmten Weltbild verhaftet waren, bzw. solchen, die auch „modernen" naturwissenschaftlichen Ansichten Raum gaben in ihrem freilich immer noch auf

---

3 Anscheinend findet sich diese Formulierung zum ersten Mal im 18. Kapitel der Vorlesungen zur Einführung in die Psychoanalyse: Freud, Sigmund: Studienausgabe, Frankfurt 2000, I, S. 283 f.

4 Vgl. Obrist, Willy: Neues Bewußtsein und Religiosität, Olten 1988, und andere Arbeiten desselben Psychologen.

5 Dies ist der Titel des reichhaltigen Bands von Herbert Thurston (s. Bibliographie; dort finden sich die in den Anmerkungen abgekürzten Publikationen).

einem religiösen Untergrund entworfenen Weltbild. Denn der Ärztestand (als Vertreter naturwissenschaftlichen Denkens) war im späten Mittelalter und in der frühen Neuzeit noch keineswegs in einer Position, die der kirchlichen Hierarchie (etwa wie in Arthur Schnitzlers „Doktor Bernardi") hätte Konkurrenz machen können. Nur wenn sich Angehörige dieser Hierarchie Ideen der Wissenschaft zu eigen machten oder solche selbst entwickelten, konnten diese Einfluss gewinnen. Es ist kein Zufall, wenn die großen Naturwissenschaftler des Mittelalters, ein Wilhelm von Auvergne, Roger Bacon, Albertus Magnus, Nikolaus Cusanus u. a. m. Männer mit teilweise hohen Positionen in der katholischen Kirche waren. Soziale Stellungen, die sie schützten, so wie etwa einen Meister Eckhart seine Zugehörigkeit gerade zum Dominikanerorden, der die Inquisition trug, viele Jahre vor einem Prozess bewahrt hatte, obwohl es längst substanziellen Häresieverdacht gegen nicht wenige Elemente seiner Theologie gab.

Das Wissensmonopol lag auch im „Herbst des Mittelalters" durchaus beim Klerus, denn Universitätslehrer auch der nicht theologischen Fakultäten standen unter dessen Kontrolle: Ein akademischer Titel (licentia docendi) wurde formal vom lokalen Bischof vergeben, Neugründungen bedurften päpstlicher Zustimmung, wer an einer Universität tätig war, unterstand nicht der weltlichen, sondern der kirchlichen Gerichtsbarkeit. So nimmt es nicht wunder, dass man, auch bei der Erforschung als rein innerweltlich erkannter Kausalitätszusammenhänge, Gott als letzten Urheber nie ausschloss, sondern man schob ihn quasi nur weiter weg, in Vorwegnahme des Deismus der Aufklärung. Nicht einmal so selbstständige und kritische Denker wie Adelard von Bath im 12. oder Paracelsus im 16. Jahrhundert hätten dies bestritten.[6] Um mit dem friesischen Abt und Geschichtsschreiber Menko von Werum (2. Hälfte 13. Jh.) zu sprechen, der über die natürlichen Ursachen einer Epidemie reflektierte und trotzdem abschloss: Dies überlassen wir Gott, dessen Wille der höchste Grund aller Gründe ist – „Deo relinquimus, cuius voluntas est summa causa omnium causarum."[7] Oder mit Paracelsus: Das Licht der Natur wird entzündet vom Heiligen Geist.[8]

Es stellte sich hier die Frage: Die sogenannten körperlichen Begleiterscheinungen der Mystik, Ekstasen, Visionen, Konvulsionen, Stigmen, Nahrungslosigkeit etc., waren sie Manifestationen eines transzendenten Willens, also einer göttlichen oder widergöttlichen (dämonischen) Macht?

6 Wegmann, M.: Naturwahrnehmung im Mittelalter im Spiegel der lateinischen Historiographie des 12. und 13. Jahrhunderts. Bern 2005, S. 159; Meier, Pirmin: Paracelsus, Arzt und Prophet. Zürich 3. Aufl. 1993, S. 179.

7 ad a. 1250, Monumenta Germaniae historica (MGH) SS 23, S. 544.

8 Meier, S. 343.

Oder waren sie somatische bzw. psychosomatische Phänomene, die aus rein innerweltlichen Prozessen erwuchsen, waren sie Krankheitssymptome? Einzelne Intellektuelle, auch manche der Betroffenen selbst, haben sich diese Fragen in allen Epochen gestellt; häufig wurden sie jedoch erst mit der sog. „mystischen Invasion" seit dem 13. Jahrhundert, um dann bis in die Gegenwart anzudauern. Wirklich virulent war die Diskussion in der Zeit etwa vom 14. bis ins 18. Jahrhundert.

Es gibt nun zahlreiche mystisch begabte Personen, bei denen von einigen Menschen aus ihrer Umgebung vermutet wurde, die ungewöhnlichen Erlebnisse, derer sie teilhaftig wurden, seien nicht außernatürlich, nicht, wie sie selbst sie i. d. R. verstanden, Zeichen göttlicher Begnadung, sondern vielmehr Zeichen einer Erkrankung. Um ein konkretes Beispiel zu zitieren:

> Bereits die Beginen, mit denen die hl. Christine von Stommeln († 1312) zusammenlebte, reagierten auf ihre tagelangen Entzückungen zunächst mit dem Verdacht, sie sei wahnsinnig oder epileptisch, weswegen sie sie als Irre behandelten; desgleichen ihre eigenen Geschwister.[9]

So gut wie regelmäßig behauptete sich aber im betrachteten Zeitraum (letztendlich auch bei Christine) die Deutungshoheit der Geistlichen, auf die schließlich auch die Skeptiker, die professionellen Mediziner eingeschlossen, einschwenkten, nachdem es ihnen nicht gelungen war, eine natürliche Erklärung durchzusetzen. Es ist klar, dass sowohl das ja internalisierte religiöse Weltbild der damaligen Naturwissenschaftler wie auch die äußere Drohung kirchenrechtlicher Sanktionen hier zusammenwirkten. Ersteres ist manifest etwa bei Agius (2. Hälfte 9. Jh.), dem Verfasser der Vita der heiligen Hathumoda, wenn er schreibt:

> Wir würden freilich glauben, dass sie solche Erscheinungen aufgrund der Schwere ihrer Krankheit hatte, wie es ja bisweilen geschieht, wenn nicht das, was wir vorausgeschickt haben [die religiösen Gegebenheiten], uns von etwas anderem überzeugte.[10]

Letzteres ersieht man an den zahlreichen Zweiflern an der Über-Natürlichkeit der Wundmale des Franz von Assisi in seinem Jahrhundert, deren Stillschweigen mit nicht weniger als neun päpstlichen Bullen erzwungen wurde[11] ähnlich erging es später Katharina von Siena[12].

Natürlich gab es die ganze Stufenleiter vom rein fachmedizinisch agierenden Arzt über den kirchenfrommen bis zu jenem, der alle möglichen Formen der Magie miteinbezog. Ein Beispiel wäre etwa John von Gad-

9 Dinzelbacher: Heilige, S. 32 ff.

10 Vita Hathumodae 18, MGH SS 4, S. 172.

11 Vauchez, André: Les stigmates de saint François et leur détracteurs. In: Mélanges d'archéologie et d'histoire 80 (1968), S. 595-625.

12 Ebd., S. 611 f.

desden, der 1309 nach einem Theologie- und Medizinstudium in Oxford zum Dr. med. promoviert worden war und eine Reihe kirchlicher Benefizien besaß. In seinem Lehrbuch *Rosa anglica* von 1314 empfiehlt er etwa gegen Zahnschmerz ein Amulett mit „+ Rex + Pax + Nax +“, wobei Zeichen wie fließendes Wasser auf Pergament zu schreiben waren, weiter drei Linien als Symbol der Trinität. Dies sollte, an den Kiefer gelegt, helfen.[13] Für den Extremfall der von Hexen angewandten Schwarzmagie hielt sogar der sonst in diesem Bereich orthodoxe Paracelsus es für legitim, wenn Ärzte Gegenzauber anwendeten.[14]

Nur die Erlebnismystik, nicht die theoretische oder philosophische Mystik, wurde schon bald nach ihrem ersten Auftreten im 12. Jahrhundert der körperlichen Begleiterscheinungen wegen von manchen als pathologisches Phänomen erklärt. Aufgrund der immer komplexer werdenden Anforderungen für Kanonisationen mussten sich damit befasste Theologen, die ja i. d. R. nicht von der Aristotelesrezeption der Zeit und damit der Entstehung protonaturwissenschaftlicher Erklärungsmodelle unberührt blieben, doch die Frage stellen, ob nicht natürliche, also rein medizinisch zu interpretierende Gründe für Ekstasen, Erscheinungen, Einsprachen usw. vorliegen konnten.[15] Der Pariser Erzbischof Wilhelm von Auvergne († 1249), ein guter Kenner antiker und arabischer Gelehrsamkeit, stellte den Empfang von Visionen ausdrücklich mit der Krankheit der Melancholie wie auch der körperlichen und seelischen Konstitution, die besonders Frauen für diese Erfahrung geeignet mache, in Relation. Die Krankheiten ihrerseits könnten freilich von Dämonen hervorgerufen sein (tatsächlich gibt es fast keine Mystikerin ohne schwerwiegende Krankheitsgeschichte).[16] Der Aquinate wird dann, bestimmend für die künftige Diskussion, drei Gründe für Entraffungen als möglich bezeichnen, nämlich körperliche Erkrankung, dämonische Einflüsse, göttliche Einflüsse: „ex causa corporali ... propter aliquam infirmitatem“, „ex virtute daemonum“, „ex virtute divina“.[17] Damit lag ein wohlgeordnetes Schema der möglichen – und miteinander konkurrierenden – Alternativen vor.

---

13 Skemer: Words, S. 189 f.

14 Golden: Encyclopedy III, S. 884.

15 Vgl. Elliott: Proving, S. 204, S. 211.

16 Elliott: Proving, S. 206, S. 208 f.

17 Summa Theologiae II/2, 175, 1 resp. (2037), ed. Cinisello Balsamo 2. Aufl. 1988, S. 1768.

## Konkurrenz und Kooperation

Man könnte erwarten, dass die himmlischen und die irdischen Helfer – die Geistlichen und Heiligen einerseits, die Mediziner andererseits – in einem konkreten Wettstreit miteinander gestanden hätten. Dies scheint jedoch faktisch im Mittelalter kaum der Fall gewesen zu sein, wohl v. a. da die Zahl der Ärzte gering und auf den urbanen Bereich beschränkt war und ihre Dienste ohnehin nur für die kleine Schicht der Besitzenden infrage kam. Nur gelegentlich wandte sich der Klerus explizit gegen die professionellen Heiler, deren Hilfe er ja selbst gern beanspruchte: Der genannte Wilhelm von Auvergne etwa warnte davor, dass Ärzte rein natürliche Ursachen für Krankheiten verantwortlich machen würden, wo sie doch auf dämonisches Wirken zurückzuführen seien. Eine Herzbeklemmung etwa könne so oder so entstehen; wo die Medizin erfolglos blieb, habe schon oft das Gebet geholfen.[18] Auch wird laut einer Reihe von Mirakelberichten der Patient in einer Traumvision ausdrücklich vom Himmel aufgefordert, auf ärztliche Hilfe, „curam medicorum", zu verzichten, und stattdessen zu diesem oder jenem Heiligen zu pilgern.[19] Doch handelt es sich anscheinend nicht um ein häufiges Motiv.

Viel öfter sprechen die Quellen von einer Kombination von religiösen und weltlichen Heilversuchen. Denn, wie der Straßburger Humanist Sebastian Brant († 1521) so treffend bemerkte: „Wer kranck ist der wer gern gesunt Vnd acht nit wo die hilff har kunt."[20]

Die Koexistenz der beiden Krankheitsätiologien, der übernatürlichen und der natürlichen, führte auch zu einer Koexistenz der Therapien: Man wandte sich sowohl an den Körperarzt, den Mediziner, wie an den Seelenarzt, den Geistlichen. Ein Holzschnitt aus Brunschwigs Pestbuch aus dem Jahre 1500 macht das sehr deutlich: Am Krankenbett steht sowohl der Arzt mit der Urinflasche wie der Mönch mit der Paternosterschnur.[21]

Es ist eindeutig, dass man schon aufgrund der Unterversorgung durch Ärzte und der hohen Kosten ihrer Leistungen davon auszugehen hat, dass sich in jener Epoche wesentlich mehr Menschen um Hilfe an Heilige wandten – wenden konnten – als an die Vertreter der medizinischen Wissenschaft. Die charismatischen Helfer waren auch schon mit einer Wallfahrt oder einem billigen Votivopfer aus Wachs oder Eisen zufrieden. Auch wer die nötigen Finanzen besaß, versuchte wohl oft, sich beider Methoden zu bedienen, so wie es von einem englischen Vater in einer

18 Elliott: Proving, S. 208 f.; Löhr, Hanns: Aberglauben und Medizin. Leipzig 1942, S. 69.
19 Finucane: Miracles, S. 64.
20 Narrenschiff 38, S. 41 f. Hg. v. Krummacher, H.-H., Tübingen 3. Auf. 1986, S. 94.
21 Esser, Th.: Pest, Heilsangst und Frömmigkeit. Altenberge 1999, S. 47, S. 417.

Mirakelsammlung heißt, er habe seine kranke Tochter „per medicos et per loca sancta“, zwischen Ärzten und Wallfahrtsorten hin- und hergeführt.[22]

Sehr gelegentlich fand sich allerdings auch ein Heiliger bereit, den ihn anrufenden Leidenden auf die profanmedizinische Hilfe zu verweisen. Nach den Wundern der hl. Walburg von Heidenheim, aufgezeichnet von Wolfard von Herrieden 894/899, hatte sich eine Frau namens Ingelswindis einen Beinbruch zugezogen. Die Heilige befahl ihr in einer Traumvision, „einen Arzt aufzusuchen, der das Schienbein aufschneiden und die Knochensequester entfernen sollte. Die Operation gelang, und Ingelswindis machte zu Fuß eine Dankwallfahrt nach Monheim, ließ einen Knochensplitter dort, den die Äbtissin in Silber fassen und in der Basilika aufhängen ließ ...“[23]

In Arzneibüchern finden sich hintereinander, teilweise für dieselben Beschwerden, Rezepte der rein weltimmanenten Medizin und Segenssprüche mit Rekurs auf die Heilsgeschichte usw.[24] Ein typisches Beispiel liegt wohl in den Pestregimina vor, die zuerst das „An rueffen got“, dann Sebastians und Rochus’ empfehlen, um darauf ganz innerweltliche Ratschläge zu geben, wie die Verwendung von Wacholder und Weihrauch zur Räucherung oder die Waschung mit Essig usf.[25]

Aus der schönen Literatur lässt sich bisweilen das Gleiche entnehmen: „im Parzival Wolframs von Eschenbach (507, 23) spricht der Ritter Gawân einen Wundsegen, nachdem er einen verwundeten Ritter unter Anwendung der zu seiner Zeit (12./13. Jh.) modernsten chirurgischen Methode des Abu-l’Qasim versorgt hat.“[26] Bei der nicht heilenden Wunde des Gralskönigs Anfortas dagegen behandeln zunächst die „Ärzte mit weltlich-rational-medizinischen Remedien, danach beziehen sich die Heilversuche nicht mehr auf die physische Wunde, sondern ihre jeweils angenommene nicht-weltliche Ursache, sodass über glaubensstärkende und den Mangel an triuwe kompensierende Maßnahmen bis hin zu einem iatrochemisch-esoterischen Versuch der Läuterung alles Menschenmögliche versucht wird, bis man schließlich da anlangt, wo der Mensch nichts mehr ausrichten kann: beim dezidierten Willen Gottes ...“[27]

---

22 Finucane: Miracles S. 67.

23 Ennen, Edith: Frauen im Mittelalter. München 3. Aufl. 1987, S. 78.

24 Z. B. Birlinger, A.: Aus einem elsässischen Arzneibuche des 14. Jh.s. In: Baader, G., Keil, G. (Hg.): Medizin im mittelalterlichen Abendland. Darmstadt 1982, S. 45-59; Skemer: Words, S. 191 Anm. 44.

25 Haage, Bernhard: Das gereimte Pestregimen des Cod. Sang. 1164 und seine Sippe. Pattensen 1977, S. 70.

26 Wegner, W., in: Gerabek: Enzyklopädie Sp. 1506.

27 Reichert, J.: Slaying the Dragon. Der letzte Heilversuch an Anfortas im „Parzival“ Wolframs von Eschenbach (483, 6-18). In: Mediaevistik 14 (2001), S. 149-178, S. 163.

## Deutungshoheit

Doch kommen wir zur pathologischen Interpretation des mystischen Lebens zurück, mit der sich die Charismatikerinnen im Laufe des ausgehenden Mittelalters und während der Neuzeit mehr und mehr konfrontiert sahen. Die Mediziner hatten ja schon im Mittelalter oft das Renommee, Skeptiker oder sogar Agnostiker zu sein,[28] was freilich nicht pauschalisiert werden darf; mancher von ihnen fiel angesichts der Ekstasen einer Mystikerin demütig auf die Knie, anstatt die Frau zu untersuchen (so z. B. der „notable medechin" Hugo Picotel vor der entrafften Coletta Boillet[29]).

Paradigmatisch für die neue, zunehmend skeptische Einstellung ist vielleicht die (nach 1300 niedergeschriebene) Bemerkung eines Kommentators zum gynäkologischen Werk *Secreta mulierum*[30], der sich mit der Behauptung von Frauen befasst, ihre Seele habe in einer Ekstase das Jenseits durchwandert. „Das ist lächerlich. Die Krankheit kommt aus natürlichen Gründen ... weil Dämpfe ins Gehirn hochsteigen." Dichte Dämpfe verursachen Höllen- und Dämonenvisionen, feine dagegen Himmels- und Engelsvisionen.[31]

Ähnlich dachte bereits Witelo (2. Hälfte 13. Jh.), ein schlesischer Naturwissenschaftler, Jurist und Theologe, der einen Traktat *De substantia et natura daemonum* verfasst hatte: Nach ihm beruht das Sehen oder Hören von Teufeln primär auf Geisteskrankheiten, die u. a. durch Geschwüre in den Gehirnhäuten hervorgerufen werden, oder auf Fantasievorstellungen in der Krisis einer Krankheit. Besessenheit erklärt sich durch den Aufstieg melancholischer Dämpfe vom Leib ins Gehirn. Auch Gesunde träumen aus ähnlichem Grund von schwarzen Gestalten, die sie als Dämonen interpretieren: „vident formas nigras et dicunt se daemones vidisse". Schuld daran sind die Angst einjagenden Darstellungen der bildenden Kunst und die dummkindischen Fabeln, die man sich von den bösen Geistern erzählt. Oft handle es sich schlicht um Illusionen ... Natürlich konnte Witelo solche Einsichten nicht vertreten, ohne mehrfach ausdrücklich zu versichern, dass diese seine Überlegungen alle nur nach natürlichem Menschenverstand („naturaliter loquendo") gälten und er der höherrangigen Glaubenslehre, der „reverendae fidei christianae, cui credo melius quam alicui rationi", keineswegs widersprechen wolle. Der Glaube

---

28 Dinzelbacher, Peter: Étude sur l'incroyance à l'époque de la foi. In: Revue des sciences religieuses 73 (1999), S. 42-79; Ders., Unglaube im Zeitalter des Glaubens. Atheismus und Skeptizismus im Mittelalter, Badenweiler 2009.

29 Dinzelbacher: Heilige, S. 68.

30 Vgl. Gerabek: Enzyklopädie Sp. 1313 f.

31 Elliott: Proving, S. 207 f.

besitzt ja sein eigenes Verdienst („meritum"), das nicht existierte, wenn er rational zu erklären wäre.[32] Witelo geht damit, wie bei einem von Aristoteles, Plato und den arabischen Philosophen herkommenden christlichen Denker nicht anders zu erwarten, vom Konzept der „doppelten Wahrheit" aus, das von der Amtskirche natürlich noch zu seiner Zeit (Paris 1277) verurteilt werden sollte. Aber sogar der berühmte und streng orthodoxe Frömmigkeitsschriftsteller Jean Gerson (1363 – 1429), Kanzler der Universität Paris, hielt es für möglich, dass Gehirnkrankheiten und soziale Umstände (Erziehung) mit mystischen Phänomenen zu tun hätten.[33]

Nicht selten erfahren wir, wie schon angedeutet, besonders im späten Mittelalter aus den Viten der Heiligen, dass sich ihre Umwelt eine Zeit lang hindurch im Zweifel darüber befand, ob die bizarren Phänomene, mit denen sie begnadet erschienen, nicht eher als Symptome einer Krankheit zu verstehen waren, an der sie litten. Solche Stimmen finden sich selbst angesichts berühmter und sozial hochgestellter Mystikerinnen wie z. B. Birgitta Birgersdotter aus der königlich-schwedischen Familie der Folkungr (heute: Birgitta von Schweden).[34]

Noch besser informiert sind wir aber über die hl. Katharina Fieschi Adorno von Genua (1447 – 1510),[35] eine der bedeutendsten Mystikerinnen der italienischen Renaissance, bekannt u. a. durch ihr nahrungsloses Leben und ihre Fegefeuer-Theologie. Aber auch durch viele Absonderlichkeiten, wie eine religiöse Leidenschaftlichkeit, die sie in solche Rage bringen konnte, „dass ihr die Haare ganz auf die Schultern fielen, so dass sie wie eine Irre wirkte. Und alle waren verblüfft."[36] Oder den Habitus, mit Pflanzen zu sprechen, die ja (in franziskanischer Tradition) auch Geschöpfe Gottes seien.[37] Zahlreiche heute nur pathologisch zu interpretierende Symptome wie Herzmuskelkrampf und -rhythmusstörungen, Angina pectoris, Katalepsien, Gefühle der Hypersensibilität wechselten mit solchen der Empfindungslosigkeit usf.[38]

32 Dinzelbacher, Peter: Angst im Mittelalter. Paderborn 1996, S. 97 f.; Mikolajczyk, R., Non sunt nisi phantasiae et imaginationes. In: Klaniczay, G., Pócz, E. (Hg.): Communicating with the Spirits, Budapest 2005, S. 40-52.

33 Dinzelbacher: Heilige, S. 67, S. 115.

34 Ebd., S. 26 f.

35 Vgl. Pezzalla, S.: Caterina Fieschi: Dizionario Biografico degli Italiani (DBI) 22, Sp. 343-345; Dictionnaire d'Histoire et Géographie Ecclésiastique 11, Sp. 1506-1515; Dictionnaire de Spiritualité 2, Sp. 290-325. Für unsere Fragestellung nicht hilfreich sind die Atti del Convegno Internazionale Santa Caterina Fieschi Adorno, Genova 2004.

36 Bonzi: Edizione II, S. 191 f.

37 Ebd., S. 226.

38 Ebd. I, S. 368 ff.

Katharina, die aus einer der führenden Familien der Republik stammte, war medizinisch bestens versorgt. Sogar der Leibarzt König Heinrichs VIII. von England, Gianbattista Boerio[39], wurde herbeigerufen, war freilich anderer Ansicht als seine frömmeren italienischen Kollegen – und die Patientin selbst. Er „konnte es nicht glauben", dass ihre Erkrankung übernatürlich und unheilbar sei, und bemerkte:

> Ich wundere mich wirklich, Madame, ... dass ihr es nicht vermeidet, einen allgemeinen Skandal hervorzurufen, wie ihr es tut, indem ihr behauptet, euere Krankheit sei nicht natürlich und deshalb brauche sie nicht behandelt zu werden. Ihr solltet diesen Zustand als eine Art Hypokrisie [Verstellung] betrachten!

Katharina erklärte sich bereit, seine Medizinen zu nehmen und tat dies auch. Allerdings schlugen auch seine vielfältigen Arzneien nicht an, weswegen die Mystikerin nach etwa drei Wochen auf seine Therapien verzichtete und entschied, sich nur mehr selbst um ihren Zustand zu kümmern.[40]

„Etwa neun Jahre vor ihrem Tod überkam sie eine Krankheit, welche keine körperliche zu sein schien. Und sie war allen Geschöpfen unbekannt, und noch weniger verstanden die Ärzte davon, und man wusste nicht, was diese Krankheit sei, noch wurde man sich dessen bewusst, dass es sich um eine geistliche Wirkung handelte. ...die Medikamente wirkten überhaupt nicht ... Und so blieb es einige Jahre ..." Der Berichterstatter spricht von „Anfällen, oder eher: Liebesflammen (incendij d'amore)". „Vier Monate vor ihrem Tode[41] [am 15. Sept. 1510] schließlich ... wurden viele Ärzte gerufen, die sie anschauten, ihr den Puls fühlten und alle anderen Symptome untersuchten, um die Natur der Erkrankung festzustellen. Angesichts ihrer Untersuchung waren alle einer Meinung und sagten, dass ihre genannte Erkrankung übernatürlich war und dass man nichts tun könne. Und dies sah man auch aufgrund der Erfahrung, da sich kein Symptom einer körperlichen Krankheit zeigte – wie sie es schon lange vorher gesagt hatte, wobei sie stets die Medikamente, die sie ihr gaben, zurückwies."

Die Phänomene waren folgende: „So groß war die Erregung des Geistes (la furia del spirito), dass sie den ganzen Leib vom Kopf bis zu den Füßen niederschmetterte, solcherart, dass ihr kein Glied oder Bein blieb, das nicht von innerem Feuer geeinigt worden wäre." Die Nahrungsaufnahme war stark reduziert und für sie ein Martyrium. „Vor vielen Schmer-

---

39 S. Seidel Merschi, Boerio: DBI 11, 1969, S. 126 f. erwähnt die Begegnung mit Katharina nicht. Pezzalla erwähnt Boerio nicht.

40 Bonzi: Edizione I, S. 405.

41 Über die letzten Tage Katharinas detailliert Hügel, Friedrich von: The Mystical Element of Religion as Studied in Saint Catherine of Genoa and Her Friends I. London 2. Aufl. 1923, S. 211-219. Zum Verfasser, der die Forschung zu dieser Mystikerin sehr beeinflusst hat, vgl. J. Whelan, Huegel: Dictionnaire de Spiritualité 7, Sp. 852-858.

zen konnte sie nicht schlafen, und ihr Schreien drang zum Himmel, sie brannte innerlich und äußerlich ganz, und dabei konnte sie sich nicht bewegen, sondern musste von anderen bewegt werden ... Allein dieser Geist war so sehr Herr über dieses Geschöpf, dass ihr nichts außer dem Verlangen nach dem Sakrament blieb ..." Die Haut war gelblich verfärbt. Bei ihrem Tod „bezeugten sogar viele Ärzte", dass es sich um ein übernatürliches Phänomen gehandelt haben müsse. Als man erkannte, dass sich ihr Ende nahte, „versammelte man zehn Ärzte, die ihr Leiden betrachteten, ob sie ihr ein Hilfsmittel der Heilkunst geben könnten. Nachdem sie sie angeschaut, abgetastet und ihren Fall examiniert hatten, zogen sie den Schluss, dass sie diesen Fall nirgendwo beschrieben fänden, sondern dass er übernatürlich wäre, denn weder der Urin, noch der Puls noch irgend ein anderes Anzeichen verwiesen auf irgendeine leibliche Erkrankung. Und so schieden sie alle voller Erstaunen, wobei sie sich ihren Gebeten empfahlen. Sie aber hatte an diesem Tag so viel Hitze, dass sie ganz zu brennen schien" und nicht einmal einen Tropfen Wassers zu sich nehmen konnte. Tatsächlich spürte sie keine äußere Glut mehr – sie versengte sich mehrmals probeweise das Fleisch mit einer Kerze oder glühenden Kohlen. Teilweise verlor sie die Sprache, spuckte schwarzes Blut, ein dämonisches Tier erschien ihr, sie verschied aber in Frieden.[42] Eine moderne Vermutung deutet auf Magenkrebs[43] hin.

Jedenfalls zeigen die medizinischen Bemühungen um Katharina, dass im urbanen Italien des frühen Cinquecento – speziell wenn es um eine Dame der Oberschicht ging – von der Betroffenen selbst als mystische Begnadungen verstandene Phänomene von ihrer Umwelt durchaus als pathologische Symptome betrachtet werden konnten. Man scheute sich nicht, hier zunächst alle diagnostischen und therapeutischen Mittel der damaligen Heilkunst einzusetzen, ehe man an den Einbruch der Überwelt zu glauben geneigt war. Die Betroffene selbst lehnte es freilich wiederholt ab, sich medizinischer Behandlung zu unterziehen. Man findet bei ihr einander entgegengesetzte Gefühle, einerseits „Widerstand gegen die Anmaßung der Ärzte, ihre Krankheit so behandeln zu wollen, als ob es sich einfach um eine natürliche handelte; und stolze Genugtuung darob, eben durch das Misslingen ihrer anmaßenden Versuche ein professionelles Zeugnis für das übernatürliche Wesen ihrer Erkrankung zu bekommen."[44]

Auch manche Zeitgenossinnen Katharinas wurden eingehend von Ärzten überprüft, so die berühmte Prophetin und lebende Heilige Colomba von Rieti: „Sie untersuchten hartnäckig ihre Nägel und Haare, analy-

---

42 Dialogo spirituale 42, Bonzi: Edizione II, S. 431.

43 Gordini; DBI 1979, Sp. 343-345 erwähnt Boerio nicht.

44 Hügel: Element I, S. 201.

sierten ihren Schweiß und Geruch und nicht weniger ihre Katamenien. Sie betrachteten ihre Zähne, wenn sie sprach, die Farbe des Antlitzes und die Pupillen." Hier ging es besonders um die Frage der charismatischen Anorexie: Colomba lebte jahrelang, ohne zu essen. Wiewohl sie manche für eine Schwindlerin hielten, überzeugte es andere, dass ihre Zähne ganz ungebraucht wirkten.[45]

Die sel. Osanna Andreasi von Mantua (1449 – 1515) hatte ihre ersten Visionen des blutüberströmten Schmerzensmannes mit sechs Jahren. Als sich ihre Eltern, auch sie Angehörige der städtischen Oberschicht, mit den ekstatischen Zuständen ihrer Tochter konfrontiert sahen, „vermuteten sie Epilepsie oder irgend eine andere Krankheit. Als sie aber die Sache gründlicher bedachten und in ihr etwas Göttliches erkannten ... und sie genau beobachteten, dass sie sie nur mit gebeugten Knien wie eine Betende und oftmals vor dem Altar entrafft antrafen, führten sie diese Ekstase nicht [mehr] auf eine Krankheit zurück, wie zunächst, sondern auf Gott als ihren Urheber. Darob dankten sie dem höchsten Gott für ein solches Geschenk an die Sterblichen." Dass es sich bei Osannas Ekstasen nicht um Symptome einer Krankheit handeln könne, war ihrem Beichtvater daraus klar, da sie mit keiner Gewalt aus ihren Entzückungen herausgeholt werden konnte, was bei Kranken nur selten vorkomme.

Es reagierte die Umwelt der kindlichen Mystikerin also zunächst so, wie wir es auch tun würden: Man dachte anfangs an eine pathologische Ursache, nicht an eine übernatürliche. Erst der religiöse Zusammenhang (Körperhaltung, Ort) führte sie auf die „richtige" Spur. Dabei ist eine anscheinend überzeitliche Rollenverteilung zu bemerken: Der Vater behandelte das Mädchen, wie mehrfach hervorgehoben wird, mit großer Härte, griff aber auch „rational" zu verschiedenen medizinischen Behandlungsweisen und Arzneimitteln, um das, was er für eine Krankheit hielt, zum Verschwinden zu bringen und Osanna dann verheiraten zu können. Die Mutter war zwar derselben Meinung und fürchtete die Schande für ihr Haus, zeigte aber eher Mitleid. Über die anderen Leute in ihrer Umgebung sagt Osanna selbst: „Von allen wurde ich verspottet und verlacht ... sogar die Dienerschaft hasste mich ..."[46]

Später wurden medizinische Untersuchungen und Erklärungen fast selbstverständlich. Der oberste päpstliche Leibarzt Paolo Zacchia konnte 1623 in Zusammenhang mit Ekstasen und Besessenheitsphänomenen feststellen, dass die Juristen sich üblicherweise an die Ärzte als Autoritäten wandten, um der Wahrheit auf die Spur zu kommen. Die sel. Ursula Benincasa (1550 – 1618) z. B. erlebte seit ihrem zehnten Lebensjahr außer-

45 Dinzelbacher: Heilige, S. 70.

46 Ebd., S. 70 f.

gewöhnliche Verzückungszustände. Man erkannte jedoch lange nicht, dass es sich um das Wirken Gottes handelte, und vermutete eine Erkrankung, weswegen man es mit medizinischer Behandlung versuchte, aber ohne Erfolg.[47] Wenigstens seit dem 19. Jahrhundert dürfte wohl jede Charismatikerin ärztlich kontrolliert worden sein, wofür die Namen Dominica Lazzari, Zelie Bourriou, Georges Marasco, Theresa von Konnersreuth stehen dürfen.[48]

Immer wieder hört man in der Frühneuzeit und im Barock die Verdächtigung (oder die Erkenntnis), eine Mystikerin sei in Wirklichkeit geisteskrank. Maria Crocifissa Bernuzzi, die in Reggio in den Siebzigerjahren des 18. Jahrhunderts von den Kapuzinern als lebende Heilige verehrt wurde, „geheiligt schon im Leib ihrer Mutter wie Johannes der Täufer", galt anderen als Irre: „Sie treibt tausend Albernheiten und Torheiten", verkleidet sich, springt, lacht, tanzt ... Manche dieser Frauen endeten schon in jener Zeit sogar im Tollhaus.[49]

An diesen Beispielen haben wir also eine weitere Reaktionsmöglichkeit der nicht charismatisch Begabten feststellen können: die natürliche Erklärung, medizinische Untersuchung und Behandlung der auffallenden Verhaltensformen. Es ist dieses Einordnungsschema der ungewöhnlichen Phänomene eindeutig das progressivste, wenn als progressiv rückschauend das bezeichnet wird, was sich im Laufe der Geschichte durchsetzen sollte. Es findet sich seit dem ausgehenden Mittelalter die natürliche Genese paranormaler Phänomene immer häufiger an erster Stelle erwähnt; so vermerkt etwa Franceso Silvestri († 1528) hinsichtlich ekstatischer Zustände, die gelehrtesten Leute sähen hierfür drei Erklärungsmöglichkeiten:
[1.] entweder körperliche Krankheit, die bisweilen die Lebensgeister hindert, in ihre Organe einzufließen; oder [2.] Dämonentrug, der mittels fantastischer Illusionen den Geist des Menschen befängt; oder [3.] wirklich eine göttliche Macht, die unsere Seele über die menschliche Verständnisfähigkeit hinaus erhöht.[50] Silvestri war thomistischer Theologe und Ordensgeneral der Predigerbrüder.

Im Prinzip dieselbe Ansicht findet sich heute durchgehend bei den Theologen, die ja, falls rechtgläubig, Existenz und Wirken von Dämonen nicht leugnen dürfen. Noch der Verfasser zahlreicher kompetenter hagiographischer Studien und Bearbeiter des umfangreichsten englischen Heiligenlexikons, der Jesuit Herbert Thurston (1856 – 1939), reflektiert bei ähnlichen Phänomenen immer wieder, ob es sich um eine göttlich ein-

47 Ebd.
48 Vgl. Dinzelbacher: Heilige s. v.
49 Ebd., S. 71.
50 Ebd., S. 73.

gegebene und von oben gelenkte Berufung handle, oder um eigenartige, komplexe hysterische Neurosen, „die eher in den Bereich des Pathologen als des Hagiographen gehören"[51].

## Konfrontationen

Häufiger als im Mittelalter kam es in der Renaissance zu Konfrontationen zwischen Geistlichen und Medizinern. Intellektuelle der Zeit boten nämlich für religiöse Phänomene überhaupt öfter und öfter innerweltliche Erklärungsmöglichkeiten. So bezeichnete der Philosoph Pietro Pomponazzi (1462 – 1525) die Wunderkraft von Reliquien als Folge des Glaubens der Pilger; der Arzt Agrippa von Nettesheim erklärt in seinem Hauptwerk *De occulta philosophia* die Wirkung von Liebeszauber durch Suggestion und Autosuggestion (diese freilich würde durch magische Künste hervorgerufen). Paracelsus empfahl, die in ekstatischen Massenhysterien schwelgenden Wiedertäufer mit einer Musiktherapie zu behandeln,[52] wogegen sie die katholischen und reformierten Kirchen und deren weltliche Obrigkeiten mit Feuer und Schwert verfolgten. Ebenso lehnte er die Erklärung der Tanzkrankheit als dämonisch generiert ab und verwies sie durch medikamentöse Behandlung (u. a. Opium und Pfeffer) in den medizinischen Kompetenzbereich.[53] Auch die Erklärung als Autosuggestion – Theophrastus spricht von innerseelischen „unsichtbaren Päpsten" – wurde von ihm erwogen.[54]

Selbst nach dem Tode konnte in jener Epoche eine Prüfung durch Mediziner zur Feststellung der Übernatürlichkeit der Phänomene durchgeführt werden. So öffneten in Bologna 1520 Chirurgen und Ärzte vor den Augen der städtischen Obrigkeit die wunderbarerweise Milch spendende Brust der jungfräulichen Helena Duglioli. Während jedoch die Wissenschaftler das Vorgefundene als Eiter interpretierten, beharrten die anwesenden Kanoniker darauf, dass es Milch sei. Deutlich treffen in diesem Fall zwei Weltbilder aufeinander.[55]

In dieselbe Richtung wurde die Entwicklung dadurch getrieben, dass sich die Amtskirche v. a. seit dem 16. Jahrhundert aufgrund für sie negativer Erfahrungen mit Charismatikern (wie bes. Savonarola) mehr und mehr vom Modell mystischer Heiligkeit distanzierte. Der Stimulus dazu lag aber weniger in naturwissenschaftlicher Erkenntnis, sondern im Ausbau der

51 Mystics S. 133, vgl. S. 141.

52 Meier (wie Anm. 6) S. 165, 172.

53 Ebd., S. 173 ff.

54 Ebd., S. 175.

55 Dinzelbacher: Heilige S. 71.

Dämonologie, die auch die Grundlage für die Hexenverfolgungen darstellte. Viele Gläubige mit entsprechenden Symptomen wurden nun im Zuge einer rigiden „Unterscheidung der Geister" von Beichtvätern und Inquisitoren gezwungen, ihre Ekstasen, Visionen, Erscheinungen als Selbsttäuschung, Betrug oder Teufelswerk zu bekennen. Zu diesem Zweck wurde dann auch den modernen naturwissenschaftlichen Erklärungen Raum gegeben. Der oberste päpstliche Leibarzt Paolo Zacchia etwa bedauerte 1623, dass das unwissende Volk, wenn es eine Ekstase sähe, gleich an Wunder und Heiligkeit glaube und nicht zulassen wolle, dass sie mit medizinischen Mitteln geprüft würde. Er war mit manchen Kollegen der Meinung, dass Ekstasen im Allgemeinen auf Erkrankungen oder Verletzungen zurückgingen, also nicht auf außernatürliche Ursachen. Damit ordnete die gelehrte Medizin die somatische Mystik der Volksfrömmigkeit zu.[56]

Im Barock rezipierte die Amtskirche nach und nach Teile des naturwissenschaftlichen Weltbilds und versuchte es mit dem traditionellen zu kombinieren, anstatt dieses aufzugeben. Bekannt ist die sog. Physico-Theologie[57], die die Naturgesetze als Beweis der ordnenden Macht Gottes interpretierte, wozu man sogar Spezialfächer wie Hydro- oder Locusta-Theologie bildete. Erst der Darwinismus sollte diese Richtungen obsolet machen.

Papst Benedikt XIV. (1740 - 1758) sah in Zusammenhang mit seinem Werk über die Kanonisation ärztliche Untersuchungskommissionen bei außernormalen Manifestationen vor, und die seit der Aufklärung erfolgte Verschiebung der Urteilskompetenz über „natürlich" oder „übernatürlich" fast ganz von den Theologen auf die Mediziner. Diese Einstellung machte im 19. und 20. Jahrhundert so große Fortschritte, dass heute vonseiten der katholischen Kirchenleitung Mystik als Zeichen von Heiligkeit praktisch nicht mehr anerkannt wird.

Seit dem Ausgang des 19. Jahrhunderts beschäftigen sich demgemäß v. a. Nervenärzte mit Menschen, die Symptome von Erlebnismystik zeigen. Um die Jahrhundertwende lautete die übliche Diagnose bei mystisch-ekstatischen Phänomenen auf Hysterie. Der stigmatisierten Visionärin Therese von Konnersreuth z. B. bescheinigten 1918 nicht weniger als vier Ärzte „schwerste Hysterie mit Blindheit und teilweiser Lähmung".[58] Seitdem der Begriff Hysterie bzw. Hysteroepilepsie unmodern geworden ist, dominieren Suggestion und Autosuggestion, seltener parapsychologische Erklärungsmodelle.

---

56 Ebd., S. 71 f., 87 f., S. 116.

57 Lexikon f. Theologie u. Kirche 8, 1999, Sp. 276.

58 Dinzelbacher: Heilige S. 124.

Da einen zentralen Bereich der christlichen Mystik die Brautmystik darstellt („Unio mystica" der Seele mit Jesus), liegen hierfür sexualpsychologische Deutungen nahe, die mehrfach von der gewählten Sprache, in der die Erlebnisse berichtet werden – etwa bei Mechthild von Magdeburg, Hadewijch, Margareta Ebnerin, Friedrich Sunder u. a. – gestützt wird.[59]

## Analogie Besessenheit

Niemand kann übersehen, dass wenigstens auf drei weiteren Gebieten in derselben Epoche vom 14. bis ins 17. Jahrhundert strukturell ganz ähnliche Debatten geführt wurden, nämlich auf den Gebieten der Interpretation des Hexenwesens, der Erklärung der Besessenheit und der Schuldfähigkeit der Tierwelt.[60] Dies kann nur in aller Kürze angedeutet werden.

Das Gegenteil der Einungsmystik, des Enthusiasmos, ist die Besessenheit. Im ersten Fall verschmilzt der Mensch mit Gott, im anderen fährt ein böser Geist in ihn ein. Es war ein langsamer Prozess, der zur Unterscheidung zwischen solchen Phänomenen führte, die auf dämonische Besessenheit oder Einflüsterung zurückgehen sollten, und jenen, die als Folgen innerweltlicher, natürlicher Erkrankung betrachtet wurden, ein Prozess, der in der katholischen Kirche noch immer nicht abgeschlossen ist, wie manche Sensationsmeldung über Exorzismen noch im 20. Jahrhundert bezeugt, ebenso wie die immer noch bestehende Existenz des Amtes des Exorzisten. Dass böse Geister von Menschen Besitz ergreifen, war in der Bibel sehr oft zu lesen; eine der hauptsächlichen Aktivitäten Jesu war es, sie kraft seines Charismas zu vertreiben, also zu exorzieren.[61] Angeblich war es der genannte Wilhelm von Auvergne, der zum ersten Mal die Kompetenzen von Ärzten und Exorzisten in seinem Werk *De universo* (2, 3, 13) absteckte. Auch spätmittelalterliche Theologen behandelten dieses Problem, so der zutiefst dämonengläubige und einflussreiche Johannes Nider u. a. im fünften Buch seines Sammelwerkes *Formicarius*(1437/38). Als Möglichkeit ist auch ihm die biologische „natürliche" Geisteskrankheit durchaus geläufig, wiewohl er in praxi allenthalben das Wirken der bösen Feinde annimmt.[62]

---

59 Dinzelbacher: Körper S. 111-146.

60 Da ich dieses Thema kürzlich ausführlich behandelt habe, gehe ich hier nicht weiter darauf ein: Dinzelbacher, Peter: Das fremde Mittelalter. Gottesurteil und Tierprozeß, Essen 2006.

61 Ferber, S.: Exorcism: Golden: Encyclopedy II, S. 338-340.

62 Tschacher, Werner: Der Formicarius des Johannes Nider von 1437/38. Studien zu den Anfängen der europäischen Hexenverfolgung im Spätmittelalter. Aachen 2000, S. 236, S. 350, S. 437 u. ö.

Die Heiligenleben sind voll von Schilderungen gelungener Exorzismen,[63] ein berühmter Fall ist die viele Seiten ihrer Vita umfassende Exorzierung einer adeligen Besessenen im Jahre 1169 durch Hildegard von Bingen. Nachdem Sigewize acht Jahre hindurch erfolglos zu verschiedenen Heiligen geführt worden war, verriet der Dämon, dass nur Hildegard ihn vertreiben könne. Diese schrieb dazu ein ungewöhnlich kompliziertes Ritual vor: Sieben Priester sollten, nachdem sie gefastet und sich gegeißelt hatten, nach Gebet und Messfeier als Verkörperungen der sieben Gaben des Heiligen Geistes die Leidende mit Ruten umstellen. Unter verschiedenen Exorzismusformeln sollte die Besessene wiederholt auf Kopf, Rücken, Brust, Nabel, Nieren, Knie und Füße geschlagen werden. Das Ritual wurde vollzogen, half aber nur für einen Augenblick. Erst als die Kranke zu Hildegard ins Kloster pilgerte und von dieser persönlich beschworen wurde, fuhr der böse Geist durch ihre Schamteile aus.[64]

Mit der Reformation kam es allerdings zu heftigen Auseinandersetzungen zwischen den Theologen beider Konfessionen, nicht um die Möglichkeit, dass Dämonen in Menschen einfahren könnten, die war ja durch die Heilige Schrift unverrückbar vorgegeben, sondern um die Mittel, dagegen vorzugehen. Namentlich die katholischerseits so reich angewandten Sakramentalien wie Weihwasser oder geweihtes Salz wurden von den Reformierten abgelehnt und verspottet. Den üblichen katholischen (mittelalterlichen und neuzeitlichen) Ritus schildert etwa der Arzt Johannes Weyer (Wier, 1516 – 1588), wenn er schreibt, es müsse „der besessen Mensch auff den Knien liegen, ein gesegnete Wachskertzen in den Händen halten, mit Weihwasser besprützet unnd mit einer Stolen angethan werden."[65] Nicht nur Martin Luther selbst, sondern auch der Genannte, Verfasser des erfolgreichen Werks *De praestigiis daemonum* und „the founder of modern psychiatry",[66] waren von der Möglichkeit des Phänomens überzeugt. Beide empfahlen aber zunächst statt priesterlichen Handelns, jedenfalls bei Frauen, einmal durch tüchtige Prügel zu erproben, ob es sich nicht nur um Einbildungen handle.[67] Weyer entlarvte übrigens einmal selbst eine falsche Anorektikerin.[68]

---

63 Caciola, Nancy: Discerning Spirits. Diss. Michigan 1994, S. 269 ff.

64 Vita Hildegardis 3, 20-22; vgl. Radimersky, G. W.: Magic in the Works of Hildegard von Bingen (1098 – 1179). In: Monatshefte für deutschen Unterricht, deutsche Sprache, deutsche Literatur 49 (1957), S. 353-359; Schipperges, Heinrich: Heiligung einer Geisteskranken im hohen Mittelalter. In: Zs. f. klinische Psychologie 33 (1985), S. 58-64.

65 De praestigiis 5, 23, zit. Stenzig: Schule, S. 135.

66 Zilboorg: Man, S. 109 ff.

67 Stenzig: Schule, S. 129 f.

68 Zilboorg: Man, S. 126.

Katholischerseits verteidigten dagegen u.a. der Jurist Jean Bodin oder der fromme Arzt Battista Condronchi (1547 – 1628) das Vorgehen ihrer Geistlichen. Letzterer betonte, die Dämonen würden nur heucheln, von den Medikamenten beeinflusst zu werden, um die „Philosophen" bzw. Ärzte, „qui omnia de causis naturalibus fieri putant" (die meinen, alles geschähe durch natürliche Ursachen), irrezuführen; in Wirklichkeit machten sie sich über die Mediziner lustig.[69]

Es braucht nicht betont zu werden, dass auch in diesem Bereich des Kontaktes mit der spirituellen Über- oder besser Unterwelt genau darauf geachtet wurde, die Monopolisierung durch die Geistlichkeit nicht anzutasten, so lange irgend möglich. Besonders der Fall der Rosina Blökhl-Huber, eine Tischlersgattin aus Schrobenhausen in Bayern, macht das deutlich: Nachdem sie in der Mitte des 16. Jahrhunderts erfolgreich Poltergeister aus verschiedenen Häusern ausgetrieben hatte, wurde sie 1641 im Münchener Falkenturm eingesperrt und dort knapp vier Monate der scharfen Tortur unterzogen – im Beisein von Ordensgeistlichen. Dieser Versuch, eine parapsychisch begabte Frau zur Hexe zu deklarieren, scheiterte jedoch an ihrer Standhaftigkeit. Nach der Freilassung erhielt sie sogar die Erlaubnis, weiterhin auf ihre Weise armen Seelen zu helfen, jedoch nur unter Aufsicht der geistlichen Obrigkeit. Ihre andauernden Erfolge führten so weit, dass sie auch vom bayerischen Adel immer wieder herangezogen wurde, wenn die ordenseigenen Exorzisten sich nicht in der Lage zeigten, ein Gebäude von der umgehenden Seele zu befreien. Nicht einmal der Fürst-Bischof von Freising verabscheute ihre Hilfe.[70]

Faktisch beharrten viele Theologen beider Konfessionen darauf, dass eine Geisteskrankheit auf nichts anderes als auf ein Wirken des Teufels zurückzuführen sei, womit sie das religiöse Modell perpetuieren konnten, wenngleich auf einer nicht so unmittelbaren Stufe. Es genüge, nur an Luther zu erinnern, der 1528 seinem Freunde Link schrieb: „Die in der Theologie unkundigen Ärzte wissen freilich nicht, wie groß die Macht und Gewalt des Teufels ist", und er führt drei Gründe an, dass Wahnsinnige als von bösen Geistern Besessene zu beurteilen seien: die Heilige Schrift (Lk 13, 16; Apg 10, 38), die Erfahrung, auch andere Krankheiten würden vom Teufel verursacht, und die Macht, die er über die Hexen ausübe.[71] Luthers Kritik an den Medizinern lässt die Konfrontation zweier Weltbilder erahnen, von denen das eine mehr und mehr Erfolg, das andere immer weniger Glaubwürdigkeit bekommen sollte.

---

69 Stenzig: Schule, S. 140 f.

70 Lederer: Madness, S. 224 ff.

71 Grisar, Hartmann: Luther, Freiburg 1911/12, III, S. 235.

Ab ca. 1600 wird man von einer noch deutlicher werdenden Konkurrenz[72] zwischen religiös und naturwissenschaftlich fundierter Diagnostik und Therapie sprechen können. Im Frankreich des beginnenden ,Zeitalters der Vernunft' waren es v. a. die aufsehenerregenden Fälle von Besessenheit der Ursulinen in Loudun (1632/34), die Geistliche und Mediziner im Konflikt zeigten, „possessionistes" die einen, „antipossessionistes" die anderen.[73] Der zweifelhafte und spektakuläre Prozess gegen den „Hexenmeister" Grandier sollte zum Rückgang der Verfolgungen in diesem Land beitragen.[74]

Eine Gruppe von Ärzten schied das Erklärungsmodell der außermenschlichen Verursachung aus. Levinus Lemnius (1505 – 1568) z. B. leugnet dämonische Verursachung u. a. des Redens in fremden Sprachen,[75] Nicolas Lepois schaltete alle dämonologischen Erklärungen für Geisteskrankheiten aus.[76] Viele andere zeigten große Unsicherheit, schwankten in ihren Ansichten. Der Chirurg Ambroise Paré († 1590) erzählt die Geschichte eines diagnostizierten Epileptikers, bei dem alle ärztlichen Heilversuche fehlschlugen. Erst drei Monate später, als der Patient fließend griechisch und lateinisch zu sprechen begann, erkannte der Arzt, dass es sich in Wirklichkeit um einen Fall von Besessenheit handelte.[77] Der Züricher Stadtarzt und Medizinprofessor Felix Platter (1536 – 1614) lebte eine Zeit lang mit den Irren in einem Gefängnis zusammen und gewann dabei die Überzeugung, dass der Teufel viele (heute als Psychopathologien) beurteilte Zustände verursache,[78] trotzdem schlug er Physiotherapien und Schlafmittel zur Behandlung vor.[79] Er erklärte den Sabbattanz als Traumfantasie; diese gilt ihm aber als von bösen Geistern verursacht, womit ein progressives mit einem traditionellen Erklärungsmodell verschmolzen wird.

Noch zu Beginn des 20. Jahrhunderts wurden im Kreise einiger spiritistisch eingestellter britischer Mediziner Spekulationen publiziert, die neurologische Erkenntnisse mit der traditionellen Dämonenlehre zu verbinden suchten, indem sie spezielle Körperteile als Angriffspunkte der Zwischenwesen erweisen wollten, oder sogar von Dämonen gelenkte

72 Simplicio: Medicine Sp. 745.
73 Postel: Psichiatre S. 81 f.
74 Rapley, Loudun nuns: Golden: Encyclopedy III, S. 669-672.
75 Zilboorg: Man S. 96 f.
76 Ebd., S. 100 f.
77 Ebd. ,S. 83 ff.
78 Ebd., S. 90.
79 Gerabek: Enzyklopädie Sp. 1169 f.

Bakterien vermuteten.[80] Diskussionen zwischen Vertretern des naturwissenschaftlichen und des religiösen Weltbildes gab es und gibt es bis in die Gegenwart,[81] man denke nur an die umstrittene Therese von Konnersreuth († 1962): Fallen ihre Inedie, ihre Visionen und ihre Stigmen in die Deutungshoheit der Theologen oder der Neurologen?

Es ist also nicht so, wie diese knappen Beispiele wohl erkennen lassen, dass sich die Linie weltimmanenter Erklärungsversuche erst mit der Aufklärung entwickelt hätte – sie läuft vielmehr als eine, wenn auch zurückgedrängte, Alternative seit der Antike durch. Renaissance und Humanismus bilden keine abrupten Neuansätze, sondern vielmehr scheint sich eine langsame Verschiebung der Gewichtungen innerhalb eines beide Deutungsmöglichkeiten umfassenden Repertoriums abzuzeichnen: Die religiösen Erklärungen werden seltener, die profanen häufiger.

## Analogie Hexerei

Die hier angeschnittene Frage nach der sukzessiven Verlagerung der Interpretation mystischer Erscheinungen in die Zuständigkeit der Medizin ist nicht nur für den Bereich des Charismatikertums oder die Geschichte der Besessenheitsdeutung von Interesse. Derselbe Vorgang, ein aufklärerischer Prozess, spielte sich signifikanterweise etwa gleichzeitig auch in der Geschichte der Erklärungsversuche des Hexenwesens ab, die immer seltener auf dämonische Einwirkung zurückgeführt wurden, sondern auf innerweltliche, natürliche Erkrankungen. Waren diese Frauen und Männer (ein Drittel aller Angeklagten insgesamt waren Männer – eine Tatsache, die geradezu stereotyp verschwiegen wird)[82] TeufelsdienerInnen oder Kranke? Es braucht nicht ausgeführt zu werden, dass die erstgenannte Erklärung zwischen etwa 1400 und 1700 die in allen Kreisen fast gänzlich dominierende war und den Hintergrund für die Verfolgungen bildete.

Weniger bekannt ist aber das auch hier parallel zum religiösen existierende profane Erklärungsmodell: Der bedeutendste deutsche Mystiker und Philosoph des 15. Jahrhunderts, Nikolaus Cusanus, war der Ansicht, dass Frauen, die sich zur Praktik der Hexerei bekannten, verrückt seien. Sein Zeitgenosse Antonio Guaineri, ein Arzt aus Pavia, erklärte in einem medizinischen Traktat die Erlebnisse mit Inkuben zu Illusionen, die von körperlichen Erkrankungen hervorgerufen würden.[83]

---

80 Hayward, Rhodri: Dämonenlehre, Neurologie und Medizin in Großbritannien um 1900. In: Freytag, Nils, Sawicki, Diethard (Hg.): Wunderwelten. München 2006, S. 163-180.

81 Thurston: Begleiterscheinungen S. 492 s. v.

82 Schulte, Rolf: Hexenmeister. Frankfurt 2000.

83 Dinzelbacher: Heilige S. 66 f.

> Nel Tractatus de egritudinibus capitis, nel XIV trattato, Guaineri considera l'epilessia alla maniera di Ippocrate, riconducendo questa affezione a un disordine degli umori: secondo lui, l'attribuzione ai demoni da parte del volgo della malattia detta „sacra" deriva dall'ignoranza; la divinazione degli epilettici non è un'operazione infernale, non più di quanto lo siano le apparizioni dei succubi e degli zombies (zobiales) che si spiegano bene con l'oppilazione dei condotti animali. Gargarismi e salassi bastano per venirne a capo![84]

Vielfach blieb aber ungeachtet solcher Stimmen die Verknüpfung mit dem Über- und Unterweltlichen bestehen. So kannte z. B. Gerson (1363 - 1429), Kanzler der Universität Paris, ein einflussreicher Theologe mit besonderem Interesse für die Mystik und die Unterscheidung der Geister, eine Frau in Arras, die lange fastete – wie alle Mystikerinnen – dann aber Fressorgien veranstaltete – wie angeblich die Hexen. Er warnte sie, dass dies zum Wahnsinn führen könne, sah aber gleichzeitig darin die Fallstricke des Dämons. Andererseits konnte er sich aber auch vorstellen, dass Gehirnkrankheiten und soziale Umstände (Erziehung) mit solchen Dingen zu tun hätten. Derselbe Autor erwähnt auch eine um 1424 im Savoyischen lebende Mystikerin „von wunderbarer Enthaltsamkeit und ganz ungewöhnlicher Lebensart", die jedoch unter der Folter gestand, in Wirklichkeit nur aus Habgier Visionen und die Gabe der Herzensschau vorgegeben zu haben. Es könnte sich um eine Fallsüchtige gehandelt haben. Doch prävalierte eher der Eindruck, sie sei eine Teufelsdienerin, da sie behauptete, eine von fünf gottgesandten Frauen zu sein, die täglich drei Seelen aus der Hölle(!) erlöse. Immerhin erwog man eine Krankheit, ehe das Urteil gefällt wurde.[85]

Namentlich im Humanismus wurde über natürliche Erklärungen des Komplexes Hexerei diskutiert. Der spanische Inquisitor Alonso de Salazar Friás (1564 – 1636) z. B., eine mit Spee vergleichbare Persönlichkeit, untersuchte wissenschaftlich, mit Lokalaugenschein und Vergleich der Aussagen, die Realität der Sabbat-Berichte und schloss, es handele sich um bloße Traumerlebnisse, wie er auch die Wirksamkeit der Hexensalben aufgrund von Tierversuchen und Gutachten von Apothekern bestritt.[86] Der zu seiner Zeit berühmte Humanist Pedro de Valencia reflektierte 1611 über den Anteil, den Melancholie und Geisteskrankheiten an den Gesichten der Hexen haben mochten, und empfahl, sie mit der Peitsche zu kurieren. Das Gleiche liest man bereits bei Johannes Weyer, einem der Vorkämpfer gegen den Hexenglauben, als Mittel gegen angebliche Besessenheit. Hexen, die von der Teufelsbuhlschaft berichten, hält er für geis-

84 Marie-Luce Demonet: Ignoranti che compongono versi: a proposito della poesia spontanea: Studi di Estetica III serie 52/2, 1997: http://www3.unibo.it/estetica/files/sommari/1997_16/demonet.htm#_ednref13.

85 Dinzelbacher: Heilige S. 67, S. 115.

86 Golden: Encyclopedy IV, S. 994 ff.

tesgestört, bei den Ausfahrten zum Sabbat seien mehr die halluzinogene Tollkirsche und das Bilsenkraut beteiligt, als der Teufel.[87]

Felix Plat(t)er, der berühmte schweizerische Medizinprofessor (1536 – 1614), spricht vom „daemoniacus sopor sagarum“, dem Dämonen-Schlaf der Hexen, in dem sie sich einbildeten, zum Sabbattanz auszuziehen. Das Ereignis wird also in den Bereich der Traumfantasie verlegt, diese gilt jedoch von den bösen Geistern verursacht, womit ein progressives mit einem traditionellen Erklärungsmodell verschmolzen erscheint. Auch andere namhafte Mediziner der Frühneuzeit verteidigten die Möglichkeit dämonologischer Krankheitsursachen,[88] im 16. und 17. Jahrhundert findet sich nicht wenige ärztliche Fachliteratur, wo klar gesagt wird, viele Krankheiten seien das Metier der „medici corporali“, aber bestimmte würden in den Zuständigkeitsbereich der „medici spirituali“, also der Geistlichen, fallen. Die Therapiemittel letzterer reichten von der Eucharistie über die Beichte bis hin zu Reliquien und Exorzismen.[89] Die stärkere Präsenz des Ärztestandes in der frühen Neuzeit konnte übrigens gelegentlich auch dazu führen, dass die Männer der Wissenschaft mehr oder weniger harmlose Heilerinnen als unliebsame Konkurrenz empfanden und sie durch eine Anklage auf Hexerei sich vom Halse zu schaffen suchten.

## Mystik und Krankheit

Zweifelsfrei geht aus den Biographien der katholischen MystikerInnen vom Hochmittelalter bis zur Gegenwart hervor, dass die allermeisten von ihnen unter verschiedenen Krankheiten litten, die vielfach aufgrund ihrer Askesepraktiken selbst verursacht waren. Nur selten jedoch sind die mystischen Phänomene als Symptome ebendieser Krankheiten zu erklären; sie wirken eher bloß disponierend (vor der gleichen Frage steht auch die moderne wissenschaftliche Psi-Forschung[90]). Sicher lassen sich gegenwärtig zahlreiche Zustände, die in ihrer Zeit als von über- oder unterweltlichen Mächten hervorgerufen galten, als pathologisch erweisen. Katharina von Genua etwa stürzte öfters „wie tot zu Boden; sie konnte, schien ihr, kaum atmen ... Sie blieb stumm und wie ohne Puls, konnte nichts essen, das Herz klopfte ihr mit solcher Beklemmung, dass es ihr aus dem Körper entweichen zu wollen schien.“[91] Die Augen hielt sie dabei ob der inneren

87 Dinzelbacher: Heilige S. 241.

88 Simplicio: Medicine S. 744.

89 Lederer: Madness S. 6 f., S. 11.

90 Vgl. grundlegend E. Cardena u.a. (Hg.): Varieties of Anomalous Experience. Washington 3. Aufl. 2004.

91 Bonzi: Edizione II, S. 266 ff.

Gewalt geschlossen, und wenn sie sie je öffnete, sah sie so gut wie nichts mehr ... Was ihre Vita hier als Folge der göttlichen Liebespfeile in Katharinas Herzen und Gnade des Leidens deutet, würde heute wohl ziemlich sicher als Herz-Kreislauf-Erkrankung angesehen.

Die häufigste Erscheinung im Bereich der Erlebnismystik sind Ekstasen und Visionen. Sie können unterschiedlicher Genese sein, u. a. provoziert durch permanente Meditation bei strengem Fasten, durch Selbstverwundung, aber auch durch von Halluzinationen begleitete Krisen und schließlich letaler Krankheiten. Man wird dieses Phänomen häufig doch nicht in jedem Fall als Krankheitssymptom qualifizieren dürfen, es sei denn, man sähe Halluzinationen prinzipiell als pathologisch an, auch wo sie gewollt durch Meditationstechniken oder Drogengebrauch zustande kommen.

Bei Mystikerinnen besonders oft zu konstatieren ist Anorexie, an der u. a. Katharina von Siena, Nikolaus von Flüe, Liedwy von Schiedam, Elisabeth von Reutte, Katharina von Genua, Domenika vom Paradies, Therese Neumann von Konnersreuth u. v. a. litten. Auffallend scheint, dass die mystische Inedie oft erst nach einem Unfall o. Ä. auftritt. Heute wird gern eine Linie zum ‚Twiggy-Symptom', zur Anorexia nervosa, gezogen.[92]

Auffälligstes und exklusiv christliches Zeichen praktischer Mystik ist seit Franz von Assisi die Stigmatisation.[93] Über 400 „Träger der Wundmale Christi" sind z. Z. bekannt, viele davon MystikerInnen und in der katholischen Kirche als Heilige verehrt (u. a. die Kirchenlehrerinnen Katharina von Siena und Theresa von Avila). Die CharismatikerInnen fügen sich selbst die Wundmale bei (z.B. die sel. Lukardis von Oberweimar) oder rufen sie autosuggestiv durch entsprechende Meditationen (z.B. Katharina von Ricci) hervor. Das „Wunder" der Stigmatisation ist jedoch durch Hypnose auch bei nichtchristlichen Medien erzeugbar. Da die Stigmen i. d. R. mit heftigen Schmerzen und Blutverlust verbunden sind, werden hier die geringsten Bedenken bestehen, von einer „krankhaften Mystik" zu sprechen.

Es dürfte klar geworden sein, dass im späten Mittelalter und in der Frühneuzeit die Spannungen, die zwischen naturwissenschaftlicher und theologischer Sicht auf die mystischen Phänomene bestanden und bestehen mussten, sich zwar vermehrten, aber üblicherweise letztere siegte oder ein Kompromiss gefunden wurde. Der Paradigmenwechsel dürfte erst im 18. Jahrhundert erfolgt sein. Damals kippte das Verhältnis der Akzeptanzen, ohne dass die nunmehr dem Mainstream nicht mehr entsprechende religiöse Erklärungsweise völlig verschwunden wäre.

---

92 Dinzelbacher: Mentalität S. 226-250; Vandereycken: Wundermädchen.

93 Dinzelbacher: Körper S. 51-77.

## Literaturverzeichnis

Andrae, Tor: Mystikens Psykologi. Besätthet och inspiration. Stockholm 1926.

Bell, Rudolph: Holy Anorexia. Chicago 1986.

Bonzi da Genova, U. ed.: Edizione critica dei manoscritti cateriniani. Torino 1961/ 62.[94]

Boutroux, Émile: La psychologie du mysticisme. Paris 1902.

Craveri, Marco: Sante e streghe. Milano 1980.

Dinzelbacher, Peter: Mittelalterliche Frauenmystik. Paderborn 1993.

Dinzelbacher, Peter: Christlich Mystik im Abendland. Paderborn 1994.

Dinzelbacher, Peter: Heilige oder Hexen? Schicksale auffälliger Frauen in Mittelalter und Frühneuzeit. Zürich 1995 u. ö.

Dinzelbacher, Peter: Körper und Frömmigkeit in der mittelalterlichen Mentalitätsgeschichte. Paderborn 2007.

Dinzelbacher, Peter: Mystik und Krankheit: Gerabek u. a. Sp. 1020-1022.

Ellliott, Dyan: Proving Woman. Female Spirituality and Inquisitional Culture in the Later Middle Ages. Princeton 2004.

Esser, Th., Die Pest - Strafe Gottes oder Naturphänomen? In: Zs. f. Kirchengeschichte 108 (1997), S. 32-57.

Finucane, Ronald: Miracles and Pilgrims. Popular Beliefs in Medieval England. London 1977.

Frenken, Ralph: Kindheit und Mystik im Mittelalter. Frankfurt 2002.

Frenken, Ralph: Kindheit und Autobiographie vom 14. bis 17. Jahrhundert. Kiel 1999.

Gerabek, Walter u.a. edd.: Enzyklopädie Medizingeschichte. Berlin 2005.

Golden, Richard ed.: Encyclopedia of Witchcraft – the Western Tradition. Santa Barbara 2006.

Gordini, G., Caterina da Genova: Biblioteca Sanctorum 3. Roma 1962, Sp. 984-989.

Grabert, Herbert: Die ekstatischen Erlebnisse der Mystiker und Psychopathen, Stuttgart 1929.

Heiss, Gernot: Konfessionelle Propaganda und kirchliche Magie – Berichte der Jesuiten über den Teufel aus der Zeit der Gegenreformation in den mitteleuropäischen Ländern der Habsburger. In: Römische historische Mitteilungen 32/33 (1990 - 1991), S. 103-152.

94 Aufgrund der Quellenpublikationen sind diese Bände das Hauptwerk zu Katharina von Genua; Bonzis eigene Kommentare und Reflexionen dazu sind allerdings von einer auch schon in seiner Zeit extrem traditionalistischen und ahistorischen Theologie geprägt, wobei er die mittelalterlichen Erklärungen für Katharinas Zustände eins zu eins wiederholt.

Kirchhoff, Dr.: Beziehungen des Dämonen- und Hexenwesens zur deutschen Irrenpflege: Allgemeine Zs. f. Psychiatrie 55 (1888), S. 329-398.

Larcher, H.: Medizinische und psychologische Aspekte der Mystik: Resch, A. (Hg.), Mystik. Innsbruck 1995, S. 281-352.

Lederer, David: Madness, Religion and the State in Early Modern Europe. Cambridge 2006.

Leibbrand, W., Wettley, A.: Der Wahnsinn. Geschichte der abendländischen Psychopathologie (Neudruck). Erfstadt 2005.

Leuba, James H.: Die Psychologie der religiösen Mystik. München 1927.

Lhermitte, Jean: Echte und falsche Mystiker. Luzern 1953.

McNamara, W.: Christian Mysticism. A Psychopathology, Chicago 1981.[95]

Mörchen, F.: Die Psychologie der Heiligkeit. In: Zs. f. Religionspsychologie 1 (1908), S. 393-436.

Mysticism (Scripta Instituti donneriani Aboensis V). Stockholm 1970.

Oraison, Marc: Le point de vue du médecin psychiatre clinicien sur les apparitions. In: Nouvelles, Institut Catholique de Paris 1 Fév. 1977, S. 94-108.

Postel, J.: Le psychiatre devant les "Visions" des Mystiques: Nouvelles, Institut Catholique de Paris 1 Fév. 1977, S. 73-93.

Rogo, D. S.: Miracles. New York 1982.

Simplicio, O. di: Medicine and Medical Theory. In: Golden III, Sp. 742-747.

Skemer, Don: Binding Words. Textual Amulets in the Middle Ages. University Park 2006.

Stenzig, Philipp: Die Schule des Teufels. Der Exorzismus in den Glaubenskämpfen der Reformationszeit. Frankfurt 2006.

Thurston, Herbert: Die körperlichen Begleiterscheinungen der Mystik. Luzern 1956.

Thurston, Herbert: Surprising Mystics. London 1955.

Vandereycken, Walter u. a.: Wundermädchen, Hungerkünstler, Magersucht. Weinheim 2003.

Zilboorg, Gregory: The Medical Man and the Witch During the Renaissance. Baltimore 1935.

95 Mir nicht zugänglich.

# Paracelsus zwischen Spiritualität und Wissenschaft

*Bernhard Dietrich Haage*

Das Gesamtwerk des Paracelsus (1493 – 1541) zerfällt bekanntlich in naturwissenschaftlich/medizinische und theologisch/religions-philosophische Schriften.[1] Es wäre jedoch kontraproduktiv für ein adäquates Verständnis paracelsischer Gedankenwelt, wollte man bei ihm diese Bereiche voneinander absetzen. Der Marienverehrer, urchristliche Sozialethiker und Religionsphilosoph[2] Paracelsus, der die „Mauerkirche"[3] ablehnt, ist nicht zu trennen vom Arzt, der die Nächstenliebe[4] ernst nimmt. Im „Spitalbuch"[5] beispielsweise spricht er von diesem Konnex im ärztlichen Ethos:

> der höchste grund der arznei ist die liebe ... dan die liebe ist die, die kunst lernet, und außerhalb derselben wird kein arzet geborn.

Aus Gottes- und Nächstenliebe erwächst demnach die medizinische Wissenschaft des Paracelsus. Wenn wir also Paracelsus nach seiner Spiritualität und nach seiner Wissenschaftlichkeit befragen, dann fokussieren wir

---

1 Zitiert wird, wenn nicht anders angegeben, nach: Theophrast von Hohenheim, genannt Paracelsus. 1. Abteilung medizinische, naturwissenschaftliche und philosophische Schriften, herausgegeben von Sudhoff, Karl, 14 Bände, München, Berlin 1922 – 1933, Registerband von Müller, Martin; redigiert von Blaser, Robert, Einsiedeln 1960 (Nova Acta Paracelsica, Suppl. 1960), 2. Abteilung – theologische und religionsphilosophische Schriften, 1. Band, herausgegeben von Matthießen, Wilhelm, München 1923, 2. Abteilung – theologische und religionsphilosophische Schriften, herausgegeben von Goldammer, Kurt, Wiesbaden 1955 fortfolgend. Bislang sind aus der 2. Abteilung 7 von 14 geplanten Bänden erschienen (vergleiche Benzenhöfer, Udo, Paracelsus: Gerabek, Werner u. a. edd., Enzyklopädie Medizingeschichte, Berlin 2005, S. 1101-1105, besonders S. 1104).

2 Vgl. Paracelsus, Vom Licht der Natur und des Geistes, Eine Auswahl, in Verbindung mit Weimann, Karl-Heinz mit einer Einführung hg. v. Kurt Goldammer. Stuttgart 1970, S. 119-194.

3 Vgl. Nutton, Vivian: Der Luther der Medizin: ein paracelsisches Paradoxon: Zimmermann, Volker (Hg.), Paracelsus, Das Werk – die Rezeption, Beiträge des Symposions zum 500. Geburtstag von Theophrastus Bombastus von Hohenheim, genannt Paracelsus (1493 – 541), an der Universität Basel am 3. und 4. Dezember 1993, Stuttgart 1995, S. 105-112.

4 Vgl. Haage, Bernhard Dietrich: Alchemie im Mittelalter. Düsseldorf, Zürich 2000 (2. Auflage), S. 184; Fellmeth, Ulrich/Kotheder, Andreas (Hg.): Paracelsus, Theophrast von Hohenheim, Naturforscher, Arzt, Theologe. Stuttgart 1993, S. 55-62 (Hartmut Rudolph).

5 Vgl. Anm. 1: 1. Abteilung, VII, S. 369.

aus heutiger Sicht lediglich kurz auf beide Bereiche, ohne das ganzheitliche Bild seines Denkens anzutasten.

Was aber ist unter „Spiritualität" zu verstehen, und was unter "Wissenschaft"? Wenden wir uns zunächst der Spiritualität zu. Mittellateinisch „spiritualis" oder „spiritalis" bedeutet „geistig, der Materie entgegengesetzt"[6], und entsprechend fand ich im Duden – Fremdwörterbuch – und erstaunlicherweise nur dort – zu „Spiritualität" die Bedeutung „Geistigkeit" im Gegensatz zu „Materialität", was jeder Lateiner nicht anders erwartet.[7] Für die vorliegende Untersuchung grenze ich die Bedeutung „Geistigkeit" auf das Numinose ein, auf alles, was die menschliche Vernunft mit ihrer Logik übersteigt. Dazu gehört der gesamte religiöse Bereich, aber auch neuplatonische naturphilosophische Vorstellungen von der Beseelung der Natur durch Emanationen aus Gott, also Dämonen, Engel etc.[8] Über Nymphen und andere Naturgeister schrieb der Hohenheimer bekanntlich.[9] Für Paracelsus ist die Existenz dieser Elementargeister Realität, was ihn ganz in der Tradition des Dämonenglaubens der scholastischen Theologie zeigt – man lese nur in der „Summa theologiae" des Thomas von Aquin nach.[10] Auch direkt praktische Anwendung der Magie für Heilzwecke – zu verstehen aus seiner neuplatonischen Vorstellung von der Beseelung der Natur – kommt bei Paracelsus vor, beispielsweise im ersten Buch der „Großen Wundarznei", wo er die Heilung der Wunden einem angeblichen „angeborenen balsam" überlassen will und zur Unterstützung Besprechung (incantatio) und Gamaheu – also Talismanik[11] – empfiehlt. Kein Wunder, dass ihm von daher der Odor der Zauberei, gar der schwarzen Magie nachwehte.[12] Genau dasselbe passierte Wolfram von Eschenbach zu Beginn des 13. Jahrhunderts. Obgleich er im „Parzival" über den Zauberer Clinschor lacht,[13] verdächtigt ihn Gottfried

6 Vgl. zum Beispiel Habel, Edwin/Gröbel, Friedrich (Hg.): Mittellateinisches Glossar. Paderborn 1989, S. 376.

7 Duden – Fremdwörterbuch, Mannheim 1990 (5. Auflage), S. 736.

8 Kurz bei Friedlein, Curt: Geschichte der Philosophie. Berlin 1980 (13. Auflage), S. 69-70.

9 Vgl. Anmerkung 1: 1. Abteilung, XIV, 115-151; Zimmermann, Volker, Paracelsus in der Dichtung (wie Anmerkung 3), S. 147-160, besonders S. 147-149.

10 Vgl. Eis, Gerhard: Hohenheims Priamel von den Elementargeistern: Derselbe, Vor und nach Paracelsus. Untersuchungen über Hohenheims Traditionsverbundenheit und Nachrichten über seine Anhänger, Stuttgart 1965, S. 47; vgl. Thomas von Aquin, Summa theologiae, I, S. 109 und S. 114.

11 Vgl. Biedermann, Hans: Handlexikon der magischen Künste von der Spätantike bis zum 19. Jahrhundert, 3. verbesserte und wesentlich vermehrte Auflage, Band 1. Graz 1986, S. 174-176.

12 Vgl. Benzenhöfer, Udo (wie Anm. 1), S. 1103.

13 Vgl. Haage, Bernhard: Studien zur Heilkunde im „Parzival" Wolframs von Eschenbach. Göppingen 1992, S. 169-180, besonders S. 175.

von Straßburg, magisches Wissen aus den „swarzen buochen" zu ziehen[14], und wie bei Paracelsus steht bei Wolfram von Eschenbach – wiederum im „Parzival" – der Wundsegen ganz selbstverständlich neben wissenschaftlich hochkarätiger Chirurgie.[15] Ein Gegensatz wird von beiden nicht einmal wahrgenommen. Dasselbe Bild eröffnet sich in mittelalterlichen Arzneibüchern, besonders wenn sie betont Heilkunde aus der sogenannten „Klostermedizin" à la Hildegard von Bingen enthalten.[16] Wenn es also um Theurgie, das ist positive, weiße Magie oder um „magia naturalis" ging, – weitgehend von der Kirche abgesegnet oder geduldet[17] – dann war das Geflecht aus Numinosem und Wissenschaft gang und gäbe, und Paracelsus zeigt sich mental ganz in diese Tradition eingebunden.

Es wäre demnach verwunderlich, wenn die Einbettung der Wissenschaft in numinose Zusammenhänge sich nicht auch in den großen Entwürfen medizinischer Systeme bei Paracelsus zeigte. Es ist von daher nur folgerichtig, wenn er als Mediziner seinen vier Entien, ens astrale (das ist der Zeitbezug), ens venenale (das ist Gift und seine Dosierung), ens naturale (das ist die Körperlichkeit des Menschen), ens spiritale (das ist der Geist des Menschen, und das sind auch die Geisteskrankheiten), einen fünften Seinsbereich, nämlich das ens deale, das Wirken Gottes, beigibt. Ebenso wird von ihm seinen drei Säulen der Medizin, nämlich philosophia (das ist Naturkunde, Naturphilosophie), astronomia (das ist der Mikrokosmos – Makrokosmos – Bezug mit seinen Einflüssen), alchemia (das ist die Arznei-mittellehre, insbesondere die Darstellung der arcana), eine vierte hinzufügt, die physica mit proprietas oder virtus des Arztes, das ist die Standesethik der Ärzte auf christlicher Basis.

Während seines kurzen Lebens waren die astrologischen Prognosen des Paracelsus weiter verbreitet als sein übriges Werk. Zwölf seiner astrologischen Schriften erschienen im Druck und erlebten mehrere Auflagen.[18] Wenn man nicht annehmen will, dass er wie viele andere sein Haushaltsgeld in dieser astrologiegläubigen Zeit durch solche mantischen Seelenpflaster aufbesserte, zumal bis heute im Dunkeln bleibt, auf welchen astrologischen Lehren seine Behauptungen beruhen, dann steht man vor dem Problem, wie der erklärte Gegner der Astrologie[19] dazu kam, astrologische Prognosen zu stellen. Auf die Ablehnung der Astrologie

14 Vgl. Müller-Kleimann, Sigrid: Gottfrieds Urteil über den zeitgenössischen deutschen Roman. Ein Kommentar zu den Tristanversen 4619 – 4748. Stuttgart 1990, besonders S. 144-191.

15 Vgl. Haage, Bernhard Dietrich (wie Anm. 12), S. 177-178.

16 Vgl. Haage, Bernhard Dietrich (wie Anm. 12), S. 132-138, besonders S. 136.

17 Vgl. Haage, Bernhard Dietrich (wie Anm. 12), S. 178.

18 Vgl. Benzenhöfer, Udo (wie Anm. 1), S. 1103.

19 Vgl. Benzenhöfer, Udo (wie Anm. 1), S. 1104.

durch Paracelsus gehe ich später näher ein. Soweit ich sehe, gibt es für den vordergründigen Widerspruch nur eine Lösung, nämlich die Lehre des Paracelsus von den beiden Leibern des Menschen, einem „elementischen", natürlichen, der wiederum eingeteilt ist in einen „viehischen" und einen „siderischen", vom Verstand geprägten Leib, die beide vergänglich sind und von den Gestirnen beeinflusst werden, und einem übernatürlichen, ewigen, den die Sterne nicht berühren.[20] Paracelsus prognostiziert für den natürlichen Leib.

So kompliziert die Vorstellungen des Paracelsus im Bereich der Spiritualität erscheinen mögen, so haben sie doch System und sind eingebunden in seine überall bei ihm nachweisbare Grundüberzeugung von der Beseelung der Natur. Diese Grundüberzeugung mit ihren Konsequenzen ist am ehesten als neuplatonisch[21] anzusprechen. Frappierend erscheinen Parallelen zum Neuplatonismus der „Schule von Chartres" im 12. Jahrhundert, gerade was die Weltseele anbelangt, von der Wilhelm von Conches (um 1080 – 1154) sagt, diese „anima mundi" sei die Kraft der Natur, von der göttlichen Liebe eingesenkt, sie bewege alles, befähige zum Wachsen, zum Fühlen und zur verstandesmäßigen Unterscheidung der Dinge, und damit zur Erkenntnis.[22] Bis in Einzelheiten ist hier ein Modell vorgegeben nicht nur von Hohenheims Überzeugung von der Beseelung der Natur, sondern auch – und spezifisch – von dessen Entwurf des natürlichen und übernatürlichen Leibes, wobei die Spanne vom „viehischen" zum „siderischen", also vernunftbestimmten innerhalb des natürlichen Leibes bei Wilhelm von Conches mit der Spanne vom Vegetativen zum Vernünftigen in der Kraft der Natur vorgezeichnet ist. Zu Beginn des 13. Jahrhunderts benutzt Wolfram von Eschenbach im „Parzival" (817, 16-30) das Bild vom Kreislauf des Wassers für ebendiese Spanne von der rein physischen Existenz bis zur strahlenden Vernunft im Menschen, getragen vom Wirken der „anima mundi" aus göttlicher Liebe:

20 Vgl. Müller-Jahncke, Wolf-Dieter: Astrologisch – magische Theorie und Praxis in der Heilkunde der frühen Neuzeit. Stuttgart 1985, S. 67-89, besonders S. 70.

21 Gegen Benzenhöfer, Udo (wie Anm. 1), 1103 lässt sich bei Paracelsus zureichend deutlich die Vorstellung von einer „Weltseele" erkennen, vgl. unten; dasselbe gilt von „Seinshierarchie und Emanationslehre" des Neuplatonismus. Ob Paracelsus allerdings nur Anstöße aus dem neuplatonisch durchsetzten Christentum oder direkt aus neuplatonischer Tradition erhielt – man denkt natürlich an Marsilius Ficinus (vgl. Schütze, Ingo: Zur Ficino-Rezeption bei Paracelsus: Telle, Joachim, Parerga Paracelsica, Stuttgart 1991, S. 39-44) – ist beim heutigen Stand der Forschung nicht zu ermitteln.

22 Vgl. Haage, Bernhard Dietrich (wie Anm.4), S. 180-181; Müller-Jahncke, Wolf-Dieter, Makrokosmos und Mikrokosmos bei Paracelsus: Zimmermann, Volker (wie Anm. 3), S. 59-66, besonders S. 61, S. 63-65.

ime wazzer er ze toufe gienc,
von dem Adâm antlütze enpfienc.
von wazzer boume sint gesaft.
wazzer vrüht al die geschaft,
der man vür crêatiure giht.
mit dem wazzer man gesiht.
wazzer gît maneger sêle schîn,
daz die engel niht liehter dorften sîn. [23]

Neuhochdeutsche Übersetzung von B. D. Haage:

im Wasser schritt der zur Taufe,
der Adam nach seinem Bilde formte,
Wasser ist der Lebenssaft der Bäume.
Wasser bewirkt die Fruchtbarkeit all der Schöpfung,
die man mit dem Begriff ‚Kreatur' belegt.
Wasser macht sehend.
Wasser lässt manch eine Seele derart erstrahlen,
dass selbst die Engel nicht heller leuchten.

Dass hier Wolfram von Eschenbach nicht nur an $H_2O$ denkt, erhellt aus seiner Vorgabe, man werde sehend durch dieses Wasser, und die Seele erstrahle in einem Licht, das dem der Engel gleichkommt.

Es ist nicht leicht zu erfassen, was Paracelsus eigentlich unter „Licht der Natur" verstand, aber es hilft, wenn man ihn in der Tradition der neuplatonischen „anima mundi", also der göttlichen Ordnung und Lebenskraft in der Natur sieht, die alles bewirkt vom reinen Dasein bis zum rationalen Denken. Ganz wie die Gelehrten der „Schule von Chartres" im 12. Jahrhundert – und übrigens wie zum Beispiel Wolfram von Eschenbach[24] –, wendet er sich gegen Autoritätengläubigkeit und plädiert für das Lernen aus der Natur, das Lesen im „Buch der Natur" im Licht der Natur mit dem eigenen Verstand, den er allerdings als Ausfluss dieses natürlichen Lichtes, und damit letztlich Gottes ansieht, wie er dies sehr deutlich im „Labyrinthus medicorum errantium" (XI, 163) ausdrückt:

so befint ich, das die arznei one menschen meister wol mag
gelernet werden ... das ist der ganz grunt, zu wandlen in dem
natürlichen liecht, das der mensch von im selbst und aus eigner
vernunft nit geben kan. [25]

Die Vernunft, die ratio, die er fordert, setzt er demnach nicht absolut, sondern sieht sie abhängig von der göttlichen Vernunft, die – neuplatonisch gesehen – in der „anima mundi" wirkt. Paracelsus fordert zwar eine neue, rationale wissenschaftliche Methodik, fügt diese jedoch, und ausge-

23 Vgl. Haage, Bernhard Dietrich (wie Anm. 4), S. 181; Müller-Jahncke, Wolf-Dieter (wie Anm. 21), S. 64.

24 Vgl. Haage, Bernhard Dietrich (wie Anm. 4), S. 183.

25 Vgl. Haage, Bernhard Dietrich (wie Anm. 4), S. 183.

rechnet was die ratio betrifft, in das Numinose ein. Von daher wird begreiflich, warum er die althergebrachte, ominöse Signaturenlehre als passables Werkzeug der rationalen Erkenntnis in sein methodisches System von „experientia et ratio“[26] im Licht der Natur einbindet. Es ging ihm natürlich darum, für die Therapie verlässliche Kriterien zur Auswahl der Ausgangsstoffe, besonders der Heilpflanzen, angeben zu können, aus denen dann die Arcana insbesondere durch Destillation entstehen sollten. Da bot sich die altüberkommene Signaturenlehre an, die von Farbe, Form und anderen äußeren, vom Demiurgen geschaffenen Merkmalen eines Ausgangsstoffes auf dessen Wirksamkeit schloss. Paracelsus formuliert den Gedanken in seiner Schrift „Von den natürlichen Dingen“[27]:

> Ich hab an etlichen Orten gemeldet, wie das aus dem signato soll verstanden werden, was im selbigen sei und was Gott in das selbige gelegt hat, dem Menschen zu gutem.

Ein solcher Ort, an dem der Hohenheimer in puncto Signaturenlehre konkret wird, ist beispielsweise die Stelle im „Labyrinthus medicorum errantium“[28], wo er die Elementenlehre bejaht, die Humoralpathologie mit ihrer Qualitätenlehre ablehnt – ich zitiere zum Beispiel: „nun ist doch phlegma ein Rotz aus der Nasen; was gehet er den Bauch an?“ – und deshalb die Lücke mit etwas anderem, eben der Signaturenlehre, füllt:

> Aus was Element kommt die Krankheit? Aus dem Feuer, nicht cholera; aus dem Erdreich, nicht melancholia; aus dem Wasser, nicht phlegmate; aus der Luft, nicht sanguine.

Und dann kommt, was die Therapie anbelangt, ein Salto mortale der Analogie am Beispiel des Hahnenfußes, Ranunculus flammula L., mit seinen lancetten-oder flammenförmigen Blättern und seinem brennenden Saft:

> Und wie flammula ist, also ist auch der morbus flammulae. Was willst du jetzt viel in Büchern umwühlen ...

So einfach ist das, möchte man als heutiger Mensch sagen, und doch hat dieses Analogiedenken, gepaart mit Beobachtung in Ausweitung der Signaturenlehre bei Paracelsus zu einer erhellenden Beschreibung der tartarischen Krankheiten geführt. So wie sich der Weinstein im Fass ansetzt, stellt er fest, so entstehen Steine im Körper des Menschen und führen zu den tartarischen Krankheiten, den „stoffwechselbedingten Steinkrankheiten“.[29]

---

26 Vgl. besonders Schipperges, Heinrich: Zum Topos von „ratio et experimentum“ in der älteren Wissenschaftsgeschichte: Keil, Gundolf u. a. edd., Fachprosa-Studien. Berlin 1982, S. 25-36.

27 II, 59-175. Vgl. Haage, Bernhard Dietrich (wie Anm. 4), S. 190; Schneider, Wolfgang: Geschichte der pharmazeutischen Chemie. Weinheim 1972, S. 91; Dilg, Peter: Zur Arzneimittellehre des Paracelsus: Fellmeth, Ulrich u. a. edd. (wie Anm. 4), S. 45-50.

28 Goldammer, Kurt (wie Anm. 2), S. 51; vgl. auch S. 80, S. 85, S. 145.

29 Dilg, Peter (wie Anm. 26), S. 46.

Wann immer wir bisher Paracelsus nach seiner Spiritualität befragten, antwortete er, sie sei der Grund der Wissenschaft, unlöslich mit dieser verbunden, und ohne sie gebe es keine Erkenntnis im Licht der Natur. Es ist also höchste Zeit, sich der Frage zuzuwenden, was „Wissenschaft" eigentlich sei, und was bei Paracelsus als „Wissenschaft" zu gelten habe. „Vita brevis. Ars vero longa. Tempus autem acutum. Experimentum fallax. Judicium difficile ..." So zitiert Paracelsus den berühmten Anfang der „Aphorismen" des Hippokrates auf Lateinisch in seinem deutsch abgefassten Aphorismen-Kommentar, den er zur Propaganda für seine angeblich neue Vier-Säulen-Medizin benutzt. Hippokrates lässt er bedingt gelten, jedoch so, dass dieser als Vorläufer der als neu dargestellten Paradigmen des Paracelsus erscheint.[30] „Ars longa" – das erschreckt den Wissenschaftshistoriker und Wissenschaftstheoretiker, und wenn er dann noch in der „Praefatio" zur „Chirurgia magna" des Guy de Chauliac (gestorben 1368) liest: "Scientiae enim per additamenta fiunt: neque est possibile eundem incipere et finire."[31], dann ist er genügend vorgewarnt, das Thema „Wissenschaft" mit epoch zu behandeln. Selbstverständlich können hier nur einige Grundzüge dessen angedeutet werden, was „Wissenschaft" heute ist und in der Geschichte war.

Wissenschaft beginnt mit der Anhäufung von Wissen, tritt deutlicher zutage beim Systematisieren des Wissens, beispielsweise in den antiken und mittelalterlichen Artes-Reihen und wird in der Renaissance des 12. Jahrhunderts konturiert durch die Forderung der Wissenschaftskonstituierung mithilfe einer strengen Methodik.[32] Die Größen der „Schule von Chartres" (im weiten Sinne) forderten „ratio" und warnten vor Autoritätengläubigkeit.[33] Von größter Bedeutung war die Bindung dieses ratio-bestimmten Wissenschaftsbegriffes an die „Zweiten Analytiken" des Aristoteles, also an die Lehre vom Beweis, dies im Zuge der Aristoteles-Rezeption im 12. und 13.

30 Vgl. Benzenhöfer, Udo/Trieles, Michaela: Hohenheims Auslegungen der ‚Aphorismen' des Hippokrates: Telle, Joachim (wie Anmerkung 20), S. 27-37; Hippokrates. Ausgewählte Schriften, übers. und hg. v. Diller, Hans mit einem bibliographischen Anhang von Leven, Karl-Heinz, Stuttgart 1994, besonders S. 191.

31 Vgl. Guy de Chauliac. Chirurgia magna Guidonis de Gauliaco, hg. mit einem Vorwort zum Neudruck von Keil, Gundolf, Darmstadt 1976, besonders S. 1 (des Textes).

32 Vgl. Craemer-Ruegenberg,Ingrid/Speer, Andreas edd., ‚Scientia' und ‚ars' im Hoch- und Spätmittelalter (Miscellanea Mediaevalia, Band 22/1-2), Berlin, New York 1994, hier 1. Halbband, IX–X; Weimar, Peter (Hg.): Die Renaissance der Wissenschaften im 12. Jahrhundert. Zürich 1981, besonders S. 5-9; Haage, Bernhard Dietrich/Wegner, Wolfgang: Deutsche Fachliteratur der Artes in Mittelalter und Früher Neuzeit. Berlin 2007, bes. S. 94-98; Schaefer, Ursula (Hg.): Artes im Mittelalter, Berlin 1999; Speer, Andreas: Wissen, Wissenschaft: Lexikon des Mittelalters, IX, 1998, S. 260-262.

33 Vgl. Haage, Bernhard Dietrich: Wissenschafts- und bildungstheoretische Reminiszenzen nordfranzösischer Schulen bei Gottfried von Straßburg und Wolfram von Eschenbach: Würzburger medizinhistorische Mitteilungen 8, 1990, S. 91-135.

Jahrhundert. Solch rational-methodisch aufbereitetes Wissen hieß man allmählich nicht mehr „ars“ sondern „scientia“. Die medizinische Wissenschaft, die im Hinblick auf Paracelsus hier interessiert, machte auf diese Weise ihren Weg von einer „ars mechanica“ zu einer „scientia“ der oberen Fakultäten an den seit etwa 1200 neu entstehenden Universitäten in Europa.

Von hier aus ist es ein verhältnismäßig kleiner Schritt zum Kriterium neuzeitlicher Wissenschaft, das ich mit Heinrich Schipperges im Konnex von „ratio et experimentum“ sehe[34]:

1. Logisch-induktives Erstellen der Hypothese,
2. Anordnen und Durchführen des Experiments,
3. Rektifizieren oder Falsifizieren der Hypothese durch die „ratio“, die menschliche Vernunft. Beweis ist dabei das stets gleiche Ergebnis unter gleichen Versuchsbedingungen.
4. Theoriebildung und Erkenntnis von Gesetzmäßigkeiten.

Dieses empirische, induktive und logische Vorgehen der heutigen Naturwissenschaften gilt – oder sollte gelten – auch für die Geschichts- und Literaturwissenschaften, bei denen die naturwissenschaftliche Anordnung des Experiments der geschichtswissenschaftlichen Corpusbildung entspricht.[35] Was so fein säuberlich als Grundmethode neuzeitlicher Wissenschaft dargestellt werden kann, kommt in praxi nicht ohne Deduktion, nämlich Ableitung von gesichertem oder für gesichert gehaltenem Wissen aus, und insbesondere die Naturwissenschaften bedienen sich der rein axiomatisch-deduktiv aufgebauten Mathematik. Alle Wissenschaften in Mittelalter und Neuzeit sind jedoch gezwungen, sich auf die „ratio“, den menschlichen Verstand, zu stützen, der zwar die Gesetze der Logik ans Licht gebracht hat, dessen Wesen jedoch numinos war, ist und bleibt.

Die Geschichte des Topos von „ratio et experimentum“ hat Heinrich Schipperges von den griechischen Naturphilosophen bis Paracelsus verfolgt.[36] Sie kann hier nicht aufgerollt werden. Für unseren Zusammenhang lässt sich jedoch festhalten, dass „experimentum“ in Antike, Mittelalter und Früher Neuzeit allenfalls die Bedeutung von Beobachtung, Erfahrung hatte, und keinesfalls wie heute streng definiert ist durch die Beweisforderung des gleichen Ergebnisses unter gleichen Voraussetzungen. „Experimentum fallax“, die Erfahrung ist trügerisch, das liest man nicht nur in den „Aphorismen“ des Hippokrates, sondern auch bei Paracelsus. Von

34 Vgl. Schipperges, Heinrich (wie Anm. 25); Haage, Bernhard Dietrich (wie Anm. 12), S. 121-124; Meinel, Christoph ed., Instrument - Experiment, Historische Studien, Berlin, Diepholz 2000.

35 Vgl. Haage, Bernhard Dietrich (wie Anm. 12), S. 121.

36 Wie Anm. 33.

vornherein steht also fest, dass die heutige Ausformung von „ratio et experimentum" bei ihm noch nicht zu erwarten ist. Zu untersuchen bleibt demnach, wie Paracelsus mit diesem Topos umgeht.

Grundlegend für die Methodenlehre des Paracelsus ist seine Forderung nach induktivem Vorgehen auf dem Weg zur Theoriebildung. Im „Labyrinthus medicorum errantium" umreißt er diese seine Forderung klar:

> Denn nicht aus der speculativa theorica soll practica fließen, sondern aus der practica die theorica. [37]

Dort im „Labyrinthus medicorum errantium" finden sich auch auf engem Raum seine Definitionen von „experimentum", „scientia" und „experientia". „Experimentum fallax", davon ist auch Paracelsus überzeugt: Zufällige Erfahrung, planloses Testen führt zu keinem gesicherten Wissen. Hinzukommen muss die „scientia", ohne die der Arzt nicht zur erstrebten „experientia", der Erfahrenheit, gelangt:

> Ob gleichwohl ein Experiment einmal gefunden wird in der Experienz und ist bestanden: ist es mit der scientia in die experientiam geführt worden, so wird es verstanden, weiter zu gebrauchen; aber wo ohn scientia, so ist weiter dasselbig ein Experiment ohn scientia. Denn da scheiden sich voneinander experimentum und experientia, dass experimentum ad sortem geht ohn scientia, aber experientia mit der Gewissheit, wohin zu gebrauchen mit der scientia. [38]

Was aber versteht Paracelsus unter „scientia"?

> Experientia ist ein Kundschaft von dem, in dem scientia probiert wird. Als der Birnbaum, der hat seine scientiam in ihm. Und wir, die seine Werke sehen, haben experientiam seiner scientia. Also geben wir Kundschaft durch die Experienz, dass scientia perfecta im selbigen Baum sei.[39]

Die „scientia" ist demnach als Gesetzmäßigkeit in der Natur verborgen und wird, wie Paracelsus ausführt, durch die „magica" beispielsweise von Medizinern, Philosophen und Astrologen erkannt. Gemeint sein kann nur die „magia naturalis" als Einfluss Gottes.

> Also muß scientia ein Einfluß sein, denn sie ist verborgen in der Natur ... Und nichts ist so heimlich, daß's nicht offenbar werde. Aus dem folgt nun, dass magica in seinen dreien methodis tiefe Heimlichkeit offenbart. Das ist die Schul medicorum, philosophorum und astronomorum, auch anderer desgleichen.
>
> Denn also muß die scientia in dir sein, oder es ist alles eine leere Phantasei und Tollerei, daraus die Phantasten wachsen, große Subtilitäten, großes Spekulieren und mit nichten im Grund verfasst, ein Irrgang, der nichts Guts ist.[40]

---

37 Hg. Goldammer (wie Anm. 2), S. 53.

38 Ebd., S. 62 - 77, Zitat 62.

39 Ebd., S. 64.

40 Ebd.

Nur wenn man unter der paracelsischen „magica“ die „magia naturalis“ im neuplatonischen Sinn versteht, also die Gesetzmäßigkeiten in der Natur, die sie auf dem Weg der Emanation – „Einfluß“ sagt er – aus Gott erhalten hat und die sich in der „anima mundi“ manifestiert, kann man die Gedankengänge des Paracelsus hier als widerspruchsfrei nachvollziehen. Dann bleibt die Maxime „ratio et experimentum“ unangetastet – in der Theorie. In praxi jedoch steht der Arzt Paracelsus, wie bereits ausgeführt, vor dem Problem, wie denn die verborgenen Heilkräfte, insbesondere der Heilkräuter, zu erkennen sind, damit diese herausgezogen und „arcana“ hergestellt werden können, wo sie doch nicht mehr, so Paracelsus, nach Galen und Avicenna mit Primärqualitäten belegt und humoralpathologisch in der Therapie eingesetzt werden sollen. Die Signaturenlehre, in die er sich flüchtet, kann weder aus der damaligen Zeit heraus noch aus heutiger Sicht als besonders rational bezeichnet werden. Sie passt jedoch in sein neuplatonisches Weltbild. Beispielsweise sagt er zur therapeutischen Anwendung des Augentrostes (Euphrasia rostkoviana Hayne):

> euphrasia hat in ihr die Form und Bildnis der Augen; daraus folget nun, so sie eingenommen wird, ... dass euphrasia ein ganz Aug wird. Welche Arznei ist nun, die da könnte ein andere zu den Augen und in das Aug führen dermaßen und stellen?[41]

Diese Auffassung findet man ebenso in allen humoralpathologisch fundierten Kräuterbüchern des 15./16. Jahrhunderts.[42] Paracelsus übernimmt hier einfach überkommene Anschauungen, wo er methodisch nicht weiterweiß, baut sie jedoch in seine neuplatonisch bestimmte Wissenschafts- und Erkenntnistheorie ein.

Wenn man in diesem Punkt die auf Beobachtung aufbauenden, alles Numinose bewusst im wissenschaftlichen Bereich ausklammernden Hippokratiker mit Paracelsus vergleicht, oder gar die methodische Strenge eines Rhazes oder im Bereich der Alchemie den gefeierten Geber latinus, dann erscheint Paracelsus stark irrational gebunden und keineswegs als ein wissenschaftlicher Erneuerer der medizinischen Methodik.[43]

Fassen wir zusammen. Unter „experimentum“ versteht Paracelsus, ganz der Tradition folgend, ungeordnete Erfahrung, unter „scientia“ „was vollkommen mit einem Wissen in rechter Ordnung der Natur geht“, wie Paracelsus im „Labyrinthus medicorum“[44] definiert, also die von Gott in die Natur gelegte Gesetzlichkeit und das Wissen um sie, das zur Erfahrenheit im Licht der Natur, zur „experientia“ führt: „Scientia ist die Mut-

41 Ebd., S. 85.

42 Vgl. Marzell, Heinrich: Wörterbuch der deutschen Pflanzennamen. Leipzig 1972, II, S. 389-402.

43 Vgl. Haage, Bernhard Dietrich (wie Anm. 21), besonders S. 176.

44 Hg. Goldammer (wie Anm. 2), S. 64.

ter der Experienz"[45] schreibt er fest. Diese großen Züge seiner wissenschaftlichen Methodik können für damals wie für heute als „rational" angesehen werden. Über genaue Beobachtung und „ratio" ist Paracelsus dann auch zu seinen bis heute gültigen Leistungen auf dem Gebiet der Medizin gelangt, wie Heinz Schott[46] festhält:

> In der Perspektive des medizinischen Fortschritts erscheint Paracelsus... geradezu als Wegbereiter der Schulmedizin. Die erste Schilderung einer Berufskrankheit, der „Bergsucht", die zutreffende Beschreibung der Syphilis, das Wissen um die harntreibende Wirkung des Quecksilbers, die Feststellung eines Zusammenhangs von Kropfbildung, Mineralien und Trinkwasser, sowie die antiseptischen Prinzipien in der Wundbehandlung belegen diese These.

Paracelsus kann allerdings nicht als der Erste gelten, der Berufskrankheiten beschrieb, wie Schott meint, denn vor ihm ist vor allem Ulrich Ellenbog (1435 – 1499) zu nennen, der den Augsburger Goldschmieden die gewerbehygienische Anweisung „Von den gifftigen besen Tempffen und Reuchen der Metal" zur Hand gab.[47] Paracelsus war auch nicht der Erste, der alchemische Heilmittelherstellung forderte, wie ich mehrfach dargestellt habe,[48] sondern er ist der große Promotor dieser iatrochemischen Idee und damit sicherlich ein Wegbereiter der neuzeitlichen Chemiatrie und Pharmazie. In praxi scheint er sich jedoch an Altüberkommenes, in der Erfahrung Bewährtes, gehalten zu haben, wenn die drei Rezepte in der Wiener Nationalbibliothek tatsächlich von ihm stammen.[49]

Welch hohen Stellenwert die methodische Maxime „ratio et experimentum" bei Paracelsus erlangen kann, dürften zwei Textstellen, eine aus dem Bereich der Astrologie, die andere aus der Heilmitteldarstellung vor Augen führen. Im „Volumen Paramirum" wendet er sich für seine Zeit und für einen damaligen Arzt erstaunlich rational gegen Astrologiegläubigkeit, indem er ausschließlich die physischen Einwirkungen der Gestirne gelten lässt:

> Ihr habt bisher von den astra gewusst: sie inclinieren, und die inclinatio bildet uns nach ihm... was ein blau schreiben ist. Sie gewaltigen nichts in uns, sie bilden uns nichts ein, sie ärgern uns nicht, sie inclinieren nichts, sie sind frei für sich selbst und wir frei für uns selbst. Nun merkt aber: dass wir ohne das Gestirn nicht leben können, denn Kälte und Wärme und das digest der Dinge, die wir essen und gebrauchen, kommt von ihnen – nur der Mensch nicht. Und so viel nützen sie uns

45 Ebd., S. 62. Richtigzustellen ist daher die Meinung Heinrich Schipperges' (wie Anmerkung 25, 33): „erst die Experientia...führt zur Scientia". Umgekehrt.

46 Vgl. Schott, Heinz: Paracelsus und die neuzeitliche Medizin: Fellmeth, Ulrich u. a. edd. (wie Anm. 4), S. 52-53, besonders S. 52.

47 Vgl. Haage, Bernhard Dietrich/Wegner, Wolfgang (wie Anm. 31) S. 105.

48 Vgl. bes. Haage, Bernhard Dietrich: Alchemische Arzneimittelherstellung vor Paracelsus: Nova Acta Paracelsica, N.F. 13, 1999, 217-236.

49 Abgebildet bei Dilg, Peter (wie Anm. 26), S. 49.

und so viel müssen wir sie haben, als wir kalt und warm, Essen und Trinken, Luft haben müssen – aber nicht weiter sind sie uns und wir in ihnen ... Denn uns nützt die Klarheit der Sonne nichts noch die Kunst des Merkur noch die Schöne der Venus, uns nützt allein der Schein der Sonne, dass er die Früchte macht und den Sommer, in dem uns unsere Nahrung wächst. Aber zum Beschluß dieser Rede ... merkt: ein Kind, das geboren wird oder empfangen in den besten Planeten und Sternen und in den tugendreichsten, nach allem Wunsch, – wenn es in seinen Eigenschaften das Widerspiel hat und ganz verkehrt ist, – wess' ist die Schuld? Dessen, von dem das Blut kommt. Also merkt, dass das Gestirn gar nichts wirkt, allein das Blut. Wird es aber wie die Planeten seiner Stunde, so hat er das aus dem Blut ... das ist: ens seminis. [50]

Nichts als die natürlichen Einflüsse des gestirnten Himmels, damals wie heute für jeden erfahrbar, gibt es und die Eigenschaften des Menschen werden vererbt und nicht etwa im Vorbeiflug der Seele an den Gestirnen von diesen auf sie übertragen. Paracelsus wirkt hier geradezu aufklärerisch, ähnlich wie in der Mitte des 15. Jahrhunderts Dr. Johannes Hartlieb (gestorben 1468), der im deutschen Hauptwerk über die „artes magicae“, seinem „Puoch aller verpoten kunst“, nur die von Gott in die Heilkräuter gesenkten Kräfte akzeptiert und allen Aberglauben abwehrt:

Es sind auch etlich lewt, die segnent wasser und hailent damit die wunden und mainent, das die wund hinfür nit geswellen müg. Das ist alles ain rechter unglaub ... Sunder andre wasser zu machen uß krewtern, us wurtzen und sunst von manigen dingen, das ist kain zweifel, die wasser haben craft und nemlich die craft, die die ding haben, daruß sy gemacht werden. Das ist aber alles natürlich. [51]

Wie bereits ausgeführt, sieht derselbe Paracelsus, der die Astrologie so eindeutig und rational ablehnt, keinen Widerspruch darin, für den natürlichen Leib astrologische Prognostiken zu verfassen.

Ganz auf der Seite von „ratio et experimentum“ steht er indes in seiner Basler Tartarus-Vorlesung von 1527/28, wenn er den Studierenden Herstellung und Wirkweise des Branntweins näherbringt:

Corectum vinum ist der brandwein. den brendwe(in) ist so suptil suplimirt, ds er nit in sich hab ein wäßrigkeit. Drumb, wen er wol distl(irt) ist, so sol er durch den allembicem zum andern mal distlirt werden, und ist der halbe theil allein heraus zu ziehen. Der ander halb tail sol die wäßrigkeit bleiben in einem glaß. die wäßrigkeit macht ein dickhe, ds sie nit durchgehn mag. sein prob ist, ein wenig in ein ziehnen schißl gießen und anzinden. so der flam den wein allein verzert, ds nichts feists mer da bleibt, so ist er gnuegsam gedistliert. wo aber noch feists da bleibt, so distlir in noch höher. und so er also berait ist, so dringt er von stund an zu den firnembsten glidern, es sei ds herz, leber oder hirn. dan er thuet die schwaiß-

50 Theophrastus Paracelsus: Werke, I, Medizinische Schriften. Hg. v. Peuckert, Will-Erich. Darmstadt 1990 (2. unveränderte Ausgabe; 1. Ausgabe 1965), S. 186-187.

51 Johannes Hartlieb: Das Buch aller verbotenen Künste, des Aberglaubens und der Zauberei. Hg. v. Eisermann, Falk u. Graf, Eckhard. Ahlersted 1989, S. 80.

> löcher auff und raizt zum schwyzen, vertreibt die irente materi der pestis und so oft, biß die kranckheit überwunden wirt.[52]

Dem Alchemisten Paracelsus war die Weindestillation bekannt. Weitab von aller Spiritualität beschreibt er die Herstellung von Branntwein und gibt an, wie man im Experiment herausfindet, wann dieser hochprozentig genug ist, damit er als Heilmittel eingesetzt werden kann. Ein höchst vernünftiges, heilsames Rezept, ganz ohne Signaturenlehre, Heilmagie und Elementargeister, nur dem „spiritus vini" verpflichtet.

Rückblickend auf Spiritualität und Wissenschaft bei Paracelsus kann man festhalten, dass beides in seinem ganzheitlichen medizinischen System eingebunden und nicht voneinander zu trennen ist. Einmal kommt im Wechselspiel von „theorica et practica" die Spiritualität, einmal mehr „ratio et experimentum" zum Tragen. Das macht Paracelsus nicht nur zu einem Grenzgänger zwischen den Zeiten, sondern auch zu einem zwischen den Methoden und Paradigmen.

52 Vgl. Schneider, Wolfgang: Paracelsus – Neues von seiner Tartarus-Vorlesung (1527/28). Braunschweig 1985, S. 43.

# Der jüngere Paracelsismus zwischen Spiritualität und Wissenschaft

*Ingrid Kästner*

Über die Nachwirkungen der paracelsischen Ideen, über den jüngeren Paracelsismus sprechen zu wollen, erfordert notwendigerweise Beschränkung. Das ergibt sich aus der Komplexität der Thematik: Treffen wir doch durch die letzten Jahrhunderte – vom 17. Jahrhundert über die Aufklärung im 18. Jahrhundert und den Positivismus des 19. Jahrhunderts bis zum gegenwärtigen Spannungsverhältnis von Naturwissenschaft und Mystik – immer wieder auf Auswirkungen paracelsischen Denkens. Zahlreiche Historiker, Theologen, Philosophen, Medizin- und Naturwissenschaftshistoriker, Fachwissenschaftler verschiedenster Provenienz, haben sich auf ihre Weise Paracelsus genähert und sich jeweils mit denjenigen Werken und Überlieferungen genauer befasst, die ihnen von speziellem Interesse schienen, sei es unter philosophischem, theologischem, chemischem oder medizinischem Gesichtspunkt. Gilt Paracelsus doch auch bis heute (um mit Hickel[1] zu sprechen) als Urvater aller Strömungen der medizinischen und naturphilosophischen Opposition zur „Schul-Wissenschaft" – bis zur Naturphilosophie der Romantik im 19. und der Anthroposophie im 20. Jahrhundert. Zudem werden immer wieder neue Quellen erschlossen – erwähnt seien z. B. die Arbeiten Benzenhöfers über den Leipziger Paracelsisten Joachim Tancke (1557 – 1609).[2]

Zahlreiche Forschungsprobleme resultieren aus den Unsicherheiten bei der Bestimmung der „Echtheit" paracelsischer Schriften[3] und deren Überlieferung und ebenso im Hinblick auf die Zuordnung zum „Paracelsismus".

---

1 Hickel, E.: Die Arzneimittel in der Geschichte. Trost und Täuschung – Heil und Handelsware, Nordhausen 2008 (Edition Lewicki-Büttner; 4).

2 Benzenhöfer, U.: Joachim Tancke (1557 – 1609). Leben und Werk eines Leipziger Paracelsisten, Wien 1987 (Salzburger Beiträge zur Paracelsusforschung; 25).

3 Das ist seit Karl Sudhoff (Sudhoff, K.: Versuch einer Kritik der Echtheit der Paracelsischen Schriften. I. Theil: Die unter Hohenheims Namen erschienenen Druckschriften. Berlin 1894. II. Theil: Paracelsische Handschriften. Berlin 1899) eine Aufgabe der Paracelsus-Forschung, die seitdem noch zahlreiche Quellen finden und Irrtümer korrigieren konnte.

Bereits im 16. Jahrhundert gab es Ärzte, die keineswegs mit Paracelsus sympathisierten, aber dennoch seine chemiatrischen Arzneimittel verwendeten. Und auch die Motive der erklärten Anti-Paracelsisten waren unterschiedlich und beruhten nicht nur auf der Ablehnung des Gebrauches mineralischer Arzneimittel. Anti-Paracelsisten wie Thomas Erastus (1524 – 1583) verurteilten Paracelsus und stellten sich der paracelsischen Chemiatrie entgegen, weil sie bei deren Anwendung auch den Einfluss von Magie und die Gefahr der Ketzerei fürchteten.[4] Angeregt durch Paracelsus' theologisch-philosophische Schriften verbanden sich Paracelsisten oft „mit wissenschafts-, staats- und religionsreformerischen Gruppen" und nahmen „an religiös heterodoxen Bestrebungen von Anhängern V. Weigels, J. Arndts und J. Böhmes aktiven Anteil".[5] Die Gegner solcher Reformbestrebungen lehnten damit zugleich Paracelsus, der auch als Person einen zweifelhaften Nachruhm genoss, und seine Ideen ab.

Es soll in diesem Rahmen nicht der Versuch unternommen werden, alle Facetten eines als „Paracelsismus" zu bezeichnenden Nachlebens des Theophrastus Bombast von Hohenheim zu charakterisieren, da selbst das Referieren der Forschungsliteratur inzwischen den gebotenen Umfang sprengen würde,[6] sondern es wird am Beispiel der Arzneimittel gezeigt, auf welche Weise paracelsische Gedanken zur Arzneimittelbereitung – und zum Teil seine Rezepturen[7] – weiter wirkten. In diesem Zusammenhang muss auf die Wandlung des Wissenschaftsbegriffs hingewiesen werden,[8] denn auch die Auseinandersetzungen um chemiatrische Präparate vollzogen sich vor dem Hintergrund einer sich ändernden Wissenschaftslandschaft, was sich nicht zuletzt in der Terminologie ausdrückte. Da die Chemiatrie[9] be-

4 Gunnoe, Ch. D. Jr.: Thomas Erastus and his Circle of Anti-Paracelsians. In: Telle, J. (Hg.): Analecta Paracelsica. Studien zum Nachleben Theophrast von Hohenheims im deutschen Kulturgebiet der frühen Neuzeit. Stuttgart: Franz Steiner Verlag 1994 (Heidelberger Studien zur Naturkunde der frühen Neuzeit; 4), S. 127-148.
Es sei daran erinnert, dass 1317 Papst Johannes XXII. in einer Bulle die Beschäftigung mit der Alchemie verboten hatte.

5 Telle, J.: Vorwort. In: Telle, J. (Hg.): Analecta Paracelsica. 1994, S. XIII (vgl. Anm. 4).

6 Insbesondere im „Paracelsus-Jahr" 1993/94 ist eine große Zahl von Arbeiten zu Paracelsus und Paracelsismus erschienen.

7 Um die arzneimittelgeschichtliche Seite der Paracelsus-Forschung hat sich vor allem Wolfgang Schneider mit seinen Schülern verdient gemacht. Vgl. u. a. Schneider, W.: Mein Umgang mit Paracelsus und Paracelsisten. Beiträge zur Paracelsus-Forschung, besonders auf arzneimittelgeschichtlichem Gebiet. Frankfurt am Main 1982; Ders.: Lexikon zur Arzneimittelgeschichte. Sachwörterbuch zur Geschichte der pharmazeutischen Botanik, Chemie, Mineralogie, Pharmakologie, Zoologie. 7 Bde. Frankfurt am Main 1968 – 1975.

8 Vgl. dazu auch den Beitrag von B. D. Haage in diesem Band.

9 Es besteht inzwischen Konsens, „Chemiatrie" und „Iatrochemie" nicht mehr – wie oft in der Literatur – synonym zu verwenden, sondern mit „Chemiatrie" die Lehre von der Anwendung und Bereitung der chemischen Arzneistoffe, die von Paracelsus eingeführt oder nach seinen Grundsätzen entwickelt wurden (d. h. Auswahl aufgrund der Deutung des

sonders eng mit der Wirkungsgeschichte des Paracelsus verknüpft ist, soll hier primär auf den „medizinisch-pharmazeu-tischen Paracelsismus“ eingegangen werden.[10]

Bereits vor Paracelsus waren neben der großen Zahl pflanzlicher und tierischer Drogen samt Komposita, die oft auf antike oder arabische Tradition zurückgingen, auch Mineralien (z. B. Marmor), Chemikalien (z. B. Alaun, Salmiak oder Sublimat) sowie Destillationsprodukte bekannt. Dass Paracelsus diese Verbindungen erstmals innerlich anzuwenden wagte, war aufgrund der Giftigkeit vieler Substanzen nicht ohne Risiko. Doch wusste er, dass „alle ding sind gift und nichts ohn gift; alein die dosis macht das ein ding kein gift ist“.[11] Zu den vier Eckpfeilern von Paracelsus' „Haus der Heilkunde“ gehören „Philosophia“, „Astronomia“, „Alchimia“ und „Physica“.[12] Die Philosophie benötigt der Arzt als das Wissen um die Natur der irdischen Dinge, die Astronomie (einschließlich der Astrologie) braucht er zum Verständnis zeitlicher Abläufe im Mikro- und Makrokosmos, „Physica“ oder „Virtus“ beinhalten die Grundsätze des ärztlichen Handelns, aber „Alchimia“ ist für den Arzt nötig, um die Stoffe zur Heilung von Krankheiten zu bereiten,[13] um Nützliches vom Unnützen zu scheiden – „Diese Vollendung heißet Alchimia“.[14] Alchimia ist für Paracelsus „Eine Bereiterin der Arznei, die da die Arznei rein macht und lauter und gibt sie vollkommen und ganz, auf daß der Arzt sein Wissen vollendet.“[15] Kritisch sieht er das Bestreben, aus unedlen Metallen edle bereiten zu wollen, denn „Nicht als die sagen, Alchemia mache Gold, mache Silber; hie ist das fürnehmen mach arcana und richt dieselbigen gegen den Krankheiten; da muß er hinaus, ist also der Grund.“[16] Und im Opus Paramirum weist Paracelsus den Arzt an: „Darumb so lern alchimiam die sonst spagyria heißt, die lernet das falsch scheiden von dem gerechten.“[17]

Krankheitsgeschehens vom paracelsisch-chemischen Standpunkt aus und Herstellung mittels alchemistischer Verfahren), mit „Iatrochemie“ die Lehre von der Chemie der Krankheitsvorgänge (seit Franciscus de le Boë Sylvius und Thomas Willis) zu benennen.

10 Vgl. auch: Paracelsus und der Paracelsismus. In: Friedrich, Chr.; Müller-Jahncke, W.-D.: Von der Frühen Neuzeit bis zur Gegenwart. Eschborn 2005 (Geschichte der Pharmazie/R. Schmitz; 2), S. 267-343.

11 Sudhoff, K. (Hg.): Paracelsus. Sämtliche Werke. I. Abt.: Medizinische, naturwissenschaftliche und philosophische Schriften. Bd. I-XIV. Berlin 1922 – 1933; hier: Bd. XI, S. 138. (Im Folgenden wird zitiert: Sudhoff, Band, Seite).

12 Schipperges, H.: Die Entienlehre des Paracelsus. Aufbau und Umriß seiner Theoretischen Pathologie, Berlin u. a. 1988.

13 Vgl. Telle, J.: Paracelsus und die Alchemie. In: Fellmeth, U.; Kotheder, A.: Paracelsus Theophrast von Hohenheim. Naturforscher – Arzt – Theologe. Stuttgart 1993, S. 37-40.

14 Sudhoff, Bd. VIII, S. 181.

15 Sudhoff, Bd. VIII, S. 39.

16 Sudhoff, Bd. VIII, S. 186.

17 Sudhoff, Bd. IX, S. 55.

Wollte man die Bereitung der Arcana nur unter chemischen Gesichtspunkten betrachten, so wäre dies aber zu stark vereinfacht und erklärte auch nicht den Streit pro und contra paracelsische Arzneimittel. Anders als Geber latinus, der „um Einsicht in die Struktur der Materie rang und nüchtern experimentierend wie theoretisierend die Alchemie des Mittelalters auf ihren Höhepunkt brachte",[18] wollte Paracelsus mittels der Ars spagyrica, dem Trennen und Zusammenfügen im Laboratorium, aus den natürlichen Dingen die „Quinta essentia" gewinnen.[19] Und auch seine Tria principia, die unter chemischen Gesichtspunkten Veraschung (Sal), Verbrennung (Sulphur) und Verflüssigung (Mercurius) bedeuten könnten,[20] stellen für ihn weniger fassbare Agenzien als geistige Prinzipien dar.

Ausgewählt nach den Regeln der paracelsischen Naturphilosophie und hergestellt mit den gebräuchlichen Verfahren der Alchemie,[21] sollten aus den Mineralien Arcana zur Heilung von Krankheiten resultieren: Arcanum lapidis philosophorum, das gleich dem Stein der Weisen den Körper veredelt und Gesundheit bringt, Mercurius vitae mit der Fähigkeit, den Leib zu erneuern und zu kräftigen, sowie Mercurius essentificatus und Tinctura, die als Allheilmittel wirken sollten.[22] Die an Symbolen reiche Fachsprache des Paracelsus zeigt deutlich, dass seine alchemische Kunst der Arzneibereitung auch eine „Metaphysik der Wirklichkeit" ist; das sagen Begriffe wie Arcanum, Magisterium, Astrum, Mumia, „weiße Lilie"

---

18 Vgl. Haage, B. D.: Alchemie im Mittelalter: Ideen und Bilder – von Zosimos bis Paracelsus. Zürich. Düsseldorf 1996, S. 176.

19 Die „Quinta essentia", das „Fünfte Wesen", die über allem stehende, alles durchdringende allerfeinste Substanz (Weltäther, Pneuma); in der Alchemie auch das Wesen, der Geist („spiritus") einer Substanz. Vgl. Ruland, M.: Lexicon alchemiae, Frankfurt 1612/ übers. v. A. E. White: A Lexicon of Alchemy or Alchemical Dictionary, Containing a Full and Plain Explanation of all Obscure Words, York Beach, Maine 1984; siehe Quinta Essentia S. 272 f.; Spiritus S. 296 f.; Figala, K.: „Quintessenz", in: Priesner, C., Figala, K. (Hg.): Alchemie. Lexikon einer Hermetischen Wissenschaft. München 1998, S. 300 ff. Der wichtigste Autor im Zusammenhang mit der „Quintessenz" vor Paracelsus ist Johannes de Rupescissa (Jean de Roquetillade, gest. nach 1365); vgl. Benzenhöfer, U.: Johannes' de Rupescissa „Liber de consideratione quintae essentiae omnium rerum" deutsch. Studien zur Alchemia medica des 15. bis 17. Jahrhunderts mit kritischer Edition des Textes. Stuttgart 1989 (Heidelberger Studien zur Naturkunde der frühen Neuzeit; 1).

20 Vgl. dazu Pagel, W.; Winder, M.: The Higher Elements and Prime Matter in Renaissance Naturalism and in Paracelsus. Ambix 21 1974, S. 93-127;
Pagel, W.: Das Rätsel der „Acht Mütter" im Paracelsischen Corpus. Sudhoffs Archiv 59 1975, S. 254-266;
Müller-Jahncke, W.-D.; Paulus, J.: Die Stellung des Paracelsus in der Alchemie. In: Dopsch, H.; Goldammer, K.; Kramml, P. F.: Paracelsus (1493 – 1541). "Keines andern Knecht...", Salzburg 1993, S. 149-154.

21 Vgl. dazu Haage, B. D.: Alchemische Arzneimittelherstellung vor Paracelsus. In: Nova Acta Paracelsica, N. F. 13 1999, S. 217-236.

22 Darmstädter, E.: Arznei und Alchemie, Leipzig 1931 (Studien zur Geschichte der Medizin; Bd. 20).

(Quecksilber) oder „roter Leu“ (Schwefelarsen); auch „Homunculus“ ist in allegorischem Sinne gemeint.

Da erst seit etwa 1560 durch die Herausgebertätigkeit von Paracelsisten die Schriften des Paracelsus (nebst den ihm zugeschriebenen) bekannt gemacht wurden, waren es vor allem die Paracelsisten des 16. und 17. Jahrhunderts, die den Streit um die chemiatrische Therapie und eine erneuerte Ausbildung an den medizinischen Fakultäten im Namen von Paracelsus führten. Die treuesten Paracelsus-Anhänger allerdings waren jene, die seinen politisch-religiösen und ethischen Auffassungen folgten.

Der eigentliche Streit um die chemischen Mittel entzündete sich also erst nach dem Tode von Paracelsus, obwohl die Präparate, die man mittels alchemistischer Methoden oder aufgrund alchemistischer Spekulationen gewonnen hatte, auch schon zuvor interessant geworden waren.[23] Debus meint sogar:„... one might speculate on the development of pharmaceutical chemistry in a world in which he [Paracelsus; I. K.] had never been born."[24]

Mit den Schriften des Paracelsus setzten sich nicht nur seine Anhänger auseinander. Neben den begeisterten Paracelsisten gab es die entschiedenen Anti-Paracelsisten und eine große Gruppe von Humanisten-Ärzten, die zwar den Auffassungen und Werken von Paracelsus skeptisch oder sogar ablehnend gegenüberstanden, jedoch durchaus chemiatrische Arzneimittel in ihrer Praxis verwendeten. So sammelte der berühmte Schweizer Humanist und überzeugte Galenist Conrad Gesner (1516 – 1565), also keineswegs ein Anhänger von Paracelsus, in seinem „Thesaurus Euonymi“[25] möglichst viele Arzneimittel alchemischer Herkunft. Für Schneider[26] ist Gesner daher „nicht der eigentlichen Chemiatrie“ zuzurechnen, seinen „Thesaurus“ könne man aber als das erste Lehrbuch der pharmazeutischen Chemie bezeichnen.

Für den Übergang zum 17. Jahrhundert sind als Paracelsisten vor allem der Däne Petrus Severinus (1542 – 1602) mit seinem starken Einfluss auf Johann van Helmont (1580 – 1644), Joseph DuChesne (Quercetanus, um 1544 – 1609) und Oswald Croll (um 1560 – 1609) zu nennen. Es ist auch vor allem das 17. Jahrhundert, in dem sich die chemiatrischen Arzneimittel durchsetzen und allgemeine Anwendung finden.

23 Schneider, W.: Chemische Arzneimittel. In: Dopsch, H.; Goldammer, K.; Kramml, P. F.: Paracelsus (1493 – 1551). „Keines andern Knecht...“ Salzburg 1993, S. 155-159.

24 Debus, A. G.: Chemistry, Pharmacy and Cosmology: A Renaissance Union. Pharmacy in History 20 (1978), S. 125-137.

25 Gesner, C.: Thesaurus Euonymi Philiatri de remediis secretis, Zürich 1552 (Teil 2 postum 1569).

26 Schneider 1982 (vgl. Anm. 7).

Einige Worte zur Überlieferung der Herstellungsvorschriften: Bosch,[27] der die Vorgeschichte der chemiatrischen Pharmakopöepräparate erforscht hat, konnte bei seinen umfangreichen Studien nur 60 „deutliche" Vorschriften für die Herstellung paracelsischer Präparates ausmachen, und diese waren auch noch „verschwommen", da sie wahrscheinlich durch mündliche Anweisungen an die Adepten ergänzt und präzisiert wurden. Für die Überlieferung von Angaben zur Präparation und ihre Aufnahme in den Arzneischatz ist demzufolge eine größere Zahl von Autoren, auch schon vor Oswald Croll, verantwortlich. Das bestätigt auch die Auswertung der pseudoparacelsischen „Secreta Secretorum",[28] die es noch zweifelhafter erscheinen lassen, alleine in Paracelsus den Begründer der Chemiatrie zu sehen.

Oswald Croll baute in seiner 1609 erschienenen „Basilica chymica",[29] nach Schneider das erste spezielle pharmazeutisch-chemische Vorschriftenbuch paracelsischer Prägung, wesentlich auf dem Arzneischatz von Paracelsus auf. Ebenso wie Paracelsus sah Croll im Körper den Archeus bei der Arbeit, den „inneren Werkmeister", der – ein Grundprinzip der Alchemie – die edlen von den unedlen Bestandteilen der Nahrung bei der Verdauung trennt.

Jean Beguins (um 1550 – 1620) „Tyrocinium chymicum",[30] 1610 zunächst als Lehrbuch für Studierende gedacht, erschien im 17. Jahrhundert mehrfach in erweiterten Auflagen, so 1618 als „Secreta spagyrica revelata ...", 1620 bereits als „Elemens de Chymie". „Spagyrik" und „Chemie" werden hier synonym verwendet, und die bei Beguin enthaltenen Vorschriften sollen bereits definierte chemische Präparate ergeben und nicht mehr Arcana mit einem immateriellen Wirkprinzip.[31]

Wenn also – sei es durch Paracelsisten oder Eklektiker unter den Ärzten – das „Zeitalter der Chemiatrie" (etwa 1600 bis 1670, danach sprechen wir von „Nachchemiatrie")[32] in der Tradition des Paracelsus angebrochen

27 Bosch, K.: Zur Vorgeschichte chemiatrischer Pharmakopöepräparate im 16./17. Jahrhundert. Braunschweig 1980, (Veröff. Pharmaziegeschichtl. Seminar TU Braunschweig; 21), S. 14 f.

28 Büttner, Stephanie: Die pseudoparacelsischen „Secreta Secretorum". Untersuchungen und Texte zur frühneuzeitlichen Chemiatrie, Heidelberg 2002 (Studien und Quellen zur Kulturgeschichte der frühen Neuzeit; 2).

29 Croll, O.: Basilica chymica: continens philosophicam propria laborum experientia confirmatam descriptionem remediorum chymicorum, Frankfurt 1609.

30 Beguin, J.: Tyrocinium chymicum recognitum et auctum, Paris 1610.
Vgl. Clericuzio, A.: Teaching Chemistry and Chemical Textbooks in France. From Beguin to Lemery. In: Science & Education 15 (2006), Nr. 2-4, S. 335-355.

31 Bosch 1980, S. 51 (vgl. Anm. 27).

32 Vgl. Schneider, 1982 (vgl. Anm. 7); Krüger, M.: Zur Geschichte der Elixiere, Essenzen und Tinkturen, Braunschweig 1968 (Veröff. Pharmaziegeschichtl. Seminar TU Braunschweig; 10), S. 6.

war, weshalb dann die heftigen Auseinandersetzungen um die paracelsischen Arzneien? Hatten doch unvoreingenommene Ärzte und selbst die medizinischen Fakultäten allmählich den Nutzen der Chemie für die Medizin zu akzeptieren begonnen. Für die weiterhin verbreitete Scheu vor chemischen Arzneimitteln spielte wohl vor allem die Angst vor Alchemie, dämonischer Magie und Hexerei eine Rolle. Zwar hatten die aus dem mythischen Denken stammenden astrologisch-magischen Lehren in der frühen Neuzeit der Heilkunde neue Impulse verliehen, z. B. durch die Frage nach den „virtutes" der Heilmittel, doch Zweifel an der Gültigkeit der verbreiteten astromedizinischen Praktiken, der Glaube an die Rolle von Teufeln und Dämonen und die verbreitete Furcht vor schwarzer Magie bezogen alchemisch bereitete Arzneimittel ein.[33] Der zweifelhafte Nachruhm des Paracelsus spielte wohl auch eine Rolle, hieß es doch unter anderem, er habe Gold machen können, Kranke durch Zauberei geheilt und im Knauf seines Schwertes, das angeblich von einem Henker stammte, den Stein der Weisen getragen.

Eine der berühmtesten Episoden der Medizin- bzw. Pharmaziegeschichte ist der „Antimonstreit", die Auseinandersetzung um die paracelsische Antimontherapie. 1566 hatte das Pariser Parlament die interne Anwendung von Antimon verboten, denn in der medizinischen Welt war umstritten, ob man Metallpräparate ohne größere Gefahr einnehmen könne. Dennoch verbreitete sich die Anwendung chemischer Arzneimittel, sei es in von Chirurgen verwendeten Salben, sei es bei Pest oder Syphilis – Krankheiten, die sich bei Hippokrates oder Galen noch nicht beschrieben fanden und für die daher noch keine Heilmittel überliefert sein konnten. Während die Akzeptanz der chemischen Arzneimittel im deutschsprachigen Raum vergleichsweise hoch war, entbrannte der „Antimonstreit" zwischen Paracelsisten und Galenisten, auch infolge der politischen Umstände, besonders heftig in Frankreich.

Viele der nach der Bartholomäusnacht ins Exil geflohenen Hugenotten, darunter zahlreiche Paracelsisten-Ärzte, kehrten, nachdem Heinrich von Navarra 1593 einen langen Bürgerkrieg beendet hatte, nach Frankreich zurück.[34] Dieser ernannte als König Heinrich IV. 1594 den Hugenotten Jean Ribit, Sieur de la Rivière (um 1571 – 1605), zum ersten Leibarzt und auch andere Anhänger der Chemiatrie zu königlichen Ärzten, von denen es am Hof 15 bis 25 allein für den König und weitere fünf bis zehn für die Mitglieder der königlichen Familie gab. Zu ihnen zählten Joseph DuChesne oder Theodore Turquet de Mayerne (1573 – 1655);

33 Vgl. Müller-Jahnke, W.-D.: Astrologisch-magische Theorie und Praxis in der Heilkunde der frühen Neuzeit, Stuttgart 1985 (Sudhoffs Archiv, Beihefte; 25).

34 Vgl. zu diesem Kapitel: Debus, Allen G.: The French Paracelsians. The Chemical Challenge to Medical and Scientific Tradition in Early Modern France, New York etc. 1991.

letzterer hatte als Sohn von nach Genf geflohenen Hugenotten unter anderem in Montpellier, einem Zentrum des Paracelsismus, studiert. Diese Ärzte, alle chemisch gebildet, stellten für die zahlenmäßig etwa gleich starke Pariser medizinische Fakultät, alles Galenisten, eine Bedrohung ihrer Macht und ihres Einflusses dar. Nachdem DuChesne in seinem poetischen Werk über das Universum, dem fünf Bände umfassenden „Le Grand Miroir du Monde",[35] die Chemie als wahre Naturphilosophie beschrieben und 1603 in der Abhandlung „De priscorum philosophorum verae medicinae materia"[36] die Überlegenheit der chemischen Medizin bekräftigte hatte, begann eine heftige Auseinandersetzung über die mögliche Rolle der Chemie in der Medizin. DuChesne folgte in seiner Argumentation pro Chemiatrie weitgehend Paracelsus, z. B., wenn er meinte, die Spagyriker bezögen ihr Vertrauen aus der Ratio und der Erfahrung, nicht aus Büchern. Nicht bei Hippokrates und Galen, die nach seiner Meinung die fruchtbare Erweiterung der Medizin durch die Chemie nur begrüßt hätten, liege der Irrtum, sondern im Dogmatismus der Galenisten. Interessant ist im Zusammenhang mit heutiger Kenntnis der Vorgeschichte paracelsischer Präparate das Argument von DuChesne, Paracelsus habe ja diese chemische Philosophie nicht erfunden, sie sei bereits seit der Antike von vielen gelehrt worden. Auch versicherte er stets, kein Paracelsist zu sein. Für die Pariser medizinische Fakultät allerdings war DuChesne Paracelsist, und der Zensor der Fakultät, Jean Riolan d. Ä. (1539 – 1606), entgegnete ihm 1603 mit einer scharfen Streitschrift. Theodore Turquet de Mayerne sprang seinem Freund DuChesne bei; Jean Riolan d. J. (1577 – 1657) entgegnete wiederum für die Fakultät, und diese erklärte schließlich Mayerne für unwürdig, die Medizin auszuüben. Das war verbunden mit der Warnung an alle Ärzte, man werde den Anhängern der paracelsischen Medizin, die sich nicht zu Hippokrates und Galen bekannten, alle Universitätsgrade und akademischen Privilegien aberkennen.[37] Während Turquet

35 DuChesne, J.: Le Grand Miroir du Monde, Lyon 1587; 1593.

36 DuChesne, J.: Liber de priscorum philosophorum verae medicinae materia praeparationis modo atque in curandis morbis pro stantia, Gervasii (d. i. Saint-Gervais) 1603.

37 „Dasselbe widerfuhr noch 1609 einem Arzte Besnier, der erst wieder in die Facultät aufgenommen wurde, als er dem Spiessglanz eidlich entsagt hatte" – so lesen wir bei Baass, Joh. H.: Grundriss der Geschichte der Medicin und des heilenden Standes, Stuttgart 1876, S. 322. Mit „Spiessglanz" ist Grauspießglanz (Antimonit) gemeint.

de Mayerne Frankreich verließ,[38] dauerte dort der Streit mit unverminderter Heftigkeit an, bis er erst mit dem Tod von DuChesne nachließ.[39]

Das Ende des Streites, der sich zunehmend auf die Verwendung des Antimons konzentriert hatte, wurde nicht nur durch die Überalterung der Galenisten an der Fakultät, sondern auch durch einen glücklichen therapeutischen Zufall herbeigeführt: Als Louis XIV. mit seiner Armee 1658 in Flandern stand, erkrankte er, und sein Leibarzt, dessen neun Aderlässe nicht geholfen hatten, konsultierte schließlich den lokalen Arzt. Dieser verschrieb dem König den „vin émétique", ein Brechmittel auf Antimon-Basis, wonach es dem König rasch besser ging und Antimon bei der Oberschicht zur Modearznei avancierte. 1666 schließlich ließ die medizinische Fakultät von Paris über die Anerkennung von Antimon als zugelassenes Heilmittel abstimmen, wobei nur noch zehn Prozent der Mitglieder dagegen votierten.

Die Gründe für den Antimonstreit hatten jedoch in prinzipiellen Fragen gelegen: Neben dem Kampf um Macht und Deutungshoheit an den Fakultäten, der nicht unberechtigten Sorge wegen der Gefährlichkeit der Substanzen und dem noch immer bestehenden Schauder vor Magie (hier schieden sich „okkulte" resp. magische und „wissenschaftliche" resp. rationalistische Mentalität),[40] galt das hippokratische „nil nocere" als eine unumstößliche Grundlage ärztlichen Handelns. Das bedeutete auch, dass ein Gift nicht als Arzneimittel dienen bzw. eine Arzneisubstanz nicht giftig sein dürfe; dem aber hatte Paracelsus sein „Nur die Dosis macht das Gift" entgegengehalten.

Die Verwendung von antimonhaltigen Zubereitungen beruhte bei Paracelsus auf einem Analogieschluss: Da Antimon in der Metallurgie zur Läuterung von Gold Verwendung fand, sollte es auch den Körper reinigen und läutern, allerdings in weniger toxischen Verbindungen, wie Flores Antimonii (Spießglanzblüte, Antimon[III]- und Antimon[IV]-oxide), Oleum Antimonii (Antimon[III]-chlorid und seine Hydrolyseprodukte) und Mercurius vitae

---

38 Mayerne ging nach der Ermordung von Heinrich IV. 1610 nach England, wurde Leibarzt von König James I. (1566 – 1625) und unterhielt eine florierende Praxis, die sogar Patienten aus Frankreich frequentierten. 1616 wurde Mayerne Mitglied des Royal College of Physicians.

39 DuChesne hatte beim Aufenthalt am Hofe des alchemisch interessierten Landgrafen Moritz von Hessen (1592 – 627), der den Beinamen „der Gelehrte" trug, auch zahlreiche deutsche Paracelsisten kennengelernt, mit denen er einen ausgedehnten Briefwechsel unterhielt, darunter Oswald Croll.
Vgl. Kühlmann, W.; Telle, J. (Hg.): Oswaldus Crollius: Alchemomedizinische Briefe 1585 bis 1597. Ausgewählte Werke, Band II. Stuttgart 1998 (Heidelberger Studien zur Naturkunde der frühen Neuzeit; 6), S. 173-175.

40 Hickel 2008, S. 228 (vgl. Anm. 1).

(Antimonoxychlorid).[41] Zu den begeisterten Befürwortern der Anwendung von Antimon-Verbindungen gehörte Johann Thoelde (vor 1565 – 1624), der zwischen 1599 und 1604 mehrere Schriften herausgab, die angeblich der Mönch Basilius Valentinus verfasst haben sollte. 1604 erschien der „Triumphwagen Antimonii".[42] Thoelde erläuterte darin den therapeutischen Einsatz des Antimons und kommentierte auch verschiedene Antimonschriften Alexander von Suchtens (1515/20 – 1578/90).

Der Tartarus emeticus (Antimonium tartaricum), erst 1631 vom Paracelsisten Adrian von Mynsicht (1603 – 1638) hergestellt und seit 1684 in den Pharmakopöen verzeichnet, war die früheste als Arzneimittel verwendete organische Metallverbindung.[43] Die paracelsische Antimontherapie blieb im Übrigen bis ins 19. Jahrhundert erhalten,[44] und im 20. Jahrhundert hat man Antimonverbindungen wiederentdeckt als Therapeutika gegen Erreger bestimmter Tropenkrankheiten, z. B. protozoische Parasiten der Gattung Leishmania. Dies ist eines der Beispiele, wie eine aufgrund von Spekulation eingeführte Therapie, die sich in der praktischen Erprobung bewährte, die später ihrer Nebenwirkungen wegen bzw. bei der Einführung besserer Mittel aufgegeben wurde, unter anderen Prämissen wieder Anwendung gefunden hat.

Wie wenig alleine die Haltung zur Anwendung chemischer Arzneimittel eine Einteilung in „Paracelsisten" oder „Anti-Paracelsisten" erlaubt, zeigt sich sehr deutlich bei Andreas Libavius (um 1550 – 1616),[45] der in seiner „Alchemia"[46] den chemischen Wissensstand seiner Zeit zusammenfasste.[47] Seine „Alchemia" gilt als erstes Chemielehrbuch;[48] er wird sogar als „Begründer der Chemie" bezeichnet. Zwar trat er für die von Paracel-

---

41 Schneider, W., Paracelsus und das Antimon. In: Veröffentlichungen der Internationalen Gesellschaft für Geschichte der Pharmazie. N. F., Bd. 16. Stuttgart 1960, S. 157-166. Trense, U.: Das Antimon und seine Verbindungen. Ihre medizinische Bedeutung im 16. und 17. Jahrhundert. Köln 1985 (Kölner medizinhistorische Beiträge; 34).

42 Thoelde, J.: Triumph-Wagen Antimonii Basilii Valentini, Leipzig 1604.

43 McCallum, R. I.: Antimony in Medical History: An Account of the Medical Uses of Antimony and Its Compounds Since Early Times to the Present. Edinburgh/Cambridge 1999.

44 Haller, J. S.: The Use and Abuse of Tartar Emetic in the 19th-century Materia Medica. Bulletin of the History of Medicine 49 (1975), S. 235-257.

45 Vgl. Artikel Libavius, Andreas. In: Jaumann, H.: Handbuch Gelehrtenkultur der frühen Neuzeit. Band 1: Bio-bibliographisches Repertorium. Berlin, New York 2004, S. 408.

46 Libavius, A.: Alchemia Andrea Libavii … Frankfurt 1597.

47 Von großem Interesse für die Kenntnis der apparativen Seite der „Alchemia" ist auch sein Traktat „De sceuastica artis" von 1606; vgl. Meitzner, B.: Die Gerätschaft der chymischen Kunst. Der Traktat „De sceuastica artis" des Andreas Libavius von 1606. Stuttgart 1995 (Boethius. Texte u. Abhandlg. z. Geschichte d. Mathematik u. d. Naturwissenschaften; 34).

48 Vgl. Die Alchemie des Andreas Libavius. Ein Lehrbuch der Chemie aus dem Jahre 1597. Hg. u. ins Dt. übers. v. Gmelin-Institut in Verbindg. mit d. Ges. Dt. Chemiker. Weinheim 1964.

sus empfohlenen chemischen Arzneimittel ein und schildert in seiner „Alchymia triumphans“[49] auch den Pariser Antimonstreit, sprach sich aber in der Schrift „Neoparacelsica“[50] gegen Paracelsus' magische und astrologische Vorstellungen aus und hielt die Auffassungen der Paracelsisten – für ihn eine der medizinischen Sekten neben den Galenisten und den Chemiatern – für auf Paradoxa, Absurditäten und Verrücktheit gegründet. Die Anhänger der Chemiatrie teilte Libavius ein in die Vertreter einer traditionellen Medizin, die sich auch chemischer Mittel bedienten, wie sie bereits bei Avicenna, Rhazes oder Arnald von Villanova üblich gewesen seien, und in die „hermetischen Ärzte“ mit ihren Mikrokosmos-Makrokosmos-Spekulationen. Er hielt sich selbst für einen „rationalen Iatrochemiker“, wobei auch für ihn die Umwandlung unedler Metalle in Gold ein legitimes Ziel chemischer Praxis darstellte.

Libavius' Kampf gegen Mystizismus und Okkultismus in Medizin und Wissenschaft richtete sich vornehmlich gegen die Rosenkreutzer,[51] deren „Philosophie des Unsichtbaren“ stark auf Paracelsus bezogen war – das Unsichtbare und das Sichtbare waren dabei gleichermaßen wirklich und wirksam; äußere Form und innere Kraft ließen sich nicht trennen, wobei das Äußere die Signatur der innewohnenden Kraft tragen sollte. Die „Signatur“ blieb auch bei den Chemiatern als Prinzip der Arzneifindung weit verbreitet.

Das Vorbild für die von Johann Valentin Andreae (1586 – 1654)[52] geschaffene Gestalt des Christian Rosenkreutz, des angeblichen Gründers der Fraternität, war der aus Nürnberg stammende Jurist, Arzt und Theologe Tobias Hess (1568 – 1614), ein bedingungsloser Anhänger von Paracelsus und selbst erfahrener alchemischer Experimentator. Die in den ersten Schriften der Rosenkreutzer angemahnte Reformation der gesamten Welt hatte eine radikale Umstellung von Religion, Wissenschaft und Politik zum Ziel.[53] „Chymische Arznei“ sollte die kranke, reformbedürftige Christenheit heilen. Die höchste, die königliche Wissenschaft war für Andreae allerdings die Mathematik.

---

49 Libavius, A.: Alchymia Triumphans ... Frankfurt 1607.

50 Libavius, A.: Neoparacelsica, Frankfurt 1594.
Vgl. auch Moran, B. T.: Medicine, Alchemy, and the Control of Language: Andreas Libavius versus the Neoparacelsians. In: Grell, O. P. (Hg.): Paracelsus. The Man and his Reputation. His Ideas and Their Transformation, Leiden u. a. 1998, S. 135-149.

51 Gilly, C. u. a. (Hg.): Rosenkreuz als europäisches Phänomen im 17. Jahrhundert, Stuttgart 2002.

52 Zu Andreae und den Rosenkreutzern vgl. Wollgast, S.: Philosophie in Deutschland zwischen Reformation und Aufklärung , 1550-1640, Berlin 1993, S. 263-345.

53 Dülmen, R. van (Hg.): Fama Fraternitatis, Confessio Fraternitatis, Chymische Hochzeit Christiani Rosencreutz. Anno 1459, Stuttgart 1994.

Die Gedanken von Andreae initiierten eine unglaubliche Flut von Drucksachen – man zählt heute über 300 Titel – mit zustimmendem oder ablehnendem Inhalt, Letzteres vor allem von Ärzten. So war auch für Libavius jeder Reformgedanke abscheulicher Paracelsismus und schwarze Magie.[54]

Das gesamte 17. Jahrhundert wurde von der großen Debatte um die Chemie durchzogen, die zunehmend auch eine philosophische Debatte wurde und dabei zum einen stärker durch die medizinisch-chemischen Inhalte, zum anderen durch mystische und naturphilosophische Ideen geprägt war. Auch Theoretiker und Vertreter einer mehr auf mechanistischen Auffassungen basierenden Medizin, die Iatromathematiker oder Iatrophysiker, waren damit befasst. In einem sehr originellen, holistischen Ansatz hat Büchel[55] gezeigt, wie in der Zeit einer zunehmend mechanistischen Weltbetrachtung zwei bedeutende Vertreter der Iatrochemie und paracelsischer Chemophilosophie, Johann Baptista van Helmont (1579 – 1644)[56] und Robert Fludd (1574 – 1637),[57] den physiologischen Prozess der Verdauung zu erklären versuchten, wobei sich beide experimentell den Vorgängen im Rahmen des an Paracelsus orientierten kosmisch-spirituellen Weltbildes näherten.

Van Helmont, in der naturwissenschaftlichen Medizinbetrachtung ein früher Pionier der Biochemie,[58] von dem auch das erste quantitative Experiment in der Wissenschaftsgeschichte (sein berühmter Versuch zur Gewichtszunahme eines Weidenbaumes) überliefert ist, kann allerdings nur mit Vorbehalt als Paracelsist bezeichnet werden. Wohl hatte er sich mit Paracelsus intensiv beschäftigt, übernahm aber weder die Mikrokosmos-Makrokosmos-Analogie noch die Lehre von den Prinzipien. Doch folgt er in seinem Konzept über Krankheitsentstehung und Arzneimittelwirkung paracelsischen Gedanken.[59] Organspezifische Archei (mit dem Hauptarcheus des Magens) entwickeln bei ihm als Reaktion auf Krankheitsursachen eine Krankheitsidee, die sich auf fermentativem Wege materiell am

54 Gilly, C.: Die Rosenkreuzer als europäisches Phänomen im 17. Jahrhundert und die verschlungenen Pfade der Forschung. In: Gilly 2002, S. 19-56; hier S. 21 (vgl. Anm. 51).

55 Büchel, J.: Psychologie der Materie. Vorstellungen und Bildmuster von der Assimilation von Nahrung im 17. und 18. Jahrhundert unter besonderer Berücksichtigung des Paracelsismus. (Epistemata. Würzburger wissenschaftliche Schriften, Reihe Philosophie; 375).

56 Heinecke, B.: Wissenschaft und Mystik bei J. B. van Helmont (1579 – 1644), Bern u. a. 1996.

57 Hemprich, R. F.: Robert Fludd. Leben und Schriften, 1908;
Debus, A. G.: The English Paracelsians, London 1965, New York 1966.

58 Pagel, W.: Johan Baptista Van Helmont: Reformer of Science and Medicine. Cambridge 1982.

59 Pagel, W.: Van Helmont's Concept of Desease – To Be or not to Be? The Influence of Paracelsus. In: Bulletin of the History of Medicine 66 (1972), S. 419-454.

Organ auswirkt. Chemische Arzneimittel können nicht nur diese materiellen Wirkungen, sondern auch die Krankheitsidee bekämpfen und die Archei besänftigen. So hat das Arzneimittel auch bei van Helmont und den „Helmontianern" zugleich materiellen und spirituellen Charakter.

Eine Auseinandersetzung um Fernwirkungen von Arzneien, wofür van Helmont in seiner Schrift „De magnetica vulnerum curatione"[60] Partei ergriffen hatte, die Nähe zum Paracelsismus und seine überkonfessionale Haltung führten 1626 zu einer Anklage der Inquisition. Trotz Widerrufs stellte man ihn 1633 bis 1636 unter Hausarrest, und 1634 verurteilte die medizinische Fakultät der Universität zu Löwen seine Forschungen als „teuflisch und der schwarzen Magie ergeben".[61]

Van Helmont glaubte fest an den „Stein der Weisen" und an die Transmutation unedler in edle Metalle. Ein Mittel der Erkenntnis war für ihn die visionäre Schau, weshalb er sich selbst einer strengen Meditationspraxis unterwarf und 1633 glaubte, seine Seele als Lichtgestalt erblickt zu haben. Bernet[62] ordnet daher van Helmont ein in die Reihe esoterischer Denker, die das Christentum nicht als Vollendung, sondern als eine Stufe auf einem längeren spirituellen Weg der Menschheit betrachteten.

Van Helmonts Ruhm begründeten jedoch zahlreiche chemische Entdeckungen: So prägte er den Begriff „Gas", fand Schwefel- und Salzsäure und erkannte die Bedeutung letzterer für die Verdauung der Speisen im Magen. Sein Sohn Franciscus Mercurius van Helmont (1614 – 1699) besorgte nach dem Tod seines Vaters die Gesamtausgabe („Ortus medicinae"), die 1655 bereits in einer vierten Auflage erschien.[63]

Van Helmont gilt als der Begründer der pneumatischen Chemie, dessen Lehren vor allem Robert Boyle (1627 – 1691), Georg Ernst Stahl (1660 – 1734), Théophile de Bordeu (1722 – 1776) und Laurent Lavoisier (1743 – 1794) beeinflussten.

Robert Boyle, in der Wissenschaftsgeschichte durch seine klassischen Experimente bekannt als Wegbereiter der Chemie, war ein vielseitiger Experimentator und wissenschaftlicher Schriftsteller, der Arbeiten zu

60 Helmont, J. B. van: De magnetica vulnerum curatione. Disputatio, contra opinionem d. Ioan. Roberti in brevi sua anatome sub censurae specie exaratam, Paris 1621.

61 Das Verfahren gegen van Helmont wurde von der Inquisition 1642 eingestellt, und erst 1646 (posthum) erfolgte durch den Erzbischof von Malines die Rehabilitierung.

62 Bernet, C.: Helmont, Jean Baptiste van. In: Biographisch-bibliographisches Kirchenlexikon. Band XXV. Nordhausen 2005, Spalten 597-621 (mit ausführl. Quellen- und Literaturangaben);
Debus, A. G.: The Chemical Philosophy. Paracelsian Science and Medicine in the Sixteenth and Seventeenth Centuries. New York 1977.

63 Helmont, J. B. van: Ortus medicinae, id est initia physicae inaudita, progressus medicinae novus, in morborum ultionem at vitam longam, authore Ioan. Baptista van Helmont edente Francisco Mercurio van Helmont. Ed. 4, Lugdunum 1655.

Chemie, Medizin, Naturphilosophie und Religion verfasste.[64] Unzufrieden mit den chemisch-philosophischen Erklärungsversuchen zum Aufbau der Elemente, versuchte er, die mechanistische Auffassung von der korpuskularen Natur der Materie mit der Annahme von geistigen resp. sphärischen Kräften, von Licht und Planetenemanationen zu verbinden. Der Titel seines Buches „Der skeptische Chemiker" von 1661 lautet: „The Sceptical Chymist: or Chymico-Physical Doubts & Paradoxes, Touching the Spagyrist's Principles Commonly Call'd Hypostatical, As they are wont to be Propos'd and Defended by the Generality of Alchymists." Der Alchemie gegenüber zeigte er sich zwar skeptisch, doch interessiert, und er soll sogar einem „östlichen Alchemisten" geglaubt haben, der das unzerstörbare Gold mittels eines „Anti-Steins der Weisen" in Form eines dunkelroten Pulvers zuerst in ein sprödes Metall, beim weiteren Schmelzen mit Blei in einen Teil Gold und ein silbriges Metall verwandelte, das man für zerstörtes Gold hielt (das aber wohl eine seltene Legierung war).[65] Selbst Isaac Newton (1643 – 1727) untersuchte die esoterischen Teile der alchemistischen Literatur und war überzeugt, dass das von Gott einigen Auserwählten übergebene Geheimnis der Naturphilosophie nur verloren gegangen sei. Auch hielt er die Umwandlung von Materie in Licht und von Licht in Materie für absolut mit den Naturgesetzen in Übereinstimmung.[66]

Bereits in der ersten Hälfte des 17. Jahrhunderts gab es zahlreiche Ärzte, die zwischen den verschiedenen Theorien und Systemen zu vermitteln suchten, nach eigener Erfahrung und Überzeugung handelten und oft auch im Laufe ihres Lebens zu neuen Ansichten kamen. Genannt seien nur Angelus Sala (1576 – 1637), der sich als Chemiater verstand und sowohl die Transmutation von Metallen als auch die Existenz eines Steins der Weisen ablehnte,[67] oder der Wittenberger Medizinprofessor Daniel

64 Boyle, R.: The Works. Ed. by Thomas Birch. London 1772. Reprograf. Nachdruck Hildesheim 1965/66.

65 Doberer, K. K.: Die Goldmacher. Zehntausend Jahre Alchemie. Frankfurt a. M., Berlin 1991.

66 Westfall, R. S.: Newton and the Hermetic Tradition. In: Debus, A. G. (Ed.): Science, Medicine and Society in the Renaissance. Essays to honor Walter Pagel. Bd. II. New York 1972, S. 183-198; Figala, K.: Zwei Londoner Alchemisten um 1700: Sir Isaac Newton und Cleidophorus Mystagogus, München 1977 (Veröffentlichungen d. Forschungsinstituts d. Deutschen Museums f. d. Geschichte d. Naturwissenschaften u. Technik, Reihe A, Kleine Mitt.; 206). Hier schreibt Figala auf S. 246: „Immerhin gelang es ihm [Newton], mit der so meisterhaft zur Schau getragenen Würde eines Präsidenten der Royal Society und Münzmeisters der Nachwelt zweieinhalb Jahrhunderte lang seine alchemische Existenz in London zu verbergen."

67 Vgl. Gantenbein, U. L.: Der Chemiater Angelus Sala 1576 – 1637. Ein Arzt in Selbstzeugnissen und Krankengeschichten, Dietikon 1992 (Zürcher medizingeschichtliche Abhandlungen; 245).

Sennert (1572 – 1637).[68] Zu den angesehensten und vielseitigsten Fachschriftstellern des 17. Jahrhunderts zählt der Arzt und Alchemiker Johann Hiskia Cardilucius (1630 – 1697), der in seinen theoretischen Auffassungen Eklektiker, zugleich Schöpfer eines astromedizinischen Heilkonzeptes, erfolgreicher Chemiater, Herausgeber und Übersetzer sowie Verfechter von Reformen bei schulischer und universitärer Ausbildung war. Marxer[69] sieht bei Cardilucius, der die Landbevölkerung durch Vermittlung von therapeutischen Grundkenntnissen zur Selbstmedikation befähigen wollte, bereits frühaufklärerische Züge.

Gegen Ende des 17. Jahrhunderts akzeptierte man die Chemie nicht nur als eine Form der Pharmazie, sondern durch Männer wie Jean Baptista van Helmont und Franciscus de la Boë Sylvius (1614 – 1672) war die Chemie auch zu einem als notwendig anerkannten Teil der Medizin geworden, und die Iatrochemie als Konzept vom chemischen Aufbau des Körpers und der bei Störungen des Chemismus auftretenden Krankheiten fand zahlreiche Anhänger. An den Universitäten richtete man Professuren für Chemie ein,[70] und chemische Heilmittel ergänzten ganz selbstverständlich die traditionelle Materia medica, wie die Phamakopöen belegen. Die „Qualitas occulta" wurde durch „Wirkprinzip" abgelöst, ein auch heute durchaus gebräuchlicher Begriff – den wir allerdings in Kenntnis von Bindungskräften, Molekularstrukturen, Rezeptoren und Transmittern anders verstehen. Die Durchsetzung chemiatrischer Präparate führte schließlich zur Integration der Arzneimittelkunde in den Prozess der naturwissenschaftlichen Revolution.

Auch nach dem 17. Jahrhundert wurden weiterhin Arzneimittelwirkungen nicht nur chemisch definiert, und bis heute haben sich, insbesondere in der Volksmedizin, magische Heilverfahren und Heilmittelempfehlungen erhalten,[71] so in Form von Simile- oder Singularitäts-Magie (z. B. Empfehlungen zur Anwendung von Edelsteinen).

Auch paracelsische Präparate überdauerten noch lange, so sein Opodeldoc (eine heiß bereitete Auflösung von medizinischer Seife in Alkohol

---

68 Sennert, D.: De chymicorum cum aristotelicis et galenicis consensu ac dissensu, Wittenberg 1619. Zu Sennert vgl. Eckart, W. H.: Antiparacelsismus, okkulte Qualitäten und medizinisch-wissenschaftliches Erkennen im Werk D, Sennerti (1572 – 1637). In: Buck, A. (Hg.): Die okkulten Wissenschaften in der Renaissance, Wiesbaden 1992, S. 139-157.

69 Marxer, N.: Praxis statt Theorie! Leben und Werk des Nürnberger Arztes, Alchemikers und Fachschriftstellers Johann Hiskia Cardilucius (1630 – 1679). Heidelberg 2000 (Studien und Quellen zur Kulturgeschichte der frühen Neuzeit; 1).

70 1609 wurde Johannes Hartmann (1568 – 1631) in Marburg zum weltweit ersten ordentlichen Professor für Chymiatrie berufen.

71 Vgl. Rothschuh, K. E.: Iatromagie. Begriff, Merkmale, Motive, Systematik, Opladen 1978 (Rheinisch-Westfälische Akademie der Wissenschaften. Geisteswissenschaften, Vorträge G 225).

unter Zusatz von Kampfer, ätherischen Ölen und Ammoniak) oder Opiumextrakte. Thomas Sydenhams (1624 – 1689) „Laudanum" war nichts anderes als eine modernisierte Form der Paracelsischen Opiumtinktur (die neben Opium Gewürze wie Zimt, Nelken und Safran sowie Wein enthielt), und das später als „Sal mirabile Glauberi" auch vom jungen Goethe als legendäre alchemistische Universalmedizin eingenommene Natriumsulfat, dient bis heute als drastisches Abführmittel und ist nach Müller-Jahncke und Friedrich das „langlebigste aller chemiatrischen Arzneimittel".[72]

Das 18. Jahrhundert, das Jahrhundert der Aufklärung, erbrachte in den reinen Naturwissenschaften wesentliche Erkenntnisse und in der Medizin bedeutende Veränderungen. Einer Vielzahl von Konzepten – Animismus, Biomechanismus, Psychodynamismus, Brownianismus – standen in der Medizin Fortschritte durch experimentelle Forschung, organisatorische Veränderungen und erweiterte Erfahrungen in der klinischen Medizin gegenüber. Der Staat nahm die Medizin in ihren Dienst. Der aufgeklärte Herrscher, sich als Landesvater verstehend, sorgte sich um die Gesundheit seiner Landeskinder (die er als Arbeitskräfte und Soldaten brauchte). Durch öffentliche Gesundheitspflege und soziale Fürsorge sollten Leben und Gesundheitszustand aller Untertanen verbessert werden. Krankenhäuser entstanden, z. B. die Berliner Charité als Prototyp eines modernen Krankenhauses.

Die bedeutendste prophylaktische Neuerung zur Verhinderung einer bis dahin verheerenden Seuche war die Einführung der Pockenschutzimpfung nach Edward Jenner (1749 – 1823).

Bei aller Aufklärung war jedoch Paracelsus keineswegs vergessen oder verworfen. Während sich kritische Stimmen in der zweiten Hälfte des 18. Jahrhunderts mehrten, wurde zugleich gemahnt, die Person des Paracelsus und seine schwierige Sprache von seinem Werk zu trennen und dieses aus der Zeit heraus zu verstehen.[73] Selbst Autoren, die seine Theorien als groben Unsinn bezeichneten, anerkannten doch den Beitrag des Paracelsus zur medikamentösen Therapie. So schreibt Black 1782: „Und doch verdient er wirklich Dank dafür, daß er es durch sein Beyspiel und Ansehen dahin brachte, daß man Spiesglas und Quecksilber auch innerlich brauchte und gab."[74]

72 Müller-Jahncke, W.-D.; Friedrich, Chr.: Geschichte der Arzneimitteltherapie. Stuttgart 1996, S. 69.

73 Engelhardt, D. von: Paracelsus im Urteil der Naturwissenschaften und Medizin des 18. und 19. Jahrhunderts. Darstellungen, Quellen, Forschungsliteratur, Halle 2001 (Acta Historica Leopoldina; 35).

74 Black, W.: Entwurf einer Geschichte der Arzneywissenschaft und Wundarzeneykunst. Lemgo 1789, S. 309.

Noch gab es in dieser Zeit einige späte Paracelsus-Anhänger, doch im Allgemeinen bezogen sich auch die Pharmakopöen nicht mehr auf Paracelsus mit seinen allegorischen und sympathetischen Arzneimittelwirkungen. Das verhinderte aber nicht, dass im scheinbar aufgeklärten 18. Jahrhundert,[75] in einer Zeit mit dem Wunsch auch nach einem rational organisierten Arzneimittelmarkt,[76] Eklektizismus und Polypragmasie herrschten und ein ausufernder Arzneimittelschatz zahlreiche Mittel der „Dreckapotheke" enthielt.[77]

Um 1800 fanden Signaturenlehre und das Simileprinzip Eingang in die Homöopathie, was Gantenbein sehr schön in seiner Abhandlung über „Samuel Hahnemann und sein Schatten Paracelsus"[78] gezeigt hat. Die Hahnemannsche „Dynamis", seine „Potentia", die „Befreiung der Wirkung aus Urtinkturen" durch „Dynamisation" fanden in einer von der romantischen Naturphilosophie geprägten Zeit großen Anklang. Als Reaktion auf die Französische Revolution von 1789 und die Zeit der Terreur hatte man sich in Deutschland in idealistische philosophische Systeme geflüchtet, die vor allem mit der Schellingschen romantischen Naturphilosophie die Medizin stark beeinflussten.[79] Das war auch die Zeit einer schwärmerischen Paracelsus-Verehrung. Wie präsent die Erinnerung an Paracelsus als an einen Alchemisten und stets Suchenden war, beweist die Beschäftigung Johann Wolfgang von Goethes mit Paracelsus bei seinen Vorarbeiten zum „Faust".

Nicht nur in der Medizin der Romantik, auch in den Gegenströmungen zur naturwissenschaftlichen, positivistischen Medizin der zweiten Hälfte des 19. Jahrhunderts, in der anthroposophischen Medizin Rudolf Steiners (1861 – 1925), den Schüsslerschen sogenannten biochemischen Funktionsmitteln oder in der „Bachblütentherapie", finden wir vom Analogieprinzip bis zum Mikrokosmos-Makrokosmos-Prinzip immer wieder Anklänge an Paracelsus. Ein direkter Bezug zu dessen Alchymia gleich

75 Neugebauer-Wölk, M. (Hg.): Aufklärung und Esoterik, Hamburg 1999 (Studien zum 18. Jahrhundert; 24).

76 Hickel 2008, S. 205 (vgl. Anm. 1).

77 Wahrig-Schmidt, B.: Arkana, Panazeen und Privilegien. Hierarchien der Wissenden und Hierarchie des Wissens. In: Engel, G.; Lang, B. u. a. (Hg.): Das Geheimnis am Beginn der europäischen Moderne, Frankfurt am Main 2002 (Zeitsprünge. Forschungen zur Frühen Neuzeit; 6), S. 466-480.

78 Gantenbein, U. L.: Similia Similibus: Samuel Hahnemann und sein Schatten Paracelsus. In: Nova Acta Paracelsica, N. F. 13 (1999), S. 293-328.

79 Gerabek, W. E.: Friedrich Wilhelm Joseph Schelling und die Medizin der Romantik. Studien zu Schellings Würzburger Periode, Frankfurt am Main u. a. 1995 (Europäische Hochschulschriften; Reihe 7, Abt. B; 7).

Spagyrik wird dann noch einmal in der neueren Spagyrik hergestellt.[80] Wichtigste Vertreter dieser spagyrischen Heilkunde im 19. Jahrhundert waren Graf Cesare Mattei (1809 – 1896) und Carl-Friedrich Zimpel (1801 – 1879).[81]

Cesare Mattei soll über die Entstehung seines Heilsystems berichtet haben, dass er einen räudigen Hund beim Fressen bestimmter Pflanzen und Kräuter und dessen darauf folgende Genesung beobachtet habe. Daraufhin stellte er dann sein erstes „elektrohomöopathisches" Mittel her, das er „Antiscrofoloso" nannte. Da Mattei seine Rezepte geheim hielt, galt er als Scharlatan. Zwar erhielt er im Frühjahr 1869 von seinem Gönner, Papst Pius IX., Betten im Krankenhaus St. Theresa in Rom zur Verfügung gestellt, doch nach dem Zusammenbruch des Kirchenstaates 1870 und einem Therapieverbot wegen der fehlenden medizinischen Ausbildung zog er sich in sein Schloss La Rocchetta zurück, wo er zahlreiche Besucher und Patienten empfing. Die von ihm herausgegebenen Werke, darunter das „Bulletin de l'Electro-Homéopathie" (später „La Nouvelle Science Médicale" und schließlich „Moniteur de l'Electro-Homéopathie"), erschienen in vielen europäischen Ländern. Auch in Deutschland gründete sich ein „Consortium für Elektrohomöopathie", das die Schriften des Vereins herausgab und im Jahr 1900 etwa 100 Mitglieder zählte. Matteis Erben betrieben Herstellung und Export der Präparate noch bis in die 70er-Jahre des 20. Jahrhunderts.

Mattei hatte alle bestehenden medizinischen Systeme abgelehnt und behauptet, mit seiner Behandlung die „Lebenskraft" der Patienten zu stärken und die von ihm geschätzte Homöopathie Hahnemanns durch seine Mittel mit ihrem Gehalt an „vegetabilischer Elektrizität" zur Vollkommenheit geführt zu haben.

Carl-Friedrich Zimpel, der ein bewegtes Leben von Preußen über die USA mit Reisen nach Italien, Griechenland, Kleinasien und Nordafrika geführt hatte, arbeitete als Anhänger der Homöopathie einige Zeit bei dem Köthener Homöopathen Arthur Lutze (1813 – 1870) und promovierte 1849 an der Universität Jena zum Dr. phil. und Dr. med. In den 1860er-Jahren wurde er auf Mattei aufmerksam, der ihm bei einem Besuch in La Rocchetta aber nicht seine Geheimnisse verriet. Zimpel begann nun selbst, in einem speziellen Extraktions- und Destillationsverfahren aus frischen Pflanzensäften spagyrische Arzneimittel herzustellen, die – ähnlich wie bei Mattei – in Haupt- und Spezialmittel sowie äußerlich anzuwendende Elektrizitätsmittel eingeteilt wurden. Seine Hauptmittel bezeichnete er in Anlehnung an Paracelsus als „Arcana".

---

80 Kästner, I.: Spagyrik im medizinhistorischen Kontext. In: Nova Acta Paracelsica, N. F. 13 (1999), S. 185-216.

81 Helmstädter, A.: Spagyrische Arzneimittel. Pharmazie und Alchemie der Neuzeit, Stuttgart 1990 (Heidelberger Schriften zur Pharmazie- und Naturwissenschaftsgeschichte; 3).

Nachdem zunächst die Firma Willmar Schwabe in Leipzig den Vertrieb dieser Mittel übernommen hatte, lagen seit 1873 Herstellung und Vertrieb bei Dr. Friedrich Mauch von der Homöopathischen Zentral-Apotheke in Göppingen, deren späterer Geschäftsführer Karl Müller (1868 – 1932) 1929 maßgeblich an der Gründung einer „Gesellschaft für Spagyrik" beteiligt war, die 1930 bereits mehr als 1000 Mitglieder zählte. Die von ihm herausgegebene „Zeitschrift für Spagyrik und verwandte Gebiete" erschien bis zum Jahr 1960. In Göppingen gründete Müller eine „Chemisch-pharmazeutische Fabrik", die heutige „Staufen-Pharma", die nach den im Original vorhandenen Vorschriften Dr. Zimpels spagyrische Arzneimittel herstellt. Im 20. Jahrhundert entstanden weitere Labors, die spagyrische Arzneimittel herstellen und sich auf das alchemische Herstellungsverfahren sowie die „mikrokosmisch-menschliche und makrokosmisch-universale Ganzheit" als Therapieansatz berufen.

Im Gegensatz zur Zimpelschen Spagyrik ist die Elektro-Homöopathie des Grafen Mattei heute in Deutschland kaum mehr bekannt, da die Erben des Grafen Ende der 70er-Jahre des vorigen Jahrhunderts die Produktion einstellten und auch anderen Firmen keine Herstellungslizenz erteilten.[82] Typisch für die spagyrische Bearbeitung sind zunächst die Aufschließung des Ausgangsmaterials durch Gärung, dann die Destillation des vergorenen Pflanzenmaterials, danach eine Veraschung des Rückstandes; anschließend werden die einzelnen Fraktionen wieder vereinigt.[83] Während Rieß[84] in der Spagyrik nur ein Konglomerat aus verschiedenen medizinischen Außenseiterverfahren und physikalischer Therapie sah, hatte sich Zimpel jedoch stets auf Paracelsus und die Iatrochemiker, auf Jacob Böhme und dessen Anhänger sowie auf Glauber und van Helmont bezogen. Für Surya[85] ist Zimpel daher auch der „letzte deutsche Paracelsist".

Überblickt man die Geschichte des jüngeren Paracelsismus, so lässt sich zusammenfassend feststellen, dass im 17. Jahrhundert, dem Höhepunkt der Auseinandersetzungen um die paracelsischen Lehren, diese in ihrer Gesamtheit kaum kritiklose Anhänger fanden. So wie es in der Alchemie neben den praktischen Aspekten einen vielseitigen philoso-

---

82 Jütte, R.: Geschichte der Alternativen Medizin. Von der Volksmedizin zu den unkonventionellen Therapien von heute. München 1996, S. 229-237.

83 Die Herstellungsvorschriften orientieren sich an den Vorschriften von Johann Rudolf Glauber (1604 – 1670):
Glauber, J. R.: Pharmacopoea Spagirica. In welchem beschrieben wirdt, wie durch das Saltz und Fewer die Vegetabilien, Animalien und Mineralien in die schnell-würckenste Medicamenten können bereitet werden, Amsterdam 1657.

84 Rieß, O.: Grenzgebiete der praktischen Heilkunde. Hippokrates 24 (1950), S. 334-336.

85 Surya, G. W. [d. i. Demeter Georgievitz Weitzer]: Die Spagyriker: Paracelsus – Rademacher – Zimpel, Berlin 1923, S. 294 (Sammlung okkulte Medizin; 10).

phisch-spirituellen Rahmen bzw. Überbau gab, so fanden sich sowohl Anhänger von Paracelsus' naturphilosophischen und theologischen Ideen als auch stärker chemiatrisch interessierte Paracelsisten. Die chemiatrischen Präparate, nach naturphilosophischen Gesichtspunkten ausgewählt und mit alchemischen Methoden im Laboratorium hergestellt, wobei die Überlieferung der Vorschriften oft fraglich bzw. lückenhaft ist, eroberten sich trotz zahlreicher Querelen, deren Ursache nicht zuletzt in der Furcht vor schwarzer Magie lag, einen gleichberechtigten Platz neben den Therapeutika aus dem Pflanzen- und Tierreich. Doch behielten die Chemiatrika noch lange auch eine magische Komponente. Erst zu Beginn der Neuzeit entwickelte sich aus der praktischen, der experimentellen Chymie, ohne den naturphilosophischen und mystischen Überbau, in einem längeren Prozess die Chemie als Naturwissenschaft. Bedeutende Gelehrte und Wissenschaftler des 17. Jahrhunderts, die zu den Begründern der Chemie zählen, waren dennoch von der Transmutation der Metalle überzeugt und suchten den Stein der Weisen. Neben dem Wissenszuwachs durch die experimentelle Arbeit und daraus resultierenden wichtigen Entdeckungen wurden zahlreiche theoretische Konzepte entworfen, mit denen die Funktionen des menschlichen Körpers erklärt werden sollten. Teils chemische, teils mechanisch-physikalische Betrachtungen wollte man mit den philosophisch-kosmologischen Ideen von Paracelsus vereinen. Bis in das 18. Jahrhundert hinein entstand eine unübersehbare Flut von Schriften mit alchemistischem, iatrochemischem und zunehmend naturwissenschaftlich-chemischem Inhalt. Die Überprüfung von Theorien durch das Experiment führte schließlich Ende des 18. Jahrhunderts bis zur quantitativen Analyse. In den Pharmakopöen auch des 18. Jahrhunderts blieben allerdings Präparate mit zweifelhafter Herkunft und Wirkung und zahlreiche Mittel der „Dreckapotheke" erhalten.

Der Einfluss von Paracelsus auf Homöopathie und Anthroposophie ist nicht zu bestreiten, und bis heute beziehen sich noch verschiedene Hersteller von Therapeutika auf die Spagyrik des Paracelsus.

Während die von einigen zeitgenössischen Autoren in eine Verwendung alchemischer Vorschriften gesetzten Hoffnungen für die aktuelle Herstellung von Arzneimitteln[86] mehr als fragwürdig sind, bleibt festzustellen, dass es die praktischen Erfahrungen der Alchemisten, der Chemiater unter den Paracelsisten, der frühen pharmazeutischen Chemiker waren, auf welche – wenn auch nicht ohne Rückschläge – die mit quantifizierenden Methoden arbeitenden Chemiker und Pharmazeuten des 19. und 20. Jahrhunderts aufbauen konnten.

86 Vgl. z. B. Arnold, J.: Spagyrik in der Heilkunde. In: Figala, K.; Gebelein, H. (Hg.): Hermetik & Alchemie. Betrachtungen am Ende des 20. Jahrhunderts, Gaggenau 2003, S. 171-179.

Die Spagyrik des Paracelsus und der Paracelsisten, insbesondere ihr philosophisch-theologischer und naturphilosophisch-kosmologischer Überbau, ist dagegen nur aus ihrer Zeit zu verstehen.

Einer der bedeutendsten Chemiker des 19. Jahrhunderts, Justus von Liebig (1803 – 1873), lässt in seinen „Chemischen Briefen" den Alchemisten Gerechtigkeit widerfahren:

> Auf welchem Standpunkt wäre die heutige Chemie ohne die Schwefelsäure, welche eine über tausend Jahre alte Entdeckung der Alchemisten ist, ohne die Salzsäure, die Salpetersäure, das Ammoniak, ohne die Alkalien, die zahllosen Metallverbindungen, den Weingeist, Aether, den Phosphor, das Berlinerblau! Es ist unmöglich, sich eine richtige Vorstellung von den Schwierigkeiten zu machen, welche die Alchemisten in ihren Arbeiten zu überwinden hatten; sie waren die Erfinder der Werkzeuge und der Processe, welche zur Gewinnung ihrer Präparate dienten, sie waren genöthigt, alles was sie brauchten, mit ihren eigenen Händen darzustellen. Die Alchemie ist niemals etwas anderes als die Chemie gewesen; ihre beständige Verwechslung mit der Goldmacherei des 16. und 17. Jahrhunderts ist die grösste Ungerechtigkeit.
>
> Unter den Alchemisten befand sich stets ein Kern echter Naturforscher, die sich in ihren theoretischen Ansichten häufig selbst täuschten, während die fahrenden Goldköche sich und andere betrogen. Die Alchemie war die Wissenschaft, sie schloss alle technisch-chemischen Gewerbzweige in sich ein. [...]

Und Justus von Liebig fährt fort, ganz im Sinne des von den Fortschritten der reinen Naturwissenschaften geprägten und begeisterten 19. Jahrhunderts:

> Manche leitende Ideen der gegenwärtigen Zeit erscheinen dem, welcher nicht weiss, was die Wissenschaft bereits geleistet hat, so ausschweifend wie die der Alchemisten. Nicht die Verwandlung der Metalle, welche den Alten so wahrscheinlich schien, sondern viele seltsamere Dinge halten wir für erreichbar. Wir sind an Wunder so gewöhnt worden, dass wir uns über nichts mehr wundern [...][87]

87 Liebig, J. von: Chemische Briefe. Heidelberg 1844; zit. nach der 6. Aufl., Leipzig u. Heidelberg 1878. Dritter Brief, S. 34 f.

# „Lernet von ehe unterscheiden“ Jacob Böhmes Mystik der Naturen

*Günther Bonheim*

## I

Im Jahr 1613 gab der seit einiger Zeit schon nicht mehr als Schuhmacher tätige Jacob Böhme das noch unvollendete Manuskript seiner ersten theologisch-philosophischen Schrift, die er *Morgen Röte im auffgang* betitelte, später meist kurz *Aurora* genannt, Freunden zur Abschrift. Spätestens im Jahr 1621, als er eine vernichtende Kritik dieses zwischenzeitlich verschollen geglaubten Werks in Händen hielt, einen „Pasquill“, wie er den Text nennt, der „anders nichts“ sei als „ein Übel-deuten, Vergiften und Verunglimpfen“,[1] spätestens da wird ihm zu Bewusstsein gekommen sein, dass er sich damit ins Reich der Gelehrten vorgewagt hatte. Der Verfasser der Schrift, ein gewisser Balthasar Tilke, ein „Schlesische[r] von Adel“,[2] ist der Forschung bis auf ebenjene Böhme-Kritik weitgehend unbekannt geblieben. Für diese Kritik allerdings, so unfreundlich sie im Ton auch gehalten sein mochte, darf man ihm in gewisser Weise dankbar sein, denn schließlich forderte sie Böhme zu einer schriftlichen Erwiderung, zu einer „wolgemeinte[n] Verantwortung“[3] heraus, in der er Textstellen und Begriffe, die von Tilke offensichtlich missverstanden worden waren, noch einmal eigens erläuterte. Zu ihnen zählt im Besonderen auch der Begriff der Natur.

Dabei ist es vornehmlich *eine* unter den von Tilke bemängelten Passagen aus der *Aurora*, auf die sich Böhme in seinem neuerlichen Versuch einer Klärung konzentriert. Sie stammt aus der Vorrede und ist dort Teil

1 Jacob Böhme: *Erste Schutzschrift gegen Tilke.* In: Jacob Böhme, *Sämtliche Schriften.* Faksimile-Neudruck der Ausgabe von 1730 in elf Bänden, neu hg. v. Will-Erich Peuckert, Band 5. Stuttgart 1960, S. 3.

2 So auf dem Titelblatt der *Schutz-Schrift.*

3 Vgl. Titelblatt der *Schutz-Schrift.* Im Übrigen forderte Tilke mit seiner Kritik Böhme noch zu einer zweiten Schutzschrift heraus, die in denselben Band der Gesamtausgabe aufgenommen wurde, und auf ihn ist letztlich auch Böhmes ausführliche Auseinandersetzung mit der Prädestinationslehre in der Schrift *Von der Gnadenwahl* (enthalten in Band 6 der Ausgabe) zurückzuführen.

eines religionsgeschichtlichen Abrisses, der in Form einer Allegorie dargeboten wird. Gegenstand ist die Menschwerdung Jesu Christi. In der Fassung der Originalhandschrift lautet das Zitat:

> [Es] kam der fürst des lichtes / Aus dem hertzen Gottes und wardt ein Mensch in der Natur / vnd Rang in seinem menschen leibe in krafft des Gödlichen lichtes in der wilden Natur / Der selbe fürsten vnd Königliche zweig wuchß auff in der Natur / vnd wurd ein Baum [...][4]

Wie Tilke diese Textstelle verstanden und dabei, Böhme zufolge, entschieden missverstanden hat, lässt sich im Wortlaut heute nicht mehr feststellen; seine Kritik der *Aurora* hat sich nur in jenen wenigen Textauszügen erhalten, die Böhme in seiner Kritik der Kritik überliefert. Doch ergibt sich auch daraus immerhin schon so viel, dass Tilke die Natur, von der im Zitat die Rede ist, ganz selbstverständlich als die irdische, sinnlich erfahrbare nahm und dass er dem Verfasser der *Aurora* unter dieser Prämisse die Ansicht unterstellte, „Christus sey [...] aus sündlichem Samen gezeuget und herkommen".[5] Darauf reagiert Böhme äußerst ungehalten:

> Er [Böhme] verstund etwas anders mit der wilden Natur, als dieser Pasquill verstehet; Er meinte nicht Sternen und vier Elementen, nicht thierisch Fleisch von dieser Welt, wie Pasquill ihn schändlich verleumdet und besudelt; sondern er meinte das Centrum, den Feuer-Quall der Seelen, welcher hatte das Licht Gottes verlöschet, und irdische Imagination vom Reiche dieser Welt eingeführet.
>
> Er verstund, wie die arme Seele, nach ihrem Fall, ein creatürlich magisch Feuer in Gottes ewigem Zorn-Feuer wäre, das hieß er die wilde Natur: denn die Seele stehet in der ewigen unanfänglichen Natur, im ersten Principio Gottes des Vaters, und ist die Ursache der Bildniß Gottes.[6]

Und mit Bezug auf diese Erläuterungen bekommt Tilke von Böhme dann jene nachdrückliche Aufforderung zu hören, aus der ich im Titel des Vortrags zitiere:

> Lernet von ehe unterscheiden die ewige Natur von der Anfänglichen; anderst werdet ihr euren Discipulis einen Strick an Leib und Seele legen, und werdet nur im Finstern in eitel Zweifel taummeln.[7]

Woran es bei Tilke aus Böhmes Sicht mangelt, das ist die Fähigkeit, vielleicht auch der Wille, eine für alles weitere unverzichtbare Unterscheidung zu treffen. Eine solche Unterscheidung treffen zu können, heißt aber nichts anderes, als eine klare Vorstellung von denjenigen Dingen zu haben, die voneinander unterschieden werden sollen. Das aber ist im Falle der von Böhme genannten beiden Naturen, und das gilt jetzt nicht nur für

4 Jacob Böhme: *Morgen Röte im auffgang*. In: Jacob Böhme, *Die Urschriften*, hg. v. Werner Buddecke, Band 1, Stuttgart 1963, S. 13.

5 *Erste Schutzschrift gegen Tilke* (s. Anm. 1), S. 39.

6 Ebd., S. 24.

7 Ebd., S. 59.

Tilke allein, keine leicht zu erfüllende Voraussetzung. Denn wie soll man sich, im Unterschied zur anfänglichen Natur, die ewige vorstellen? Und was macht diese ewige, wie die anfängliche, gleichwohl zur Natur? Dazu vorab einige allgemeine Gedanken.

Der Begriff der Natur wird gerne in Opposition gesetzt zu anderen Begriffen, die insofern einen Aspekt oder einen Ausschnitt aus der Nicht-Natur, vielleicht auch die Gesamtheit der Nicht-Natur bezeichnen sollen: Natur und Kunst, Natur und Kultur, Natur und Technik etc. Alle diese Gegenbegriffe haben gemeinsam, dass sie auf das Wirken des Menschen abheben, dass sie letztlich, über das von ihm Geschaffene, den Menschen selber zum Gegensatz der Natur machen. Da der Mensch jedoch, nicht anders als alles andere auch, selber Natur ist, haftet diesen Versuchen einer Unterscheidung immer auch etwas Gewaltsames an. Denn Natur hat eben das an sich, dass sie sich *nicht* von etwas anderem, außerhalb befindlichem unterscheiden oder abgrenzen lässt, sie ist allumfassend, außer der Natur ist nichts, oder, und damit sind wir wieder bei Böhme angelangt, außer der Natur ist *das Nichts*.[8] Ich zitiere nacheinander zwei Auszüge aus seinen Schriften *De signatura rerum* und *Von der Menschwerdung JEsu Christi*:

> außer der Natur ist das Nichts, das ist ein Auge der Ewigkeit, ein ungründlich Auge, das in nichts stehet oder siehet, dann es ist der Ungrund […][9]

> Derselbe Ungrund ist gleich einem Auge, denn er ist sein eigener Spigel, er hat kein Wesen (Weben), auch weder Licht noch Finsternis, und ist vornemlich eine Magia, und hat einen Willen, nach welchem wir nicht trachten noch forschen sollen, denn es turbiret uns. Mit demselben Willen verstehen wir den Grund der Gottheit, welcher keines Ursprungs ist, denn er fasset sich selber in sich, daran wir billig stumm sind; denn er ist außer der Natur.[10]

Außerhalb von demjenigen, das alles Seiende in sich schließt, ist nichts. Das ist zunächst einmal eine tautologische Aussage und von Böhme auch als solche gemeint. Doch impliziert seine Gegenüberstellung von Nichts und Natur zum andern eine ungeheure Fülle an komplexen Bedeutungen und Bezügen, die diese Tautologie erheblich unterlaufen. Das beginnt

---

8 Vgl. dazu auch Reiner Manstetten: Das Ursprünglich-Einige und seine gebrechlichen Gestalten. Ein Essay über Natur, Kunst und Garten bei Novalis und Hölderlin. In: Hōrin. Vergleichende Studien zur Japanischen Kultur 8, 2000, S. 171-195: „Die Natur, die in allem Denken des Menschen mit angesprochen und in allem Handeln mit betroffen ist, läßt sich nicht in klaren und deutlichen Begriffen fassen. Denn Natur in diesem Verständnis ist nicht definierbar, sie ist unbegrenzt, schließt nichts aus und steht zu nichts im Gegensatz.“ (S. 175)

9 Jacob Böhme: De signatura rerum. In: Jacob Böhme, Sämtliche Schriften. Faksimile-Neudruck der Ausgabe von 1730 in elf Bänden, neu hg. v. Will-Erich Peuckert, Band 6. Stuttgart 1957, S. 18.

10 Jacob Böhme: Von der Menschwerdung JEsu Christi. In: Jacob Böhme, Sämtliche Schriften. Faksimile-Neudruck der Ausgabe von 1730 in elf Bänden, neu hg. von Will-Erich Peuckert, Band 4, Stuttgart 1957, S. 120 f.

bereits mit den Begriffen, mit denen das Nichts beschrieben oder alternativ bezeichnet wird. Es ist zugleich auch der „Ungrund“, ein „Auge der Ewigkeit“, ein „Spiegel“, eine „Magia“; an anderer Stelle finden sich unter anderem noch die Bezeichnungen „ewige Freyheit“[11] oder „ewige Stille und Ruhe“[12]. Und schließlich ist das Nichts, wie wir in einem der beiden Zitate hörten, auch der „Grund der Gottheit“. Diese Begriffe haben alle eines gemeinsam: Sie bezeichnen, indem sie das Nichts bezeichnen, etwas, das in sich nicht weiter unterschieden werden kann, etwas, das undifferenzierbar ist. Ungrund, Freiheit, Stille sind alles Namen für ein unteilbares Ganzes. Und so ist es nur konsequent, dass Böhme auf die Frage „Was ist GOtt ausser Natur und Creatur in sich selber? [H.v.m.]“ antwortet: „GOtt ist die ewige Einheit, als das unmeßliche einige Gut […].“[13] Als einem solchen aber ist ihm eines freilich nicht vergönnt: Gott als ein in sich Ununterschiedener kann sich selber nicht wahrnehmen. Da er jedoch, und darin liegt nun die eigentliche Besonderheit der Böhmeschen Unterscheidung von Nichts und Natur, sich selber wahrnehmen möchte, bringt das Nichts in seiner Sehnsucht nach solcher Selbst-Offenbarung die Unterschiede und die Möglichkeiten der Unterscheidung und damit die Natur ewig aus sich hervor. „Die ewige Freiheit ausser der Natur“ sehnet sich, so Böhme,

> nach der Natur […], dass sie will im Wunder offenbar seyn, und Majestät in Herrlichkeit und Macht haben: dann wann keine Natur wäre, so wäre auch keine Herrlichkeit und Macht, vielweniger Majestät, auch kein Geist; sondern eine Stille ohne Wesen, ein ewig Nichts ohne Glantz und Schein.[14]

Und da, weil eben nicht nur Nichts sein soll, das Nichts die Natur notwendig braucht, kann Böhme deren Verhältnis auch so beschreiben:

> Die Natur ist der stillen ewigkeit werckzeug / damitte sie formire / Mache vnd scheide / vnd sich selber darinen in eine freudenreich fasse / den der ewige wille offenbaret sein wortt durch die Natur /[15]

---

11 Z. B. Jacob Böhme: *Viertzig Fragen Von der Seelen.* In: Jacob Böhme, *Sämtliche Schriften.* Faksimile-Neudruck der Ausgabe von 1730 in elf Bänden, mit einer Einleitung von August Faust, Band 3, Stuttgart 1942, S. 10.

12 Z. B. *De signatura rerum* (s. Anm. 9), S. 10: „Wir verstehen, daß außer der Natur eine ewige Stille und Ruhe sey, als das Nichts […].“

13 Jacob Böhme: *Betrachtung göttlicher Offenbarung.* In: Jacob Böhme, *Sämtliche Schriften.* Faksimile-Neudruck der Ausgabe von 1730 in elf Bänden, neu hg. v. Will-Erich Peuckert, Band 9. Stuttgart 1956, S. 2.

14 Jacob Böhme: *Von dem Dreyfachen Leben des Menschen.* In: Jacob Böhme, *Sämtliche Schriften.* Faksimile-Neudruck der Ausgabe von 1730 in elf Bänden, mit einer Einleitung von August Faust, Band 3,.Stuttgart 1942, S. 320.

15 Jacob Böhme: *Von der Gnaden wahl.* In: Jacob Böhme, *Die Urschriften*, hg. v. Werner Buddecke, Band 2. Stuttgart 1966, S. 22.

So ist es also nicht nur so, wie es vielleicht unmittelbar einleuchtend erscheint, dass das Nichts dort anfängt, wo die Natur endet – in Böhmes Verständnis geht das eine ins andere über. Das Nichts, das ist demnach die Basis, auf dem sich in einem ewigen Prozess das Seiende in seiner Vielheit beständig entfaltet oder, mit einem ähnlichen Bild umschrieben, es ist der Boden, aus dem es beständig die Nährstoffe für seine Existenz und also sein Sein bezieht. Gäbe es nicht das Nichts, dann gäbe es auch keine Natur, und die Natur gibt es in ihrer Fülle der Erscheinungen nur deshalb, weil sie, allein durch ihr Sein, auf ihren Ursprung als das Nichts zurückverweist oder, genauer, weil dieser Ursprung nur in ihr seiner selber gewahr werden kann. Dabei vollzieht sich der Übergang vom einen zum andern, vom Nichts hin zur Natur, und anders ist es auch freilich nicht denkbar, in Gott selber; es ist der Übergang von „Gott außer Natur“ zu Gott *in* der Natur, der Übergang von Gott als dem unterschiedslosen Nichts oder Einen hin zum dreifaltigen Gott. Denn „der ewige Göttliche Urstand ist nicht in der ewigen Natur“. Aber: „Aus dehm willen / darinen sich die gottheit in die dreyheit schleust / ist auch der grunt der Natur von ewigkeit gebohren worden“.[16] In Vater, Sohn und Geist beginnt das, was Böhme in seiner Antwort an Tilke als ewige Natur von der anfänglichen, irdischen streng unterschieden wissen wollte. Das „Ewige“, so schreibt er in der *Menschwerdung JEsu Christi*, „hat auch seine Natur“, und er fügt dort hinzu: „und gehet nur eines aus dem andern“.[17] Was mit diesem Zusatz hier nur angedeutet erscheint, betrifft die Weise, in der sich, gemeinsam mit der göttlichen Dreiheit, die Herausbildung oder, um an Böhmes eigene Terminologie anzuknüpfen, das Geboren-Werden der ewigen Natur vollzieht. Denn die ewige Natur konstituiert sich nach Böhme in einem unendlichen Prozess eines wechselseitigen Auseinander-Hervorgehns, und die wesentlichen Elemente, die an diesem Prozess beteiligt sind, sind die vielleicht bekanntesten der Böhmeschen Lehre überhaupt: es sind die sieben Eigenschaften oder sieben Gestalten der Natur. In der folgenden kurzen Skizzierung ihrer jeweiligen Eigenart greife ich unter den von Böhme für sie verwendeten Namen diejenigen heraus, die mir als die wichtigsten oder auch als die sprechendsten erscheinen:

Die erste Gestalt ist die *Herbigkeit*. Wie ein herber Geschmack, den man im Mund empfindet, zieht sie zusammen oder in sich hinein, ist die Bewegung, die sie erzeugt und zugleich selber ist, nach innen gerichtet. Böhme bezeichnet sie deshalb auch als eine „Begierlichkeit, gleich einem Magnet“[18] oder als einen „scharfe[n] magnetische[n] Hunger“,[19] dessen

16 Ebd., S. 43.

17 *Von der Menschwerdung JEsu Christi* (s. Anm. 10), S. 107.

18 Jacob Böhme: *Clavis*. In: Jacob Böhme, *Sämtliche Schriften*. Faksimile-Neudruck der Ausgabe von 1730 in elf Bänden, neu hg. v. Will-Erich Peuckert, Band 9. Stuttgart 1956, S. 87.

„streng In-sich-Ziehen“[20] ein Sich-Hineinziehen oder Sich-Einschließen in eine durch die eigene Bewegung hervorgebrachte Finsternis zur Folge hat. Das „Impressen oder Anziehen beschattet sich selber, und machet sich zur Finsterniß, welches auch der Grund der ewigen und zeitlichen Finsterniß ist“.[21]

Die zweite Gestalt ist die *Bitterkeit* oder der *Stachel*. Indem sie als eine Gegenbewegung zur ersten Gestalt aus dieser hervorgeht, ist sie nach außen gerichtet und sucht so die Finsternis, die sie umgibt, ihrerseits zu durchbrechen. Der Streit, der daraus zwischen den beiden ersten Gestalten resultiert, kann dauerhaft nicht entschieden werden, doch bildet er die Ursache dafür, dass sich im heftigen Gegeneinander der beiden ersten Gestalten eine erste Empfindungsfähigkeit und damit ein Grundmerkmal allen Lebens herausbildet. „Denn so eine Bewegniß in der Schärfe ist, so ist die Eigenschaft peinlich, und dieses ist auch die Ursach aller Empfindlichkeit und Wehethuns“,[22] ein „Grund der Lust“[23] und „die wahre Wurtzel zum Leben“[24].

Die dritte Gestalt ist die *Angst*. Im Unterschied zu den beiden ersten bringt sie kein prinzipiell neues Element in die Bewegung ein, sondern ist das bereits bekannte Gegeneinander der beiden ersten als eine nunmehr eigene Gestalt. Nur erscheint in dieser dritten dasjenige, was sich zuvor noch als äußerst fruchtbarer Widerstreit erwiesen und Empfindungsfähigkeit und die „Wurtzel zum Leben“ aus sich hervorgebracht hat, als ein völlig heil- und ausweglos Geschehen, als ein leerlaufendes In-sich-Kreisen, aus dem es kein Entrinnen gibt. Böhme spricht deshalb von der dritten Gestalt auch als vom „*Rad* der Angst“ oder von einem Rad „gleich einer Unsinnigkeit“[25]: „denn die Begierde zeucht in sich, und die Bewegniß dringet aus sich; so kann der Wille in solcher Angst weder in sich noch aus sich, und wird doch aus sich und in sich gezogen [...], und kann doch nirgends hin, sondern ist eine Angst und das wahre Fundament der Höllen und Gottes Zorn“.[26]

Die vierte Gestalt ist das *Feuer*. Hervorgebrochen aus der dritten als dem Rad der Angst, in dessen Drehungen es sich entzündet hat, bildet es innerhalb der Abfolge der sieben die genaue Mitte. Das ist insofern hier

19 Ebd., S. 87.

20 *De signatura rerum* (s. Anm. 9), S. 30.

21 *Clavis* (s. Anm. 18), S. 87.

22 Ebd., S. 87.

23 Ebd., S. 87.

24 Ebd., S. 85.

25 Jacob Böhme: *Beschreibung der Drey Principien*. In: Jacob Böhme, *Sämtliche Schriften*. Faksimile-Neudruck der Ausgabe von 1730 in elf Bänden, mit einer Einleitung von August Faust, Band 2. Stuttgart 1942, S. 12.

26 *Clavis* (s. Anm, 18), S. 88 f.

von Bedeutung, als an genau dieser Stelle, also dort, wo sich zu beiden Seiten, im Vor- und im Nachher, dieselbe Anzahl Gestalten befindet, eine Entscheidung über den weiteren Verlauf der Bewegung, und zwar eine, wie Böhme wiederholt betont, „freie“ Entscheidung notwendig und gefordert ist. Denn das Feuer, das Nahrung braucht, um zu brennen, findet diese Nahrung in beiden Richtungen – *vor* sich, wo die Bewegung der vierten Gestalt übergeht in das Wirken der nachfolgenden drei, und ebenso *hinter* sich, wo die Bewegungen der beiden ersten im Rad der Angst ewig gefangen bleiben. Wendet es sich dorthin zurück, dann geht es selber wieder mit ein in das ausweglose In-sich-Kreisen der dritten Gestalt, dann wird es zum lichtlosen Feuer, das „finster und schwartz“[27] brennt. Im „Feuer“, „ist das Scheide-Ziel des Geistes, da wird er geboren: der ist nun frey, er mag wieder hinter sich, in seine Mutter die finstere Welt eingehen mit seiner Imagination, oder vor sich ins Feuers Angst durch den Tod ersincken, und im Lichte ausgrünen, wie er will; es stehet in seiner Wahl: wo er sich hingiebet, da muß er seyn, denn sein Feuer muß Wesen haben, das es zu zehren hat“.[28]

Die fünfte Gestalt ist das *Licht* oder die *Liebe.* Wendet sich das Feuer nach vorne, womit es zugleich, um Böhmes eigene Formulierung zu gebrauchen, in der dritten Gestalt „durch den Tod“ ersinkt, dann bringt es in dieser Hinwendung und diesem Ersterben die fünfte Gestalt aus sich hervor, dann wird es im Unterschied zum rückwärtsgewendeten finster brennenden Feuer zu einem sanft leuchtenden. Damit geschieht im Übergang von der vierten zur fünften Gestalt das, wonach zuvor schon die zweite Gestalt als die Bitterkeit oder der Stachel vergeblich strebte: es gelingt der Durchbruch durch die eigene Umschattung hin ans Licht. Das aber ist alles andere als bloß eine weitere unter den verschiedenen Bewegungen der sieben Gestalten. Es ist letztlich – und das wird gleich noch genauer zu betrachten sein – das Ziel des gesamten Offenbarungsprozesses. Er führt, nach Böhme, an jenen Ort schließlich zurück, von dem im Ungrund alle Bewegung ihren Ausgang nahm: „In der fünften Eigenschaft als im Licht, ist die ewige *Einheit* wesentlich, als ein heilig, geistlich Feuer, ein heilig Licht [...] Diese fünfte Eigenschaft ist die wahre geistliche, englische Welt der Göttlichen Freuden, welche in dieser sichtbaren Welt verborgen stehet [H.v.m.].“[29]

Die sechste Gestalt ist der *Schall.* Mit der fünften, die das Feuer aufleuchten und damit *sichtbar* hervortreten lässt, aufs Engste verbunden,

---

27 *De signatura rerum* (s. Anm. 9), S. 12.

28 Jacob Böhme: *Von Sechs Theosophischen Puncten.* In: Jacob Böhme, *Sämtliche Schriften.* Faksimile-Neudruck der Ausgabe von 1730 in elf Bänden, neu hg. v. Will-Erich Peuckert, Band 4. Stuttgart 1957, S. 50.

29 *Clavis* (s. Anm. 18), S. 94.

macht sie die Bewegungen der Gestalten nach außen hin „lautbar“,[30] ist sie die Künderin, die Offenbarerin dessen, was vorher, und zwar vor allem, was *unmittelbar* vorher geschehen ist. Der ausdringende Schall kündet dann vom aufscheinenden Licht, das im Sinne Böhmes durchaus auch als das Licht der Erkenntnis verstanden werden darf. Denn „das Licht ist“, so Böhme, „der Geist, und der Schall ist der Verstand, darinnen die Eigenschaften einander alle verstehen“,[31] „der Verstand in der ewigen Natur, dadurch sich die übernatürliche Wissenschaft offenbaret“.[32]

Die siebte Gestalt schließlich ist das *Wesen* oder das *Gehäuse*. Allein schon diese zwei Namen deuten an, dass die letzte unter den sieben den schon vorhandenen Bewegungen keine weitere eigene mehr hinzufügt. Vielmehr ist sie so etwas wie der Raum, in dem die übrigen Gestalten agieren, während sie selber in völliger Ruhe verharrt. In Böhmes eigenen Worten: „Die siebente Eigenschaft ist das Subiectum oder Umschluß der andern sechs Eigenschaften, darinnen sie wircken, wie das Leben im Fleisch; und heißet die siebente billig der Grund oder die Stätte der Natur, darinnen die Eigenschaften in Einem Grunde stehen.“[33]

Diese sieben nun sind es, die alles sozusagen „Natürliche“, also alles, wie sie selber, der Natur Angehörige in ihrem Wirken aus sich hervorbringen. Und wenn die eben dargebotene knappe Skizzierung ihrer jeweiligen Besonderheit eine vielleicht eher verwirrende Bildfolge als Eindruck hinterlassen haben mag, dann bemüht sich Böhme wiederholt deutlich zu machen, dass die wirklichen Verhältnisse noch um einiges komplizierter sind und das menschliche Vorstellungsvermögen und den menschlichen Verstand bei Weitem übersteigen. So fügt er in seinem *Mysterium Magnum* an eine ähnliche Abfolge von Einzelbeschreibungen den relativierenden und zur Skepsis gegenüber den eigenen intellektuellen Fähigkeiten mahnenden Hinweis:

> Günstiger Leser, verstehe den Sinn recht und wol: Es hat nicht den Verstand, als wären die sieben Eigenschaften getheilet, und wäre eine neben der anderen, oder eher als die anderen; Sie sind alle sieben nur als Eine, und ist keine die erste, andere, oder letzte, denn die letzte ist wieder die erste [...] Man muß nur in Stückwerck also reden, daß mans kann schreiben, und den Sinnen entwerfen; sie sind allesamt nur die Offenbarung GOttes, nach Liebe und Zorn, nach Ewigkeit und Zeit.[34]

30 Ebd., S. 94.

31 Ebd., S. 94.

32 Ebd., S. 94.

33 Ebd., S. 86.

34 Jacob Böhme: *Mysterium Magnum*. In: Jacob Böhme, *Sämtliche Schriften*. Faksimile-Neudruck der Ausgabe von 1730 in elf Bänden, neu hg. v. Will-Erich Peuckert, Band 7. Stuttgart 1958, S. 34.

Und ähnlich schreibt Böhme in seiner Erklärung *der vornehmsten Puncten und Wörter*:

> Man muß nur solches auf bildliche Art zum Verstand setzen, wie eine aus der andern geboren werde, zu mehrerm Verstande, was der Schöpfer sey, und daß man das Leben und Wesen der sichtbaren Welt könne betrachten.[35]

Die sieben Eigenschaften sind die sieben Gestalten als die sieben Gestalterinnen der Natur. Natur aber ist die Gesamtheit der Unterschiede und der durch sie unterschiedenen Dinge. So versteht sich von selber, dass die Gestalten nicht nur, wie bislang allein ins Auge gefasst, die *ewige* Natur aus sich gebären, sondern auch das „Leben und Wesen der *sichtbaren* Welt“, wie es im letzten Zitat hieß. Die sichtbare Welt aber ist dasselbe wie die „anfängliche“ Natur, deren klare Unterscheidung von der ewigen Böhme von Tilke zu lernen forderte. Was aber ist nach Böhme der Kern dieser Unterscheidung? Die Frage lässt sich nicht beantworten, ohne zugleich zwei weitere zu klären. Zum einen: Wie hängen die beiden Naturen miteinander zusammen? Und zum andern: Warum gibt es überhaupt zwei Naturen?

Beginnen wir dazu noch einmal beim ungründlichen Nichts. Aus ihm ging, wie wir sahen, die erste Bewegung hin zu einem Etwas deshalb hervor, weil sich das Nichts nach einer Offenbarung seiner selber sehnte. Denn es litt an dem Mangel, dass es sich *als* dieses Nichts selber nicht wahrzunehmen vermochte, und es bedurfte, um diesen Mangel zu beseitigen, wie dies bei aller Offenbarung der Fall ist, notwendig seines eigenen Gegenteils. Um sich als das Nichts zu offenbaren, musste das Etwas aus ihm erstehen, um sich als das Eine oder die Einheit zu offenbaren, das Viele oder die Vielheit. So brachte es in einem ersten Schritt die göttliche Dreiheit aus sich hervor und die sieben Gestalten und in deren Wirken dann die unermessliche Fülle des voneinander Unterschiedenen. Denn „darum führet sich die ewige Einheit durch ihren Ausfluß und Schiedlichkeit in Natur, auf daß sie einen Gegenwurf habe, darinnen sie sich offenbare“.[36] Und weil zu ihrer vollständigen Offenbarung nicht zuletzt gehört, dass sie sich als eine *ewige* Stille und Einheit offenbart, und weil auch diese Offenbarung nur durch das Ins-Dasein-Treten ihres Gegenteils geschehen kann, fließt als ein Letztes die Zeit aus ihr hervor und die Materie, also die „sichtbare Welt“ oder die „anfängliche Natur“. Dasjenige aber, worin sich *in* der anfänglichen Natur die Offenbarung in all ihren Aspekten konzentriert und damit ihre höchste Vollendung erfährt, ist der Mensch. Denn der Mensch, das in die Zeit und Materie hineingeschaffene Gegenbild des ewigen unfasslichen Nichts, ist zugleich ein *Eben*bild Gottes insofern, als

35 *Clavis* (s. Anm. 18), S. 86.
36 *Clavis* (s. Anm. 18), S. 86 f.

auch er, und zwar unter allen Geschöpfen nur er, alle Möglichkeiten des Göttlichen in sich vereint, als er, wie Gott, allen Bereichen der äußeren und ewigen Natur angehört. Mit seinem Leib Teil der irdischen Welt als des, nach Böhme, dritten Prinzips, des Prinzips von Zeit und Materie, ragt er mit seiner Seele in die beiden anderen ewigen Prinzipien hinein: In das erste Prinzip als dasjenige des Zorns, des Feuers oder der Finsternis – ihm entspricht im Raum der sieben Gestalten die Bewegung von der Herbigkeit bis hin zum Rad der Angst und zum rückwärtsgewandten Feuer –, und in das zweite Prinzip als das der Liebe und des Lichts – ihm entspricht unter den sieben Gestalten die gleichnamige fünfte und darüber hinaus die Bewegung vom nach vorne sich wendenden Feuer bis hin zum einschließenden Wesen oder Gehäuse. So ist der Mensch, darin ein Spiegelbild des dreifaltigen Gottes, ein dreifaches Wesen, das „(1) eine irdische, elementische, und denn auch (2) eine himmlische Bildniß träget; und nicht alleine dieses, sondern träget (3) auch eine höllische an sich".[37]

Und dennoch, ein so vollkommener „Gegenwurf" Gottes und „ewig Gleichniß seines Wesens"[38] der Mensch damit auch sein mag, so würde diese Spiegelbildlichkeit alleine nicht hinreichen, um ihn zu einer wirklichen Vollendung der göttlichen Offenbarung zu befähigen. Etwas weiteres muss notwendig noch hinzukommen. Worum es sich dabei handelt, wird ersichtlich, wenn wir uns noch einmal zurück an jenen Punkt begeben, an dem die Offenbarung ihren Anfang nimmt.

Über diesen Anfang haben wir bislang erfahren, dass Gott als das ungründliche Nichts oder Eine in seinem Sehnen nach Offenbarung die Unterschiede, die „Schiedlichkeit", wie Böhme sagt, die Natur aus sich hervorbringt. Nur, und darüber haben wir bislang hinweggesehen, er offenbart sich damit nicht – und er kann es auf diese Weise auch gar nicht tun – *als* das Nichts oder *als* das Eine. Diese Unmöglichkeit aber, daß das Nichts oder Eine als solches nicht offenbar werden kann, führt nun dazu, daß neben dem ersten Willen zur Offenbarung ein zweiter Wille entsteht, der das genaue Gegenteil, der das Zurück in die unoffenbare Ununterschiedenheit erstrebt. Es „sehnet sich der Wille nach der sanften Einheit, und die Einheit sehnet sich nach der Empfindlichkeit".[39] Da der Wunsch, sich selber als ein Nichts oder ungeteiltes Eines empfinden zu können, unerfüllbar ist, spaltet er sich auf in zwei gegensätzliche, von denen jeder für sich seine Erfüllung fordert. Diese Erfüllung aber ist nur der Mensch zu leisten imstande. Er als ein Ebenbild Gottes und somit buchstäblich von Natur aus, also ohne eigenes Zutun, die Erfüllung des göttlichen Seh-

37 Beschreibung der Drey Principien (s. Anm. 25), S. 183.

38 Ebd., S. 183.

39 Clavis (s. Anm. 18), S. 90.

nens nach Offenbarung kann sich – und damit erfüllt er den zweiten Willen in freier Entscheidung – auf den Weg begeben vom ersten Prinzip als dem des Zorns hin zum zweiten als dem der Liebe; es ist zugleich der Weg von den drei ersten Gestalten als dem in sich kreisenden Rad hin zur fünften, wo die Offenbarungsbewegung an ihren Ursprung als in die ursprüngliche Einheit zurückfindet – das aber ist, wie wir alle wissen, der mystische Weg. Auf ihm ist das Ziel erreicht – und damit gelingt an dieser Stelle und also im Menschen doch so etwas wie eine Erfüllung des ja eigentlich unerfüllbaren ungründlichen Sehnens –, es ist erreicht, wenn sich der Mensch in seiner Individualität, in seiner Besonderheit als seiner je besonderen Vielheit *als ein Nichts empfindet.*

Böhme hat diese Erfahrung in einer sein Leben grundlegend verändernden Weise um das Jahr 1600 gemacht. Von dieser Erfahrung wissen wir zum einen durch eine Darstellung des ersten Böhme-Biographen Abraham von Franckenberg. Sie lautet:

> Unterdessen, und nachdem er sich als ein getreuer Arbeiter seiner eigenen Hand, im Schweiß seines Angesichts genehret, wird er mit des 17. Seculi Anfang, nemlich Anno 1600, als im 25. Jahre seines Alters zum andernmal vom Göttlichen Lichte ergriffen, und mit seinem gestirnten Seelen-Geiste, durch einen gählichen Anblick eines Zinnern Gefäßes (als des Lieblich Jovialischen Scheins) zu dem innersten Grunde oder Centro der geheimen Natur eingeführet; Da er als in etwas zweyfelhaft um solche vermeinte Phantasey aus dem Gemüthe zu schlagen zu Görlitz vor dem Neyßthore [...] ins Grüne gegangen, und doch nichts destoweniger solchen empfangenen Blick je länger je mehr und klärer empfunden.[40]

Man sollte zu dieser Darstellung das Folgende wissen: Zum einen, es liegt ein gutes Vierteljahrhundert zwischen Böhmes Tod und dem Druck des obigen Textes, bei dem es sich vermutlich um eine Kompilation von Notizen aus dem Nachlass von Abraham von Franckenberg handelt,[41] und zum anderen, der so entstandene biographische Abriss ist großenteils nach Art einer Hagiographie angelegt – das heißt, das Schwergewicht seiner Darstellung ruht vor allem darauf, die Besonderheit Jacob Böhmes über eine Aneinanderreihung wundersamer Begebenheiten aus seinem Leben zu zeigen. So erscheint also einige Skepsis, was den Wahrheitsgehalt der dargebotenen Episoden, und unter ihnen eben auch derjenigen mit dem Zinngefäß, anbelangt, durchaus angebracht, obwohl hier nicht grundsätzlich bezweifelt werden soll, dass sie auch in ihren Details auf mündliche

40 Abraham von Franckenberg: *Gründlicher und wahrhafter Bericht von dem Leben und Abscheid des in GOtt selig=ruhenden Jacob Böhmens.* In: Jacob Böhme, *Sämtliche Schriften.* Faksimile-Neudruck der Ausgabe von 1730 in elf Bänden, neu hg. v. Will-Erich Peuckert, Band 10. Stuttgart 1961, S. 10 f.

41 Zu den näheren Umständen vgl. die jüngst erschienene Studie von Carlos Gilly: *Zur Geschichte der Böhme-Biographien des Abraham von Franckenberg.* In: Theodor Harmsen (Hg.), *Jacob Böhmes Weg in die Welt.* Amsterdam 2007, S. 329-363.

Berichte Böhmes ganz unmittelbar zurückgehen können. Schließlich ist eine persönliche Bekanntschaft mit Abraham von Fran-ckenberg zumindest für Böhmes letzte zwei Lebensjahre verbürgt.[42]

Nun ist uns aber glücklicherweise noch eine zweite Darstellung von Böhmes mystischem Erlebnis überliefert, und bei ihr bewegen wir uns unzweifelhaft auf gesichertem Boden, denn diese zweite Darstellung, es ist in jeder Hinsicht die Erste, stammt von Böhme selber; sie findet sich in seiner Erstlingsschrift *Aurora* oder *Morgen Röte im auffgang*. Böhme berichtet dort zu Beginn des 19. Kapitels zunächst von einer schweren psychischen Krise, in die er einstmals geraten sei, von einer, wie er es selber nennt, „Harte[n] Melancoley vnd Traurigkeit".[43] Ausgelöst worden sei sie zum einen durch die Betrachtung der „Grosse[n] Tiffe dieser weld"[44] und die Nachrichten von den Spekulationen, die die zeitgenössischen Astronomen darüber anstellten („Haben auch wol Edliche phisicy sich vntterstanden die selbe Höhe zu messen / vnd gar Seltzsame ding Herfür Bracht"),[45] und zum andern durch die Erfahrung, „das in allen dingen Böses vnd Guttes"[46] enthalten sei, „Jn den Elementen so wol als in den Creaturen / vnd daß es Jn dieser weld dem Gottlosen so wol ginge als dem fromen".[47] Beides zusammengenommen, die ins Unermessliche vorgetriebene Ausdehnung der Welt auf der einen Seite und das ungehinderte Regiment des Bösen *in ihr* auf der andern, schien diese Welt selber unwiderleglich als eine gottlose zu erweisen. Böhme verfiel, wie er schreibt, in „Heidnische gedancken",[48] die ihm der „Teufel […] ein Bleuete",[49] und „keine schrifft",[50] und also auch nicht die Heilige, vermochte ihn in dieser Situation mehr zu „Trösten". Doch dann geschah, unvermittelt, aber anscheinend nicht unverhofft, ebenjenes Ereignis, das wir bereits aus der Darstellung Abraham von Franckenbergs kennen. In Böhmes eigenen Worten hört es sich so an:

> Als Jch aber in solcher Tribsal / Meinen Geist / den Jch wenig vnd nichtes verstund was er waß / Ernstlich in Gott er Hub / als mit einem Grossen sturm / vnd mein gantz Hertze vnd gemütte / Sampt allen andern gedancken vnd willen sich alles darein schluß / ohne nach lassen / mit der liebe vnd Barmhertzigkeit

42 Vgl. Sibylle Rusterholz: Abraham von Franckenbergs Verhältnis zu Jacob Böhme: Klaus Garber (Hg.), Kulturgeschichte Schlesiens in der Frühen Neuzeit. Tübingen 2005, S. 205-241, hier: S. 205.

43 Morgen Röte im auffgang (s. Anm. 4), S. 199.

44 Ebd., S. 199.

45 Ebd., S. 199.

46 Ebd., S. 199.

47 Ebd., S. 199.

48 Ebd., S. 200.

49 Ebd., S. 200.

50 Ebd., S. 199.

Gottes zu ringen / vnd nicht nach zu lassen er segned mich den / das ist / er erleuchte mich den mit seinem Heiligen Geiste / da mitte Jch seinen willen mechte ver stehen / vnd meiner Trawrigkeit loß werden / So Brach der Geist durch / Als Jch aber in meinem ahn gesetzten eiffer / also Harte wider Gott vnd aller Hellen Porten stürmete / als weren meiner kreffte noch mehr ver Handen / Jn willens das leben daran zu setzen / welches freilich nicht mein vermögen were gewesen / ohne des Geistes Gottes bey stantt / Als Balde nach edlichen Harten stürmen / ist mein Geist durch der Hellen Porten durch gebrochen / Biß in die Jnreste geburtt der Gottheit / vnd alda mit liebe vmbfangen worden / wie ein Breutigam seine liebe Brautt / Was aber für ein triumpffiren in dem Geiste gewesen sey / kahn Jch nicht schreiben / oder Reden / Es lest sich auch mit nichtes ver gleichen / Als nur mit deme / wo mitten im Tode daß leben geboren wird / vnd ver gleicht sich der auff erstehung von den Totten /

In Diesem lichte hatt mein Geist als Balde durch alles gesehen / vnd ahn allen Creaturen / So wol ahn krautt vnd Gras Gott er kend / wer der sey / vnd wie der Sey / vnd was sein willen sey /[51]

Keine Rede also diesmal von einem zinnernen Gefäß, keine Rede überhaupt von einem sinnlichen Eindruck, von irgendetwas Äußerem, das die Überwindung des melancholischen Zustands initiiert oder auch nur befördert hätte. Sollte ein solcher vorausgehender Sinneseindruck Böhme dennoch später in Erinnerung geblieben sein, dann hielt er ihn offensichtlich für nicht wichtig genug, um ihn eigens in seiner Schilderung des Erlebnisses zu erwähnen. Dafür jedoch legt er großen Wert darauf, dass sein ganz persönlicher Anteil am Verlauf des Prozesses als sein unbedingtes, von äußeren Einflüssen unabhängiges Herauswollen aus der „Trawrigkeit" deutlich wird. *Seinen* Geist erhob er „als mit einem Grossen sturm" ernstlich in Gott, *sein* ganzes Herz und Gemüt schloß er „darein … / mit der liebe vnd Barmhertzigkeit Gottes zu ringen" und, nach dem Vorbild des Patriarchen Jakob, „nicht nach zu lassen er segned mich den", und in *seinem* „ahn gesetzten eiffer" stürmte er „wider Gott vnd aller Hellen Porten", „Jn willens das leben daran zu setzen". Keine plötzliche Entrückung war es also, die da geschah, sondern ein regelrechter Zweikampf, bei dem Böhme letztlich den Sieg davontrug. Und wem beim Stichwort Zweikampf hier andere Kämpfe einfallen mögen, von denen wir vorhin in anderem Zusammenhang hörten, dann ist diese Assoziation ganz und gar keine abwegige. Denn Böhmes gewaltsamer Ausbruch aus seiner tiefen Niedergeschlagenheit und sein Durchbruch „Biß in die Jnreste geburtt der Gottheit" vollzog sich genau nach Art jener Bewegungsfolge, die durch die Reihe der sieben Gestalten hindurchführt. Wie die Bitterkeit oder der Stachel gegen die in die eigene Finsternis hineinziehende Herbigkeit wütet und in diesem Wüten zuletzt das Rad der Angst als das, wie es hieß, „wahre Fundament der Höllen" erzeugt, so suchte auch Böhmes Geist in seinem Verlangen, der Finsternis

51 Ebd., S. 200.

der eigenen Trübsal zu entfliehen, in „edlichen Harten stürmen“ und also zunächst vergeblich die Pforten der Hölle zu durchbrechen; und wie sich innerhalb der sieben Gestalten dann doch ein Ausweg aus dieser Situation eröffnet und aus dem sich entzündenden Feuer der vierten das sanfte Licht der fünften zu leuchten beginnt, so überwand auch Böhmes Geist schließlich dasjenige, das ihn in seiner finsteren Trübsal gefangen hielt, und er gelangte an jenen Licht-Ort, an dem er, wie er schreibt, „mit liebe vmbfangen“ wurde. Dass es derselbe ist, in den auch die Bewegungen der Gestalten als in ihr Ziel einmünden, und dass es derselbe ist, in den der zweite Wille als der Wille zur „sanften Einheit“ sich zurücksehnt, wird dabei nicht allein durch das Wort Liebe signalisiert. Wenn Böhme die Erfahrung, die er machte, im Bild des sich umfangenden Brautpaars beschreibt, dann greift er damit auf das Urbild aller Einswerdung zurück als aller Zweiheit, die sich selber als solche zu vernichten sucht. Und anders würde die Rede von „der Jnreste[n] geburtt der Gottheit“, in der sich Böhmes Geist während dieser Erfahrung befand, schließlich auch keinen Sinn machen, denn dort, wo die *Geburt* der Gottheit erst stattfinden wird, kann es deren Offenbarung und damit Unterschiede und Unterscheidungen freilich noch nicht geben.

Doch gerät im Ausklang jener Erfahrung die Natur mit ihrer Fülle an Unterschiedenheiten sofort wieder in den Blick. Mehr andeutungsweise findet sich dieser Weg zurück in die Welt des dritten Prinzips im Bericht Abraham von Franckenbergs erwähnt. „*Ins Grüne*“, so hieß es dort einigermaßen unspezifisch, sei Böhme nach seiner Zinngefäß-Vision gegangen, um sich die vermeintliche Einbildung aus dem Gemüt zu schlagen, wodurch der „empfangene Blick“ im Gegenteil aber immer klarer zu empfinden gewesen sei. Demgegenüber setzt Böhme in seiner eigenen Darstellung die Akzente anders: Nicht, dass die umgebende, sinnlich wahrnehmbare Natur an der Gültigkeit seiner Erfahrung nicht zu rühren vermochte, will er zum Ausdruck bringen, sondern dass er – ein bis in die Gottesgeburt außer der Natur Vorgedrungener – wieder ganz *in* diese Natur zurückfand, wo sich seinen geschärften Sinnen nun aber alles in einer bislang ungekannten Transparenz darbot: „ahn allen Creaturen / So wol ahn krautt vnd Gras“, so zählt er im Einzelnen auf, habe er Gott erkannt, und diese Erkenntnis sei geschehen – und damit eröffnet sich hier zugleich eine letzte Parallele zu den sieben Gestalten – „In Diesem lichte“. Denn so wie die Bewegungsfolge der Gestalten in der fünften nicht abbricht, obwohl doch eigentlich im Licht als der ursprünglichen „wesentlichen Einheit“ das Ziel des Prozesses erreicht ist, sondern weiterführt zur sechsten Gestalt als der Offenbarerin des Geschehenen, so war es auch für Böhme ein nur vorübergehender Aufenthalt im Raum der innersten Gottesgeburt. Und wenn dieser Aufenthalt auch fortan sein Leben bestimmen sollte, und er ihm stets gegenwärtig blieb als die Quelle, aus der er bei all seinem späteren Wirken schöpfte, so zeigte sich Böhme *in* diesem Wirken doch vor allem, wenn man so sagen darf, der sechsten Gestalt als der Offenbarung der eigenen Erkenntnis verpflichtet. Der Reflexion und Kundgabe dessen, was er, wie er anderswo schreibt, „in einer Viertheil-Stunden [...] gesehen und gewust habe"[52], widmet er, und das ganz evident mit Beginn seiner Schriftsteller-tätigkeit zwölf Jahre nach seiner Durchbruchs-Erfahrung, im Grunde sein ganzes Leben.

## II

„Lernet von ehe unterscheiden". Unter all den Einsichten, die irgendwann um das Jahr 1600 Böhme in kürzester Frist zuteil wurden, befand sich notwendig auch diese, die er später als eindringliche Mahnung an Balthasar Tilke weitergab. Sie betrifft in ganz unmittelbarem Bezug die Unterscheidung von ewiger und anfänglicher Natur; doch gilt sie darüber hinaus innerhalb der anfänglichen Natur auch für deren Bestandteile als für die Vielheit der unterschiedenen Dinge, über die sich das ungründliche Eine einzig zu offenbaren vermag; und sie gilt letztlich, und dieses vielleicht sogar in allererster Linie, für die Unterscheidung zwischen demjenigen Bereich, in dem Unterscheidungen unentwegt getroffen werden müssen, und demjenigen, in dem sie nicht möglich sind. Diese Unterscheidung entspricht derjenigen zwischen der Natur und der Natur Ende:

> so ein Ding in sein Nichts eingehet, so ists dem Schöpfer wieder heimgefallen, der machet das Ding wie es ist im ewigen Willen erkannt worden, ehe es zur Creatur geschaffen ward, da ist es im rechten Ziel der Ewigkeit, und hat keine Turbam, denn es ist an der Natur Ende.
>
> Alles was in der Natur läuft, das quälet sich; was aber der Natur Ende erreichet, das ist in Ruhe ohne Qual.[53]

Soweit dieses Ding, das in sein Nichts eingeht, ein Mensch ist – und als ein Ding, das in *freiem Willen* in sein Nichts eingeht, kann es nur ein Mensch sein – sprechen wir von einem mystischen Prozess, der da geschieht. Er ist der Nachvollzug jener Bewegung, die Böhme aus seiner Melancholie in die innerste Geburt der Gottheit führte. Dass er für einen jeden Menschen das oberste Ziel sein sollte, ist in Böhmes Schriften der Kerngedanke all jener Passagen, die im weitestem Sinn als Handlungsanleitungen verstanden werden können:

52 Jacob Böhme: *Theosophische Send-Briefe*. In: Jacob Böhme, *Sämtliche Schriften*. Faksimile-Neudruck der Ausgabe von 1730 in elf Bänden, neu hg. v. Will-Erich Peuckert, Band 9. Stuttgart 1956, S. 44.

53 De signatura rerum (s. Anm. 9), S. 229.

> Der wille der Creatur sol sich mit aller vernunfft vnd begürde gantz in sich ersenkken / als ein vnwürdiges kint / das diser hohen Gnaden gar nicht werdt sey / ihme auch gantz kein wissen oder ver stant zu Messen / [...] sondern nur schlecht vnd Einfeltig sich in die liebe vnd Gnade Gottes in Christo Jesu ein er sencken / vnd seiner vernunfft vnd selbheit begehren / im leben Gottes als wie tott zu sein / [...] Also dringet die eigne begürde ins nichts / als nur in Gottes machen vnd thun / was dehr in ihr will /[54]

Und so wie bei Böhmes persönlicher Erfahrung ist der Prozess damit noch nicht abgeschlossen, denn es fehlt ja noch, nach dem einfältigen Sich-Einersenken in die göttliche Gnade, das Sich-Wiederfinden im Licht der Erkenntnis und unter den in diesem Licht schärfer hervortretenden Dingen und Kreaturen.

> Also sihet die Menschliche selbheit / dem Geiste Gottes in zittern vnd in freuden der dehmut / Nach / Also mag sie alles schawen / was in der zeit vnd ewigkeit ist / es ist ihr alles Nahe.[55]

Ich möchte hieran zum Schluss noch eine allgemeine Überlegung knüpfen. Gespräche über Mystik, das liegt in der Natur der Sache, stehen immer in der Gefahr, sich im Unbestimmten oder gar Diffusen zu verlieren. Denn wenn es so ist, dass die mystische Erfahrung die Erfahrung einer Unterschiedslosigkeit ist, dann kann es letztlich auch keine Unterschiede zwischen den je persönlichen mystischen Erfahrungen geben, gleichviel, ob die betreffende Person dem Christentum oder einem anderen religiösen Kulturkreis entstammt, oder ob sie sich überhaupt einem solchen als zugehörig empfindet. Und wenn es zudem ebenjene identischen Erfahrungen sind, die angesichts ihrer Außergewöhnlichkeit die Aufmerksamkeit und das Interesse auf sich ziehen, dann ist es weiterhin nicht verwunderlich, wenn über diesem einen identischen Ankunftsort die Verschiedenheit der dorthin führenden Wege etwas aus den Augen gerät oder für vergleichsweise weniger bedeutend erachtet wird. Dann richtet sich der Blick auch der Kommentatoren, in meist ja bester Absicht, über das Unterscheidende hinweg auf das Gemeinsame und damit – wer wollte es leugnen – auf das Verbindende dieser Erfahrungen.

In Böhmes Schriften findet sich für eine solche Betrachtungsweise kein Vorbild. Sein Blick bleibt zeit seines Schriftstellerlebens der entschieden genaue und diskriminierende, mit dem er aus seinem Durchbruchserlebnis hervorging, als sein Weg durch die Erfahrung der Ununterschiedenheit hindurch in die Welt der Schiedlichkeit zurückführte, als er *in diesem Lichte* durch alles sah und an den voneinander unterschiedenen Dingen Gott als das ursprüngliche Eine erkannte. Und nicht nur das, seine Erkenntnis betraf

54 Jacob Böhme: *Von Der wahren gelassenheit.* In: Jacob Böhme, *Die Urschriften*, hg. v. Werner Buddecke, Band 1. Stuttgart 1963, S. 332 f.

55 Ebd., S. 333.

als eine an mancherlei Einzelnem erprobte nicht zuletzt auch das rätselhafte Verhältnis von Einheit und Vielheit selber zueinander. Es zeigte sich ihm, dass das eine im jeweils anderen vollkommen geborgen war und dieses andere seinerseits frei und ungehindert durchdrang und erfüllte, so, um zum Schluss noch einmal mit Böhmes eigenen Worten zu sprechen, wie „das Licht im Feuer wohnet“, aber „dem Feuer unergriffen“,[56] ohne Vermischung, wohlunterschieden.

56 *Von der Menschwerdung JEsu Christi* (s. Anm. 10), S. 136 f.

# Romantische Medizin und Religiosität

*Werner E. Gerabek*

## Athanasius Kircher

Athanasius Kircher, Theologe und Naturgelehrter des Barock, ist der Autor eines umfassenden Werkes über den Magnetismus, das 1641 in Rom erschien: *Magnes sive de arte magnetica*.[1] In dieser Schrift, die insgesamt dreimal aufgelegt wurde, betrachtet der Jesuit Kircher Gott als den zentralen Magneten des Kosmos. Kircher geht von der Annahme aus, die gesamte Natur sei geprägt von einer allumfassenden Harmonie, die aus dem universalen Prinzip des Magnetismus resultiere. So hebt Kircher in der dritten Ausgabe seiner Monographie[2] beispielsweise folgende Themen hervor:

> Natur und Eigenschaften des Magneten,
> Die praktische Anwendung des Magnetismus auf den verschiedenen Gebieten der Technik,
> Der Magnetismus der Erde, der Pflanzen und der Sterne,
> Die magnetischen Fähigkeiten der einzelnen Elemente,
> Der Magnetismus der Sonne und des Mondes,
> Der animalische Magnetismus,
> Der Magnetismus und die Medizin,
> Der Magnetismus und die Musik,
> Der Magnetismus und die Liebe,
> Gott als universaler Magnet. [3]

Demnach thematisiert bereits Kircher den animalischen (oder organischen bzw. tierischen) Magnetismus. Dieses Phänomen ist Teil des universalen Erklärungsprinzips, als welches die Naturerscheinung des Magnetismus insgesamt angesehen wird. Dem Magnetismus, wie ihn Kircher versteht, eignen nicht nur physikalische Kräfte, sondern auch geistig-seelische Potenzen, welche die Welt strukturieren. Ein innerer Nexus verbindet das gesamte Sein des Universums. Dieses universale Band nennt Kircher *Catena magnetica*, d. h. magnetische Kette.[4]

---

1 Kircher (1981), S. 117.
2 Rom 1654.
3 Kircher (1981), S. 75.
4 Siehe Benz (1977), S. 15f.

Bei Kircher verliert die Auffassung eines persönlichen Gottes immer mehr an Bedeutung. Durch den Vergleich des göttlichen Prinzips mit einem Magneten treten die unpersönlichen Merkmale des Gottesbildes verstärkt hervor. Gott wird zunehmend gleichgesetzt mit einer alles durchdringenden, den ganzen Kosmos gestaltenden, belebenden und erhaltenden Kraft, deren Strahlen allgegenwärtig sind. Der „Magnet Gott" mutiert immer mehr zur magnetischen Kraft *in* der Natur und wird auf diese Weise schließlich zur magnetischen Kraft *der* Natur. [5]

Kirchers Naturanschauung bildet den Beginn einer Entwicklung, die über Franz Anton Mesmer bis zur Romantik reicht. Daher können beispielsweise die romantische Konzeption einer Weltseele, die letztlich auf Schelling zurückgeht, oder das Beharren des romantischen Dichters Jean Paul auf einem göttlichen Prinzip in der Natur und im Menschen mit der Naturphilosophie Kirchers in Verbindung gebracht werden: Die deistische Religionsauffassung Jean Pauls und die Weltseele Schellings negieren bekanntlich gleichermaßen einen persönlichen Gott.

Ich darf den Leser nun in das 18. Jahrhundert entführen – in eine Epoche, in der es auch im Wissenschaftsbetrieb zum guten Ton gehörte, den aufklärerischen Idealen zu huldigen, in der es aber von – modern gesprochen – Aussteigern nur so wimmelte. Umherziehende Quacksalber und Wunderheiler waren ebenso an der Tagesordnung wie – um ein Beispiel herauszugreifen – die gewieften Zahnbrecher, die auf den Marktplätzen für gutes Geld allerlei unnütze Mittel gegen den bohrenden Zahnschmerz verkauften. Wer es in der Gelehrtenrepublik zu Ansehen und Geld bringen wollte, hatte sich von solch windigen Mitmenschen strikt zu distanzieren – eine Aufgabe, die Franz Anton Mesmer mit Bravour meisterte. Der schon von seinen Zeitgenossen häufig als Scharlatan verschriene Arzt und Magnetiseur Mesmer[6], der sich 1759 in Wien für das Fach Medizin inskribierte, an jener Hochschule, wo die berühmten Gelehrten Gerard van Swieten und Anton de Haën seine medizinischen Lehrer waren, Mesmer also, der aus dem kleinen Bodenseedorf Iznang stammende spätere Pariser Modearzt, verfasst 1766 seine Dissertation *De*

---

5 Ernst Benz ([1977], S. 17), einer der besten Kenner der Thematik, konstatiert: „Es ist nicht zu bezweifeln, daß gerade die Übertragung der Anschauung von der Wirkung des Magnetismus und der Elektrizität auf den Gottesgedanken zu der Entwicklung beigetragen hat, wie sie in der pansophischen Naturtheologie hervortrat und die den Übergang zu der Naturphilosophie Mesmers und der Romantik bildete – die Wendung von der persönlichen „Macht" zur unpersönlichen ‚Kraft'."

6 Zu Mesmer und dem tierischen Magnetismus siehe BLÄ, IV, S. 179–181, Benz (1977), Tatar (1978), Schott (1982), Schott (1984), Mesmer (1985), Schott (1985), Schott (1986b), Darnton (1983), Wolters (1988), Gerabek (1988), S. 189–246 (Kap. G.4), Miller (1989 – 1990), Parish (1990), Ego (1991), Barkhoff (1995), Florey (1995), Gerabek (1995) und Weder (2008).

*planetarum influxu*, die ein herausragendes Dokument für die Entstehungsgeschichte des animalischen Magnetismus werden sollte. Der junge Mediziner macht in seiner Doktorarbeit kosmische Einflüsse für den Gesundheitszustand des Menschen verantwortlich – Phänomene, die er als Kind seiner aufgeklärten Zeit jedoch nicht mit Astrologie und Wahrsagekunst in Verbindung bringt; vielmehr ist er bestrebt, diese wundersamen Erscheinungen mit Methoden der empirisch-exakten, rationalen Naturwissenschaft zu analysieren. Dabei stützt er sich beispielsweise auf die Gravitationsgesetze Isaac Newtons.

Mesmer macht kosmische Potenzen für Krankheit und Gesundheit des Menschen verantwortlich. Dabei weist er dem Mond eine bedeutende Rolle zu, der auch für die Erscheinung von Ebbe und Flut verantwortlich ist. Mesmer geht von einem entsprechenden Phänomen im Menschen aus: Ebenso wie das Meer dem Einfluss des Mondes unterworfen sei, zeigen die menschlichen Körpersäfte Reaktionen auf das Wirken des Mondes, und zwar bedingt durch die sogenannte *Gravitas animalis*. Diese „lebendige" oder „organische Schwerkraft" besitze kosmisch-universalen Charakter und sei eine derart feine Substanz, dass sie kaum als körperlich angesehen werden könne. Sie habe jedoch die Fähigkeit, in alle Bereiche des Körpers einzudringen, um dort beispielsweise Nerven und Sinne zu beeinflussen.[7] Die *Gravitas animalis* könne bei bestimmten Planetenkonstellationen aber auch krankheitserzeugende Wirkung haben.

Mesmer hat mit seiner Annahme von kosmischen Potenzen also die Medizin im Visier. Neue Therapiemöglichkeiten würden sich eröffnen, wenn die Heilkunde derartige Kräfte dingfest machen könnte und sie während der Krankenbehandlung anwendete. In der Dissertation kündigt der innovative Autor an, seine Theorien empirisch-exakt durch Beobachtungen und Versuche zu erhärten.

Die Konzeption der *Gravitas animalis* weist eine große Ähnlichkeit mit Athanasius Kirchers *Catena magnetica* auf, die – so der gelehrte Jesuit – ebenfalls kosmisch-universale Wirkung entfalte. Die „organische" oder „lebendige Schwerkraft" Mesmers nimmt andererseits aber auch schon spätere Äthertheorien vorweg.

1774, also als 40-Jähriger, habe er dann – so Mesmer – die entsprechende Heilkraft „entdeckt". In seiner *Abhandlung über die Entdeckung des thierischen Magnetismus*[8] beschreibt der findige Arzt die neu gefundene Kraft und bezeichnet sie zum ersten Mal als „thierische[n] Magnetismus", d. h. als „Lebensmagnetismus".[9] Mesmer geht von einem makrokosmischen

7 Siehe Schott (1985), S. 235. Zur Vorstellung von physikalischer und psychischer Energie bei Mesmer siehe Feldt (1985).

8 Mesmer (1781).

9 Siehe Schott (1985), S. 236.

Fluidum aus, das er sich nicht als immaterielle Substanz, sondern als feinste flüssige Materie vorstellt. Dieses Fluidum unterwirft er rationalem und physikalischem Kalkül: Er ist Aufklärer, kein Magier oder Spiritist wie der Wundertäter Alexander Graf von Cagliostro oder der Geisterseher Emanuel Swedenborg. Mesmer will auf natürliche Weise heilen, d.h. übernatürliche Kräfte, wie sie sich angeblich in den Exorzismen Johann Joseph Gaßners offenbaren, leugnet Mesmer. Mesmer arbeitet mit einem Mikro-Makrokosmos-Modell, d. h., er stellt dem mikrokosmischen Menschen das Weltall gegenüber.

Mesmer versichert, alle Krankheiten mithilfe des tierischen Magnetismus heilen zu können. Er sieht den Lebensmagnetismus demnach als ein Allheilmittel, eine Panazee, an.[10] Mesmer wendet sich anschließend an die aufgeklärte Leserschaft, die etwa an seinem System zweifeln könnte:

> Allein ich ersuche alle aufgeklärte[n] Personen, alle Vorurtheile zu entfernen, und wenigstens ihr Urtheil so lange zurück zu halten, biß mir die Umstände gestatten, meinen Grundsätzen, den Grad der Ueberzeugung zu ertheilen, deren sie fähig sind.[11]

Hervorzuheben ist, dass Mesmer sich auf mechanische Gesetze beruft. Dieses Insistieren auf der Methodik einer exakten Physik wird z. B. in einer Passage sichtbar, die auf das Gesetz von der Erhaltung der Energie verweist, das – so Mesmer – auch für die „Thätigkeit" der von ihm angenommenen feinen Materie seine Gültigkeit nicht verliere.

Wenn Mesmer besonders die Nerven hervorhebt, dann könnte dies eine Reaktion auf Albrecht von Haller sein, der in seiner Lehre von der Sensibilität und Irritabilität die Nerven und deren Funktionen stark aufwertete.

Mesmer erwähnt auch den Schall, der in der Lage sei, die feine Materie weiterzuleiten und zu vermehren. Aufgrund dieser Annahme ist es verständlich, dass Mesmer seine magnetischen Sitzungen mit Musik untermalte, wobei die Glasharmonika sein bevorzugtes Instrument war.

Mesmers therapeutisches Ziel ist die Imitation der krisenerzeugenden Natur. In der magnetischen Sitzung soll auf den Patienten die alles entscheidende Substanz – das „unsichtbare Feuer", die „tonische Flut" bzw. das „Agens" – übertragen werden.[12] Mesmer beabsichtigt, durch dieses Fluidum im Körper des kranken Menschen eine Art Ebbe und Flut zu erzeugen und somit heilsame Krisenzustände beim Patienten auszulösen.[13] Wie sieht das Magnetisieren nun in der Praxis aus? Der Magnetiseur wendet beim Patienten das Handauflegen an oder streicht mit der Hand in

10 Siehe Mesmer (1781), S. 54.

11 Mesmer (1781), S. 55.

12 Vgl. Schott (1985), S. 238, und Schott (1982).

13 Siehe Schott (1985), S. 236.

sehr geringer Höhe den Körper entlang, wobei der Magnetisierte in tiefen magnetischen Schlaf versinkt. Das Fluidum werde auf diese Weise – so Mesmers Vorstellung – vom Magnetiseur, der als Medium fungiert, auf den Patienten übertragen. Ferner könne das Fluidum mithilfe eines Rohres, durch Spiegel oder Blicke weitergeleitet werden. Mauern bilden dabei angeblich kein Hindernis. Die lebensmagnetische Kraft könne auch gespeichert werden, beispielsweise durch Magnetisieren von Wasser oder sogar von Bäumen. In der magnetischen Praxis fand insbesondere der *Baquet* häufige Anwendung.[14] Mesmer schreibt dazu:

> Das Behältniß, oder das magnetische Becken [...] Dieses Behältniß stellt ein großes Gefäß oder eine Wanne mit verschiedenen magnetisierten Körpern und Stoffen angefüllt vor: wie Wasser, Sand, Steine, Glasflaschen mit Wasser gefüllt. Es ist ein gemeinschaftlicher Brennpunkt, worin sich der Magnetismus konzentrirt befindet, und aus welchem eine Anzahl Leiter gehen, die aus gekrümmten etwas spitzig zulaufenden Eisenstäben bestehen, deren eines Ende in das Behältniß taucht, indeß das andere an den kranken Theil gebracht werden kann. Diese Zurichtung läßt sich für eine Menge von Kranken gebrauchen, welche, damit sie hier die zu ihrer Heilung nöthigen Krisen bereiten, umhersitzen.[15]

Die magnetische Kraft könne – so Mesmer – auch verstärkt werden. In dem vom romantischen Naturphilosophen Karl Christian Wolfart 1814 herausgegebenen Werk Mesmers *Mesmerismus. Oder System der Wechselwirkungen, Theorie und Anwendung des thierischen Magnetismus als die allgemeine Heilkunde zur Erhaltung des Menschen* heißt es, dass die Wirkung der magnetischen Kraft vergrößert werden könne:

> durch die mittheilende Gemeinschaft mit andern organisirten Körpern, [...] durch die mit einer innerlichen Bewegung versehenen Körper, wie die Wärme, der Magnet, die elektrisirten Substanzen, die lebenden Thiere, die Bäume, die Pflanzen vermöge ihrer Vegetazion. Ich habe die Beobachtung gemacht, daß Körper, welche dem Einfluß des Feuers ausgesetzt waren, obgleich lange schon wieder erkältet, eine gewisse innerliche tonische Bewegung beibehalten, was sie denn auch muthmaßlich die Vegetazion zu beschleunigen geschickt macht.[16]

Am Heilungsprozess seien insbesondere die Nerven und die Muskeln beteiligt. Die Reizbarkeit der Muskeln werde durch das magnetische Fluidum wiederhergestellt, wodurch heilsame Krisen entstehen. Wieder beruft sich Mesmer auf Beobachtung und Erfahrung.[17]

---

14 Siehe Schott (1985), S. 239.

15 Mesmer (1814), S. 116.

16 Mesmer (1814), S. 113 f.

17 Mesmer (1814), S. 118 f.

## Ausformungen des organischen Magnetismus in der Romantik

Mesmer entfaltete breiteste Wirkung: Nicht nur in der Zeit der Aufklärung war er allenthalben bekannt, sondern auch später in der Romantik.[18] Wolfart, Koreff, Nasse, Schubert, Gmelin, Eschenmayer, Wienholt, Ennemoser – das sind die Namen der Naturforscher, die den Mesmerismus in Deutschland verbreiteten und ihn in der romantischen Bewegung populär machten. Nicht vergessen dürfen wir den Weinsberger Arzt Justinus Kerner, der sich auf die Burg Weibertreu befreundete Dichter einlud, um mit ihnen beim Klang der Äolsharfen dem romantischen Ideal zu huldigen, wobei man nicht vergaß, sich die letzten Neuigkeiten über die Seherin von Prevorst, Friederike Hauffe, mitzuteilen, mit der Kerner magnetische Experimente durchführte. Der Geisterturm beim Weinsberger Kernerhaus ist heute noch sehenswert – ebenso kann man wieder – allerdings nur, wenn man Glück hat, und es bläst ein Wind – die Äolsharfen auf der Burgruine hören.

Die von dem Württemberger Denker Friedrich Wilhelm Joseph Schelling stark beeinflussten Naturphilosophen und Ärzte der romantischen Ära gingen – was den tierischen Magnetismus betrifft – jedoch von anderen Voraussetzungen aus als Mesmer. Der magnetische Schlaf eröffnete den Romantikern den Zugang zum Unbewussten, zu den Dimensionen des Traumes und des Schlafs, sie schwärmten von neuen hellen Welten, von somnambulen Erscheinungen, in denen der Bewusstseinsgrad der Schlafenden überaus gesteigert und sogar das Erkennen eines göttlichen Prinzips möglich werde – einem Zustand, der demjenigen nach dem Tode ähnele, in dem die Seele in einer idealen „Zweiten Welt" ihre endgültige Heimat finden soll. Diese Höherpotenzierung des Bewusstseins lasse sich jedoch nicht mechanistisch-physiologisch deuten: Die Methodik Mesmers versagte bei den Romantikern, die sein Konzept des tierischen Magnetismus in ihrem Sinne uminterpretiert hatten. Im Übergang von der aufklärerischen zur romantischen Naturphilosophie vollzog sich eine Abkehr vom mechanistisch-empirischen Paradigma. Andere, immaterielle Kräfte kamen nun ins Spiel, die sich nicht mit exakter Naturforschung verifizieren ließen, sondern denen einzig und allein mithilfe einer Methodik der *Nachtseite der Naturwissenschaft* beizukommen war, so der Kurztitel von Gotthilf Heinrich Schuberts berühmter Schrift aus dem Jahre 1808.[19]

Der Arzt Schubert hatte in Jena auch bei Schelling studiert.[20] In einer Textpassage aus Schuberts Werk *Die Urwelt und die Fixsterne* (1822) wird

18 Zur Rezeption Mesmers in der Romantik vgl. insbesondere Engelhardt (1985).

19 Schubert (1808).

20 Siehe Rößler (1980), S. 5.

das Bestreben des Autors deutlich, die Schellingsche Weltseelen-Konzeption konkret als beseelendes Prinzip der Natur und somit der irdischen Lebewesen aufzufassen:

> ... diese gemeinsame Seele, die [...] Alles weiß [...], weiß den zurückgekehrten Vogel wieder in seinem vorjährigen Neste zu führen, die verirrte Biene in ihre Heimath, und die Lebendigen bewegen sich alle froh und harmonisch gegeneinander ...[21]

Seelische Potenzen und Energien des Unbewussten standen im Mittelpunkt des naturphilosophischen Interesses der Romantiker. Man analysierte die Erscheinungen des Traumes, des Schlafes und des Somnambulismus.[22]

Mesmer, der jeden Okkultismus und Mystizismus abgelehnt hatte, gab der Erforschung des Unbewussten durch die Romantiker paradoxerweise aber dennoch starke Impulse. Die romantischen Naturphilosophen und Ärzte beriefen sich bei ihrer Auseinandersetzung mit dem Hellsehen, den Erscheinungen des Traumes und des Schlafes häufig auf den tierischen Magnetismus Mesmers.[23]

Der aufgeklärte Mesmer schreibt spät – nämlich 1814, ein Jahr vor seinem Tod – über den magnetischen Schlaf, der dem Träumenden neue Welten eröffne:

> Nehmen wir ein Volk an, welches, wie einige Thiere, beim Untergang der Sonne nothwendig einschliefe, und vor ihrem Aufgange nicht wieder erwachte: einem solchen Volke würde natürlich nur das Daseyn der am Tage sichtbaren Gegenstände begreiflich seyn. Würde dasselbe nun benachrichtigt, daß einige Menschen unter ihm, die in jener Ordnung des Schlafs durch Krankheit gestört des Nachts aufgewacht wären, und in einer unendlichen Entfernung unzählige leuchtende Körper, gleichsam neue Welten gesehen hätten; so würde es diese ohne Zweifel, ihrer so wunderbar abweichenden Ideen wegen, für Träumer halten.[24]

Schubert gibt in den *Ansichten von der Nachtseite der Naturwissenschaft* eine Theorie des tierischen Magnetismus. Er zeigt sich beeindruckt von der Sympathie zwischen Magnetiseur und Magnetisiertem, die im magnetischen Schlaf, d. h. im somnambulen Zustand, sich einfinde. Die beiden Seelen seien innig miteinander verschmolzen, und die Somnambule, d. h. die Magnetisierte, habe mit dem Magnetiseur enge Verbindung. Für die sonstige Außenwelt befinde sich die Somnambule jedoch im Zustand des tiefen Schlafes.[25]

21 Abgedruckt bei Tilliette (1980), S. 53.

22 Siehe beispielsweise Gotthilf Heinrich Schuberts „Die Symbolik des Traumes" (1814).

23 Siehe Schott (1985), S. 244 f.

24 Mesmer (1814), S. 206, abgedruckt bei Schott (1985), S. 244.

25 Siehe Schubert (1808), S. 349; Schott (1985), S. 244.

Schubert und den Romantikern geht es in ihrer Auseinandersetzung mit dem tierischen Magnetismus in erster Linie um die Beschreibung und Analyse jener Wahrnehmungen und Seelenregungen, die die Somnambule in ihrer Verbindung, dem Rapport, mit dem Magnetiseur empfindet. Die romantischen Naturphilosophen und Ärzte haben primär nicht mehr die Absicht, heilsame Krisen herbeizuführen, welche die Krankheit zum Guten wenden. Dies war die Absicht Mesmers, der sich dabei auf physiologische Theorien stützte, die er rationalistisch-mechanistisch im Sinne der Aufklärungsmedizin abgesichert hatte. Im Übergang von der aufklärerischen zur romantischen Naturphilosophie vollzieht sich jedoch eine Abkehr von der mechanistischen Physiologie. Gleichzeitig ist eine Hinwendung zur Erforschung des Unbewussten und Seelischen zu beobachten. Man spricht von einer „tiefenpsychologischen Wende der Romantik".[26] Die Ergründung aller Dimensionen der menschlichen Seele hat in der Romantik Hochkonjunktur. Auch die seelischen Abgründe des Menschen werden vom Forscherdrang der romantischen Naturphilosophen und Anthropologen aufgegriffen: Die Auseinandersetzung mit dem Wahnsinn hat in den naturphilosophischen Systemen der Romantiker ebenso ihren Platz wie diejenige mit anderen psychischen Störungen. Und es ist symptomatisch, dass zur Zeit der romantischen Medizin zahlreiche psychiatrische Zeitschriften ins Leben gerufen wurden.[27]

Die Romantiker glauben an die Fähigkeit der Seele zur Höherentwicklung. Diese Höherpotenzierung der Seelenkräfte offenbare sich insbesondere im magnetischen Schlaf. Die schlafende Somnambule erblicke in ihrem Traum eine höhere Welt, die im normalen Wachzustand gar nicht wahrgenommen werden könne.[28] Die romantischen Naturphilosophen stellen der „Tagseite" der Seele, dem wachen Bewußtsein, die „Nachtseite", d.h. das Unbewusste, gegenüber. Das Unbewusste äußere sich insbesondere im somnambulen Traum, der eine höhere, ideale Welt offenbare. Im Traumleben vervollkommne sich das Bewusstsein der Somnambulen; das Erkennen eines göttlichen Prinzips werde dadurch möglich.

Die Naturforscher der Romantik weisen dem Unbewußten bestimmte Nervenstrukturen zu. In erster Linie habe das Unbewußte seinen Sitz im System der Nervenknoten, d. h. der Ganglien. Einen besonderen Stellenwert nehme in diesem Zusammenhang das sogenannte Sonnengeflecht ein, der *Plexus solaris (Plexus c[o]eliacus)* im Bereich des Oberbauches. Das Bewusstsein dagegen sei im Gehirn lokalisiert. Der magnetische Schlaf und die somnambulen Phänomene würden – so die Romantiker – durch

26 Schott (1985), S. 243.
27 Vgl. Keil (1985).
28 Schubert (1808), S. 309.

das Gangliensystem, insbesondere den *Plexus solaris*, gesteuert. Das Gehirn übe keinen Einfluss auf sie aus.[29] Der *Plexus solaris* sei verantwortlich für die Fähigkeit zur somnambulen Wahrnehmung. Es wird sogar berichtet, daß eine Somnambule im magnetischen Schlaf ein Schriftstück mithilfe des Oberbauches, der sogenannten Herzgrube, lesen könne. Auch Justinus Kerner experimentierte solchermaßen mit seiner Seherin von Prevorst, Friederike Hauffe.[30]

Dietrich von Engelhardt vergleicht das magnetische Fluidum der romantischen Mesmeristen mit dem Prinzip der romantischen Weltseele, das letztendlich auf Schelling zurückgeht.[31] Bereits Justinus Kerner sprach der Naturphilosophie Schellings eine bedeutende Rolle bei der Rezeption des tierischen Magnetismus Mesmers durch die romantischen Ärzte zu.[32] Schelling setzt die Einheit zwischen Natur und Geist voraus – ein wesentliches Merkmal der Weltseele: „Die Natur soll der sichtbare Geist, der Geist die unsichtbare Natur seyn", schreibt Schelling in den *Ideen zu einer Philosophie der Natur* von 1797.[33]

Dieser Geist Schellings war auf die romantischen Naturphilosophen übergegangen, die ihrerseits zahlreiche Mediziner der Zeit mit dem Bazillus der Schellingschen Naturphilosophie infizierten. Doch auch Dichter wie der Bayreuther Schriftsteller Johann Friedrich Richter, genannt Jean Paul, nahmen Schellings naturphilosophische Konzeptionen begeistert auf.

Schelling befaßt sich 1816 und 1817 in seinem Werk *Clara oder über den Zusammenhang der Natur mit der Geisterwelt* mit dem Phänomen des organischen Magnetismus. Das somnambule Sein entspreche – so Schelling – dem von ihm postulierten Leben nach dem Tode, das in einer höheren, zweiten Welt stattfinde. Schelling beschreibt den Somnambulismus idealistisch als einen Zustand, „... den wir mit Recht einen höheren nennen und als ein wachendes Schlafen oder schlafendes Wachen ansehen könnten. Und ich würde darum mit ihm nicht den Tod, sondern den Zustand, der ihm folgt, vergleichen, der, wie ich glaube, das höchste, durch kein Erwachen unterbrochene Hellsehen seyn wird."[34] Bei Schelling lesen wir weiter, dass [...] „das Bewußtseyn nach dem Tode nicht erlösche oder verweht

29 Siehe Schott (1986a), S. 46 f.

30 Siehe Schott (1986a), S. 48.

31 „Für [...] die romantischen Naturforscher ist die Überzeugung von der Einheit der Natur grundlegend. Das „magnetische Fluidum" verbindet alle Bereiche der Natur und kann mit der 'Weltseele' oder dem universellen Lebensprinzip der Romantiker in Beziehung gesetzt werden." (Engelhardt [1985], S. 96).

32 Vgl. Engelhardt (1985), S. 95.

33 Schelling, Werke, I, S. 706 (II 56).

34 Schelling, Werke, IV. Ergänzungsband, S. 167 (IX 65).

werde."[35] Schelling spricht dem magnetischen Hellsehen also eine bewusstseinssteigernde Wirkung zu und ist von der Unsterblichkeit der Seele überzeugt.

Eine ähnliche Formulierung findet man auch bei Jean Paul, der in seinen anthropologisch-naturphilosophischen Schriften ebenfalls immer wieder Schellings Weltseelen-Konzept favorisiert. Jean Paul schreibt 1814 in seinen *Muthmaßungen über einige Wunder des organischen Magnetismus*, „... das Sterben [...] sei [...] das letzte Magnetisieren ...".[36]

Bei der Abfassung seiner „Muthmaßungen" stützte sich Jean Paul 1814 immer wieder auf Theorien Schellings, die eine rein mechanistische Naturbetrachtung ausschließen.[37] Die Einheit von Natur und Geist, das Durchdrungensein der Materie und aller Wesen mit geistigen Energien, das Vorhandensein eines alles beseelenden, göttlichen Prinzips, die Dominanz der Seele über den Leib, das seien – so Jean Paul – die Voraussetzungen für die Aktivierung geistiger Potenzen, die beim Magnetisieren auf den Körper einwirken, einen höheren Bewusstseinsgrad herbeiführen und bestimmte Heilungsprozesse initiieren. Aufgrund welcher Strukturen und Mechanismen jedoch der Geist letztendlich in den Körper hineinwirke, wie das sog. „Mittelding" zwischen Körper und Geist beschaffen sei, diese uralten philosophischen Fragen kann auch Jean Paul letztlich nicht beantworten.

Aus heutiger Sicht muss aber betont werden, dass die Wirkung des animalischen Magnetismus durch Hypnose- und Suggestionstheorien erklärt werden kann.

Am Beispiel des organischen Magnetismus lässt sich der Paradigmenwechsel, der sich gegen Ende des 18. Jahrhunderts in Naturwissenschaft, Medizin und Psychologie vollzog, exemplarisch demonstrieren. Im Gegensatz zur mechanistischen Medizin der Aufklärung mit ihren rationalen, empirisch-exakten Methoden, die eine ganzheitliche Betrachtungsweise des Menschen in der Regel nicht zuließen, legte die Heilkunde in der romantischen Ära mit ihren metaphysischen Prinzipien größten Wert auch auf die Erforschung geistig-seelischer Dimensionen.

---

35 Schelling, Werke, IV. Ergänzungsband, S. 169 (IX 67).

36 SW, I, 16, S. 40.

37 Eduard Berend hat nachgewiesen, dass Jean Paul sich bereits 1798 Exzerpte aus Schellings „Von der Weltseele", erschienen 1798, und „Ideen zu einer Philosophie der Natur", 1797 herausgekommen, anfertigte. Vgl. Berend (1909), S. 27.

## Romantik und Religion

Die romantischen Ärzte, Naturphilosophen, Anthropologen und Dichter stellten als Reaktion auf die mechanistisch-materielle Aufklärungsphilosophie das geistige Prinzip über das leiblich-materielle, sie interpretierten Welt und Kosmos als durchgehend beseelt, sie postulierten die Unsterblichkeit der Seele, sie schwärmten von einer höheren, erhabenen „Zweiten Welt", die besonders nach dem Tode sich dem Menschen eröffnet, und sie sahen im Menschen und in der Natur das Spiegelbild Gottes. Und so ist es nicht verwunderlich, dass manche Romantiker sich immer mehr der Religiosität zuwandten und wie Friedrich Schlegel im Jahre 1808 sogar zum Katholizismus konvertierten. Die Religion gewann in der Romantik wieder an Bedeutung und Einfluss.[38]

38 Thums (2005), S. 19–44.

# Literaturverzeichnis[39]

Barkhoff (1995): Jürgen Barkhoff, Magnetische Fiktionen. Literarisierung des Mesmerismus in der Romantik, Stuttgart und Weimar 1995.

Benz (1977): Ernst Benz, Franz Anton Mesmer und die philosophischen Grundlagen des „animalischen Magnetismus", Wiesbaden 1977 (= Akad. d. Wiss. u. d. Lit., Mainz. Abh. d. Geistes- und Sozialwiss. Kl., 4).

Berend (1909): Eduard Berend, Jean Pauls Ästhetik, Berlin 1909 (= Forsch. z. neueren Lit.gesch., 35).

BLÄ: Biographisches Lexikon der hervorragenden Ärzte aller Zeiten und Völker, hg. v. August Hirsch, 2. Aufl., durchgesehen und ergänzt von Wilhelm Haberling, Franz Hübotter und Hermann Vierordt, IV, Berlin und Wien 1932.

Darnton (1983): Robert Darnton, Der Mesmerismus und das Ende der Aufklärung in Frankreich. Aus dem Amerikanischen und Französischen und mit einem Essay von Martin Blankenburg, München und Wien 1983 (= Hanser Anthropologie).

Ego (1991): Anneliese Ego, „Animalischer Magnetismus" oder „Aufklärung". Eine mentalitätsgeschichtliche Studie zum Konflikt um ein Heilkonzept im 18. Jahrhundert, Würzburg 1991 (= Epistemata. Reihe Lit.wiss., 68).

Engelhardt (1985): Dietrich von Engelhardt, Mesmer in der Naturforschung und Medizin der Romantik, in: Mesmer (1985), S. 88-107.

Feldt (1985): Heinrich Feldt, Vorstellungen von physikalischer und psychischer Energie zur Zeit Mesmers, in: Mesmer (1985), S. 31-43.

Findlen (2004): Paula Findlen, Athanasius Kircher. The last man who knew everything, New York und London 2004.

Florey (1995): Ernst Florey, Franz Anton Mesmer (1734 - 1815), Magier vom Bodensee, Konstanz 1995.

Gerabek (1987): Werner E. Gerabek, Jean Paul und die romantische Medizin, Würzburger med.hist. Mitt. 5 (1987), S. 51-64.

Gerabek (1988): ders., Naturphilosophie und Dichtung bei Jean Paul. Das Problem des Commercium mentis et corporis, Stuttgart 1988 (= Stuttgarter Arb. z. Germanistik, 202).

Gerabek (1995): ders., Friedrich Wilhelm Joseph Schelling und die Medizin der Romantik. Studien zu Schellings Würzburger Periode, Frankfurt/Main 1997.

Keil (1985): Gundolf Keil, Deutsche psychiatrische Zeitschriften des 19. Jahrhunderts, in: Psychiatrie auf dem Wege zur Wissenschaft. Psychiatriehistorisches Symposium anläßlich des 90. Jahrestages der Eröffnung der „Psychiatrischen

39 Mit zitierter und weiterführender Literatur.

Klinik der Königlichen Universität Würzburg", hg. v. Gerhardt Nissen und Gundolf Keil, Stuttgart und New York 1985, S. 28-35.

Kircher (1981): Universale Bildung im Barock. Der Gelehrte Athanasius Kircher. Eine Ausstellung der Stadt Rastatt in Zusammenarbeit mit der Badischen Landesbibliothek Karlsruhe. Ausstellungskatalog, hg. v. der Stadt Rastatt unter Mitwirkung von Reinhard Dieterle, John Fletcher, Wolfgang Reiß, Christel Römer, Gerhard Römer und Ulf Scharlau, Rastatt 1981.

Kircher (2002): Magie des Wissens. Athanasius Kircher, 1602 – 1680. Universalgelehrter, Sammler, Visionär. Ausstellung im Martin-von-Wagner-Museum der Universität Würzburg, 1. Oktober – 14. Dezember 2002, hg. v. Horst Beinlich und Christoph Daxelmüller, Dettelbach 2002.

Kollak (1997): Ingrid Kollak, Literatur und Hypnose. Der Mesmerismus und sein Einfluß auf die Literatur des 19. Jahrhunderts, Frankfurt/Main 1997.

Mesmer (1781): Franz Anton Mesmer, Abhandlung über die Entdeckung des thierischen Magnetismus. Aus dem Französischen übersetzt, Carlsruhe 1781.

Mesmer (1814): Mesmerismus. Oder das System der Wechselwirkungen, Theorie und Anwendung des thierischen Magnetismus als die allgemeine Heilkunde zur Erhaltung des Menschen von Dr. Friedrich [!] Anton Mesmer, hg. v. Karl Christian Wolfart, Berlin 1814, Neudr. Amsterdam 1966.

Mesmer (1985): Franz Anton Mesmer und die Geschichte des Mesmerismus. Beiträge zum internationalen wissenschaftlichen Symposion anläßlich des 250. Geburtstages von Mesmer, 10. bis 13. Mai 1984 in Meersburg, im Auftrag des Instituts für Geschichte der Medizin der Universität Freiburg und der Stadt Meersburg hg. v. Heinz Schott, Stuttgart 1985.

Miller (1989 – 1990): J. Miller, Mesmerism in the London medical circle, Transactions of the Med. Society of London 106 (1989 – 1990), S. 60-72.

Müller (1983): Götz Müller, Jean Pauls Ästhetik und Naturphilosophie, Tübingen 1983 (= Stud. z. dt. Lit., 73).

Müller (1985): ders., Die Literarisierung des Mesmerismus in Jean Pauls Roman „Der Komet", in: Mesmer (1985), S. 185-199.

Parish (1990): D. Parish, Mesmer and his critics, New Jersey Medicine [Lawrenceville, NJ] 87 (1990), H. 2, S. 108-110.

Rößler (1980): Alice Rößler, Einleitung, in: Gotthilf Heinrich Schubert. Gedenkschrift zum 200. Geburtstag des romantischen Naturforschers, hg. v. Alice Rößler, Erlangen 1980 (= Erlanger Forsch. Reihe A, 25), S. 5-10.

Rüger (1985): Alexander Rüger, Dualistische Entwürfe zur Einheit der Naturphänomene und die Anfänge der Romantischen Naturphilosophie, Berichte z. Wiss. gesch. 8 (1985), S. 219-232.

Schelling, Werke: Schellings Werke. Nach der Originalausgabe in neuer Anordnung hg. v. Manfred Schröter, I, München 1927, Nachdr. o. O. 1958; IV. Ergänzungsband, München 1959, Nachdr. ebd. o. J. (= Münchner Jubiläumsdruck).

Schott (1982): Heinz Schott, Die Mitteilung des Lebensfeuers. Zum therapeutischen Konzept von Franz Anton Mesmer (1734-1815), Med.hist. J. 17 (1982), S. 195-214.

Schott (1984): ders., Mesmer, Braid und Bernheim. Zur Entstehungsgeschichte des Hypnotismus, Gesnerus 41 (1984), S. 33-48.

Schott (1985): ders., Mesmers Heilungskonzept und seine Nachwirkungen in der Medizin, in: Mesmer (1985), S. 233-252.

Schott (1986a): ders., Die „Strahlen" des Unbewußten – von Mesmer zu Freud, Freiburger Univ.blätter 25 (1986), H. 93, S. 35-54.

Schott (1986b): ders., Über den „thierischen Magnetismus" und sein Legitimationsproblem. Zum 250. Geburtstag von F. A. Mesmer (1734 – 1815), Med.hist. J. 21 (1986), S. 104-112.

Schubert (1808): Gotthilf Heinrich Schubert, Ansichten von der Nachtseite der Naturwissenschaft, Dresden 1808.

SW: Jean Pauls Sämtliche Werke. Historisch-kritische Ausgabe, hg. v. der Preußischen Akademie der Wissenschaften in Verbindung mit der Akademie zur wissenschaftlichen Erforschung und zur Pflege des Deutschtums (Deutsche Akademie) und der Jean-Paul-Gesellschaft [ab 1934 hg. v. der Preußischen Akademie der Wissenschaften in Verbindung mit der Akademie zur Erforschung und zur Pflege des Deutschtums (Deutsche Akademie); ab 1952 hg. v. der Deutschen Akademie der Wissenschaften zu Berlin]. Leitender Herausgeber: Eduard Berend, erste Abteilung (zit.: I), Bde. 1-19 (zit.: arab. Bandzahl): Zu Lebzeiten des Dichters erschienene Werke, Weimar 1927 [ab 1952 auch Berlin] – 1964.

Tatar (1978): Maria M. Tatar, Spellbound. Studies on Mesmerism and Literature, Princeton, New Jersey 1978.

Thums (2005): Barbara Thums, Religion – Kunst – Lebenskunst. Romantische Tendenzen aufs Unendliche, in: Romantische Religiosität, hrsg. von Alexander von Bormann, Würzburg 2005 (=Stiftung für Romantikforschung, 30), S. 19-44.

Tilliette (1980): Xavier Tilliette, Schubert und Schelling. Schuberts Symbolik des Traumes, in: Gotthilf Heinrich Schubert. Gedenkschrift zum 200. Geburtstag des romantischen Naturforschers, hg. v. Alice Rößler, Erlangen 1980 (= Erlanger Forsch. Reihe A, 25), S. 51-71.

Tsouyopoulos (2007): Nelly Tsouyopoulos, Asklepios und die Philosophen. Die Auseinandersetzung der Medizin mit der Philosophie von Kant, Fichte und Schelling, Stuttgart 2007 (= Medizin und Philosophie, 2).

Unger (1924): Rudolf Unger, Zur Geschichte des Palingenesiegedankens im 18. Jahrhundert, Dt. Vierteljahrsschr. f. Lit.wiss. und Geistesgesch. 2 (1924), S. 257-274.

Weder (2008): Katharine Weder, Kleists magnetische Poesie. Experimente des Mesmerismus, Göttingen 2008.

Wolters (1988): Gereon Wolters [Hg.], Franz Anton Mesmer und der Mesmerismus. Wissenschaft, Scharlatanerie, Poesie, Konstanz 1988 (= Konstanzer Bibl., 12).

# Ganzheitliches Denken und Naturmystik bei Goethe

*Friedrich Harrer*

## I. Einführung

Unter Mystik versteht man die auf liebende Erfahrung gegründete Gotteserkenntnis.[1] Einen Höhepunkt der Mystik bildet die Vereinigung Gottes mit der Seele, die unio mystica.[2] Der Fromme erfährt diese Begnadung auch durch die Passion: Der Gläubige erlebt die Identifikation mit dem leidenden Religionsstifter.[3] – Die aktuelle Mystikdiskussion hat diesen strikten Gottesbezug allerdings zumindest partiell überwunden.[4]

Goethe fühlte sich weder den christlichen Kirchen, noch einer anderen Religionsgemeinschaft verbunden.[5] Die Spottgedichte, die er über Kirche und Pfaffen verfasst hat, böten ein abendfüllendes Programm.[6] Das Symbol der Christenheit, das Kreuz, zählte er zu den Abscheulichkeiten („Jammerkreuz") dieser Welt.[7] Die Passion war Goethes Thema nicht. *Leiden* begegnet bei Goethe im Kontext von Leidenschaft.[8] Gelitten hat Goethe, als es ihm im Alter von 78 Jahren nicht mehr gelingen wollte, die

1 Von einem „Seelenereignis als ganzheitlich vereinigendes Gewahrwerden und Erleben des Absoluten in unmittelbarer Intuition" spricht Haas, Mystik im Kontext (2004), S. 86.

2 Dinzelbacher: Die Psychohistorie der Unio mystica. In: Jahrbuch für psychohistorische Forschung 2 (2002) S. 45 ff.

3 Dinzelbacher: Zur Sozialgeschichte der christlichen Erlebnismystik im westlichen Mittelalter. In: Schäfer (Hg.), Wege mystischer Gotteserfahrung (2004), S. 113 ff.

4 Ein prominentes Beispiel ist die „gottlose Mystik" bei Paul Valery; vgl. dazu Haas, Mystik im Kontext 450; der Sammelband enthält auch einen lesenswerten Essay über „Mystik heute" (a.a.O., S. 493 ff).

5 Aus neuerer Zeit dazu etwa Perels: Goethe und das Christentum. Jahrbuch des Freien Deutschen Hochstifts (2006), S. 25 ff.

6 Einen Eindruck vermittelt beispielsweise der *Beruf des Storches.*

7 Vier Dinge, die Goethe nicht ertragen konnte, waren: „Rauch des Tabaks, Wanzen und Knoblauch und ✝" (Venezianische Epigramme Nr. 66; in der Handschrift steht an der Stelle des Kreuzzeichens „Christ"; Eibl, Johann Wolfgang Goethe, Gedichte 1756 – 1799, 1998, 1141). – Vom „Jammerkreuz" spricht Goethe in dem Gedicht *Das Tagebuch.*

8 „Die Leidenschaft bringt Leiden!" – So beginnt das letzte Gedicht („Aussöhnung") der *Trilogie der Leidenschaft* (1823).

achtzehnjährige Ulrike zu erobern.[9] Das ist nicht jene Passion, die die großen Mystiker vor Augen hatten.

Gleichwohl erscheint es legitim, über Mystik bei Goethe zu sprechen. Man kann Goethe einer etablierten Glaubensgemeinschaft nicht zuordnen. Dennoch besteht kein Zweifel darüber, dass Goethe ein religiöser, gläubiger Mensch war.[10] Er hatte jedoch ein personales Gottesverständnis alsbald überwunden. Gott als eine Person, die göttliche Familie, hatten ihn als Kind, das in einem protestantischen Umfeld aufgewachsen war,[11] zunächst geprägt und beeindruckt. Von einer Religiosität oder Gläubigkeit nach christlichen Maßstäben hat sich Goethe vor allem unter dem Einfluss von Spinoza gelöst.[12] Zahlreiche Hinweise belegen, dass Goethe Jesus Christus bewundert, vielleicht geliebt hat.[13] Der Bruch mit der christlichen Religion steht hingegen außer Frage. Den späten Versuch einer Jugendfreundin, seine christliche Seele retten zu wollen, hat Goethe freundlich, aber unmissverständlich zurückgewiesen.[14]

Den christlichen Glauben hat Goethe schon als junger Mann verloren.[15] Diese Entwicklung bedeutete eine wichtige Korrektur seines religiösen Weltbildes, die nicht mit einem *Wegfall* der Gottesgläubigkeit verwechselt werden darf. Atheismus war für Goethe ein Synonym für kulturellen Verfall.[16] Eine Gesellschaft ohne Gott würde die künstlerische Schöp-

---

9 Komprimierte Information bietet das von Behrens und Michel herausgegebene Bändchen Johann Wolfgang Goethe, Elegie von Marienbad 1991.

10 Die Literatur ist unüberschaubar. Eine Sammlung wichtiger Texte aus Goethes Werken und Gesprächen enthält der Band Goethe und die Religion, den Simm zusammengestellt hat. Namentlich genannt seien weiter Niggl, „Fromm“ bei Goethe (1967), Joachim Müller: Goethes Verhältnis zur Religion. In: Philosophie und Religion. Beiträge zur Religionskritik der deutschen Klassik (1981), S. 180 ff., Trunz, Weltbild und Dichtung im Zeitalter Goethes (1993), S. 125 ff. und Hofmann, Goethes Theologie (2001).

11 Goethe ließ auch seinen Sohn August durch Herder protestantisch konfirmieren.

12 Vorzüglich dazu weiterhin Momme Mommsen: Spinoza und die Deutsche Klassik. In: Carlton Germanic Papers (1974), S. 67 ff., (1975) S. 20 ff.; ders., Goethes Verhältnis zu Christus und Spinoza. Blick auf die Wertherzeit, in: Festgabe für J. Alan Pfeffer (1972), S. 1 ff. Die beiden Beiträge sind in den von Katharina Mommsen herausgegebenen Sammelband Momme Mommsen: Lebendige Überlieferung. George. Hölderlin. Goethe (1999) aufgenommen worden. Zur religionsgeschichtlichen Relevanz einer Identifikation von Gott und Natur in Bezug auf Hölderlin vgl. Wolfgang Riedel, Deus seu Natura. In: Ingensiep/Eusterschulte (Hg.), Philosophie der natürlichen Mitwelt (2002), S. 317 ff.

13 Vgl. etwa Hofmann a.a.O., S. 414 ff.

14 Den Brief der Gräfin Auguste zu Stolberg vom Oktober 1822 hat Goethe im April 1823 beantwortet; dazu Behrens, Johann Wolfgang Goethe, Briefe an Auguste Gräfin zu Stolberg (1982).

15 Zimmermann, Das Weltbild des jungen Goethe I (1969), S. 220 ff.

16 Aus einem Gespräch mit Riemer (1810) ist folgende Bemerkung überliefert: „Die Menschen sind nur so lange productiv in Poesie und Kunst, als sie noch religiös sind; dann werden sie blos nachahmend und wiederholend; wie wir auf das Alterthum, dessen Monu-

fungskraft einbüßen. Goethe ist nicht Atheist geworden. Den Gegenstand seiner Gottesliebe bildete die Natur. Die Intensität dieser Beziehung rechtfertigt es, von Mystik zu sprechen.[17]

Der Begriff *ganzheitlich* begegnet in der philosophischen Tradition als *hen kai pan*, als „Ein und Alles". Ganzheitliche Ansätze finden wir jetzt in vielen Disziplinen, etwa in der Medizin und Psychologie. Heute wird der Begriff „Ganzheit" oft, ja geradezu inflationär verwendet. Es ist vielleicht nicht allgemein bekannt, dass sich Goethe auch terminologisch auf die *Ganzheit* bezogen hat. In einem Brief an Knebel vom 17. November 1784 liest man:

> Die Übereinstimmung des Ganzen machte ein jedes Geschöpf zu dem was es ist, und der Mensch ist Mensch sogut durch die Gestalt und Natur seiner obern Kinnlade, als durch Gestalt und Natur des letzten Gliedes seiner kleinen Zehe Mensch. Und so ist wieder jede Creatur nur ein Ton einer Schattierung einer großen Harmonie, die man auch im ganzen und großen studiren muss sonst ist jedes Einzelne ein todter Buchstabe.

Im vorliegenden Kontext ist vor allem die Ganzheit in einem ökologischen Sinn[18] gemeint: Es soll der Frage nachgegangen werden, ob Goethes Naturverständnis als ein ganzheitliches gedeutet werden kann.

Der Rang, den Goethe in der Kulturgeschichte einnimmt, ist nicht strittig.[19] Die Rolle eines Vordenkers oder Vorbildes für ganzheitlich orientierte, ökologische oder „grüne" Gruppierungen spielt Goethe indes nicht. Es gibt verschiedene Gründe, die für dieses Ergebnis verantwortlich sind.[20] Man wird nicht umhin können, zunächst die Beiträge zu nennen,

---

mente alle Glaubenssachen waren und von uns nur aus und um Phantasterei und phantastisch nachgemacht werden."

17 Whitehead hat über William Wordsworth gesagt, dieser Dichter war „drunk with nature": „It has been said of Spinoza, that he was drunk with God. It is equally true that Wordsworth was drunk with nature" (Science and the Modern World, 1925, 120). – So könnte man auch Goethes Verhältnis zur Natur beschreiben.

18 Eine Übersicht über die Bedeutungsvarianten des Begriffes Ökologie bietet z. B Ernst Mayr: Das ist Biologie (2000), S. 271 ff.

19 Einzigartig ist namentlich dieses „Ganze von Mensch und Werk". Dazu Jaspers: Unsere Zukunft und Goethe (1949), S. 9: „Wohl aber ist er unvergleichlich und ohne Nebenbuhler als dieses Ganze von Mensch und Werk, in den Dichtung, Forschung, Kunst und Praxis nur Momente sind.

20 Auch offenkundige Missverständnisse kann man in diesem Kontext anführen. Ein anschauliches Beispiel hat Erich Fromm in der bekannten, ja berühmten Grundlagenstudie Haben oder Sein (1976) geliefert. Fromm setzt sich in diesem Buch mit Goethes Gedicht *Gefunden* auseinander und gelangt zu folgender Beurteilung: „Dieses schöne Gedicht drückt offensichtlich Goethes Grundeinstellung zur Erforschung der Natur aus". – Im Mittelpunkt des Gedichtes steht ein „Blümchen", das „mit allen den Würzlein" ausgegraben wird; im Garten am hübschen Haus „zweigt es immer und blüht so fort". – Von einem Naturgedicht kann indes keine Rede sein. Auf der Handschrift sind die Adresse „Frau von Goethe" und das Datum „26 August 1813" vermerkt. Goethe hatte Christiane im Sommer 1788 kennengelernt. Das „Blümchen", „wie Sterne leuchtend, wie Äuglein schön", war

die die Literaturwissenschaft auf diesem Gebiet geleistet hat.[21] Ein repräsentatives Beispiel ist eine Monographie, die Albert Schöne vor zwanzig Jahren unter dem Titel *Goethes Farbentheologie* vorgelegt hat. Der Autor zählt zu den bekanntesten Germanisten. Namentlich seine Arbeiten zum *Faust* sind weithin beachtet worden. Das einleitende Kapitel seiner „Farbentheologie" trägt den Titel „Befremdliches" und beginnt mit folgenden Worten:

> Was immer man unternommen hat, Goethes „Farbenlehre" zu verteidigen oder zu entschuldigen oder wenigstens begreiflich zu machen: unter mancherlei Anstößigem und Befremdlichem, das er uns hinterlassen hat, blieb sie das Befremdlichste doch. Und anstößig allemal. – Goethe habe sowohl die eigene Leistung als auch die Bedeutung, die man diesem Naturgegenstand als solchem einräumen mag, auf offensichtlich maßlose Weise überschätzt.[22]

Irmgard Müller hat – im Goethe-Jahrbuch – den rechten Weg zu Goethes naturwissenschaftlichem Denken gewiesen. Dieser Weg führt über die „monumentale historisch-kritische Leopoldina-Ausgabe" der naturwissenschaftlichen Schriften. „Sie liefert die verlässlichste Schutzmauer gegen die ideologische, missbräuchliche Besitzergreifung Goethes als alternatives Konzept zur Lösung aktueller Umwelt- oder Lebensprobleme, gegen Naturzerstörung oder zur Befriedigung von Machtansprüchen, welcher Art auch immer. Allein im Blick auf die Ergebnisse dieser jahrzehntelangen Forschungsarbeit mag der Ruf ‚Zurück zu Goethe' gerechtfertigt sein".[23]

Wir wollen im Folgenden die gut gemeinten Ratschläge von Irmgard Müller ebenso beiseitelassen wie die verlässliche Schutzmauer, die die Leopoldina-Ausgabe bietet, und Goethe zu Wort kommen lassen.

---

Christiane. Das Gedicht hatte Goethe zur *informellen Silberhochzeit* (Karl Eibl) geschaffen. Mit Goethes „Grundeinstellung zur Erforschung der Natur" hat es – entgegen Fromm – nichts zu tun.

21 Schon im Jahr 1980 hat der Germanist Leo Kreutzer die Meinung vertreten, dass Goethe zu schade sei für die Germanistik und den Fachleuten nicht alleine überlassen bleiben dürfe (Mein Gott Goethe; sympathisierend Negt, Die Faust-Karriere, 2006, 13).

22 Schöne, Farbentheologie (1987), S. 1 f; Mandelartz (Goethe-Jahrbuch 2006, 86, 96) hat die Lage kürzlich prägnant und zutreffend beschrieben: „Goethes *Farbenlehre*, besonders die Polemik gegen Newton, wird in der Germanistik als wissenschafts-theoretisches Grundlagenwerk kaum zur Kenntnis genommen und meist gegen das poetische Werk ausgespielt". – Auch die „Suche nach dem Grünen bei einem alten Dichter", die Adolf Muschg (Goethe als Emigrant, 1986) unternommen hat, ist ohne rechten Ertrag geblieben.

23 Irmgard Müller: Goethes Farbenlehre und Morphologie in den Naturwissenschaften des 20. Jahrhunderts, Goethe-Jahrbuch (1999), S. 234, S. 244.

## II. Textbeispiele

### 1. Natur und Liebe

Den Anfang bildet das *Maifest* oder *Mailied.* Das Gedicht ist wahrscheinlich 1771 entstanden.

Mailied

Wie herrlich leuchtet
Mir die Natur!
Wie glänzt die Sonne!
Wie lacht die Flur!

Es dringen Blüten
Aus jedem Zweig,
Und tausend Stimmen
Aus dem Gesträuch,

Und Freud' und Wonne
Aus jeder Brust.
O Erd'! o Sonne!
O Glück! o Lust!

O Lieb'! o Liebe!
So golden-schön,
Wie Morgenwolken
Auf jenen Höhn!

Du segnest herrlich
Das frische Feld,
Im Blütendampfe
Die volle Welt.

O Mädchen, Mädchen,
Wie lieb' ich dich!
Wie blickt dein Auge!
Wie liebst du mich!

So liebt die Lerche
Gesang und Luft,
Und Morgenblumen
Den Himmelsduft.

Wie ich dich liebe
Mit warmen Blut,
Die du mir Jugend
Und Freud' und Mut

Zu neuen Liedern
Und Tänzen gibst.
Sei ewig glücklich,
Wie du mich liebst!

Das war in der Tat neue Lyrik, wie sie „nie zuvor in der Welt erklungen war".[24] Im vorliegenden Kontext ist der Naturbezug festzuhalten. Das Maifest ist ein Liebesgedicht, aber auch eine Hymne an die Natur, an den Frühling. Die Geliebte und die Natur werden gleichsam alternierend bedacht. Schon dieses Jugendgedicht dokumentiert das außergewöhnliche Verhältnis des Autors zur Natur.

In einem Venezianischen Epigramm wird die Beschäftigung mit der Natur sogar über die Liebe gestellt:

> Mit Botanik gibst du dich ab? Mit Optik?
> Was tust du?
> Ist es nicht schönrer Gewinn, rühren ein
> zärtliches Herz?
> Ach! die zärtlichen Herzen! ein Pfuscher
> vermag sie zu rühren,
> Sei es mein einziges Glück dich zu
> berühren, Natur!

Ein Vortrag über Goethes religiöse Welt kann an der „Gretchenfrage" (Faust IV 3414 – 3543) nicht vorbeigehen. Das Gespräch in *Marthens Garten* zeigt einen Menschen, der der Frage, wie er es denn mit der Religion „hat", nach allen Regeln der Rhetorik ausweicht, den Bruch mit dem Christentum letztlich aber nicht leugnet.

Die *Gretchenfrage* zählt zu den bekanntesten Texten der Weltliteratur. Die Auseinandersetzung soll hier nicht vertieft werden. Nicht die Religionskritik, sondern die Mystik bei Goethe ist das Thema.

## 2. Gott – Natur

In den *Tag- und Jahresheften* finden wir (unter 1811) diese Notiz:

> Jacobi, Von den göttlichen Dingen, machte mir nicht wohl; wie konnte mir das Buch eines so herzlich geliebten Freundes willkommen sein, worin ich die These durchgeführt sehen sollte: die Natur verberge Gott. Mußte, bei meiner reinen, tiefen, angebornen und geübten Anschauungsweise, die mich Gott in der Natur, die Natur in Gott zu sehen unverbrüchlich gelehrt hatte, so daß diese Vorstellungsart den Grund meiner ganzen Existenz machte, mußte nicht ein so seltsamer, einseitig-beschränkter Ausspruch mich dem Geiste nach von dem edelsten Manne, dessen Herz ich verehrend liebte, für ewig entfernen? Doch ich hing meinem schmerzlichen Verdrusse nicht nach, ich rettete mich vielmehr zu meinem alten Asyl und fand in Spinozas Ethik auf mehrere Wochen meine tägliche Unterhaltung, und da sich indes meine Bildung gesteigert hatte, ward ich, im schon Bekannten, gar manches, das sich neu und anders hervortat, auch ganz eigen frisch auf mich einwirkte, zu meiner Verwunderung gewahr.

24 Katharina Mommsen: Goethe. Die Kunst des Lebens (1999), S. 20.

Noch einmal, in einem späten Gedicht, in den berühmten Terzinen über *Schillers Schädl* hat Goethe die Identifikation von Gott und Natur festgehalten:

> Was kann der Mensch im Leben mehr gewinnen
> Als daß sich Gott-Natur ihm offenbare?

In den *Naturwissenschaftlichen Schriften*[25] liest man:

> Wir können bei Betrachtung des Weltgebäudes, in seiner weitesten Ausdehnung, in seiner letzten Teilbarkeit, uns der Vorstellung nicht erwehren, daß dem Ganzen eine Idee zum Grunde liegt, wornach Gott in der Natur, die Natur in Gott, von Ewigkeit zu Ewigkeit, schaffen und wirken möge.

## 3. Natur und Wissenschaft

Vor allem die Philosophie Spinozas hatte ihn zu dieser neuen Sicht, zu dieser neuen Religiosität geführt. Gott *ist* die Natur, die Schöpfung, und sie tritt uns in allen ihren Erscheinungsformen, in jeder Blüte, in jedem Zweig, in jeder Kreatur vor Augen. Die Göttlichkeit der Natur prägt seine wissenschaftliche Methode. Der Forscher betrachtet und bewundert. Der Gedanke der Grenze spielte für ihn – ähnlich wie für die alten Griechen[26] – eine wichtige Rolle.[27] Im Didaktischen Teil zur Farbenlehre (§ 177) fordert Goethe: „Der Naturforscher lasse die Urphänomene in ihrer ewigen Ruhe und Herrlichkeit dastehen".

In den Maximen und Reflexionen stößt man auf den folgenden Gedanken:

> Die Natur hat sich so viel Freiheit vorbehalten, daß wir mit Wissen und Wissenschaft ihr nicht durchgängig beikommen oder sie in die Enge treiben können.[28]

---

25 HA XIII 31. – Siehe auch oben die Angaben in Anm. 12.

26 Theoria – Betrachtung – bedeutete den Griechen *feierliche Gottesschau*; dazu vor allem Schadewaldt, Goethe-Studien (1963), S. 98 ff. – Auch in der modernen Naturwissenschaft begegnet man Persönlichkeiten, die ähnlich denken; vgl etwa die pointierte Bemerkung des Chemikers Erwin Chargaff: „Stete Neugier höhlt das Hirn" (Das Feuer des Heraklit, 4. Aufl. 1988, S. 167).

27 Vor Maßlosigkeit hat im 20. Jahrhundert besonders nachdrücklich Albert Camus gewarnt: „La démesure est un incendie" (L'exil d'Hélène, 1948). Weiter führte Camus aus: „La nature est toujours là, pourtant. Elle oppose ses ciels calmes et ses raisons à la folie des hommes. Jusqu'à ce que l'atome prenne feu lui aussi et que l'histoire s'achève dans le triomphe de la raison et l'agonie de l'espèce. Mais les Grecs n'ont jamais dit que la limite ne pouvait être franchie. Ils ont dit qu'elle existait et que celui-là était frappé sans merci qui osait la dépasser. Rien dans l'histoire d'aujourd'hui ne peut les contredire". – Auch in jener Rede, die Camus bei Verleihung des Nobelpreises gehalten hat, warnte er vor den „techniques devenues folles".

28 HA XII 399.

Noch ein Zitat aus den *Maximen und Reflexionen* darf nicht fehlen: „Die Natur verstummt auf der Folter“.[29] Eine Fundgrube wichtiger weiterer Textbeispiele ist der *West-östliche Divan.* Das Publikum konnte mit diesem Werk wenig anfangen. Es ist kaum begreiflich, dass der Schul-unterricht diesen Text weiterhin vernachlässigt.[30]

## 4. Ehrfurcht vor allem Lebendigen

Wir wollen mit einem Gedicht aus dem *Buch der Sprüche* beginnen:

Als ich einmal eine Spinne erschlagen,
Dacht ich ob ich das wohl gesollt?
Hat Gott ihr doch wie mir gewollt
Einen Antheil an diesen Tagen![31]

Albert Schweitzers revolutionäre Lehre, die Ehrfurcht vor allem Lebendigen,[32] ist hier vorweggenommen. Die Modernität dieses Divan-Textes wird deutlich, wenn man etwa bedenkt, dass die Forschungen von Charles Darwin eine Welle der Empörung ausgelöst hatten. In seinem Werk *The descent of man, and selection in relation to sex*[33] zeigte er (u. a.), dass Menschen und Menschenaffen von gemeinsamen Vorfahren abstammen.

## 5. Ökologie und Religion

Das *Buch des Parsen* verbindet Ökologie und Religion.[34]

VERMÄCHTNIS ALTPERSISCHEN GLAUBENS

Welch Vermächtniß, Brüder, sollt' euch kommen
Von dem Scheidenden, dem armen Frommen?
Den ihr Jüngeren geduldig nährtet,
Seine letzten Tage pflegend ehrtet.

29 HA XII 343.

30 Vgl hingegen Mosebach, Schöne Literatur. Essays (2006) 122: dieser Autor bezeichnet den West-östlichen Divan als das „größte Gedichtbuch der Deutschen“.

31 Weiterführend dazu Katharina Mommsen, „Indisches“ im West-östlichen Divan, Goethe-Jahrbuch 1960, S. 294 ff.

32 Die Kulturphilosophie von Albert Schweitzer ist im Jahr 1923 (in zwei Bänden) erschienen. Das XXI. Kapitel trägt den Titel „Die Ethik der Ehrfurcht vor dem Leben“. Günzler und Zürcher haben im Jahr 1999 den Band Kulturphilosophie III (Die Weltanschauung der Ehrfurcht vor dem Leben) aus dem Nachlass von Albert Schweitzer herausgegeben.

33 Die Abstammung des Menschen und die geschichtliche Auslese (1871).

34 Auf die ökologische Relevanz dieses Textes hat insbesondere Katharina Mommsen hingewiesen („West-östlicher Divan“ und „Chinesisch-deutsche Jahres- und Tageszeiten“, Goethe-Jahrbuch, 1991, S. 169, S. 175 f.).

Wenn wir oft gesehn den König reiten,
Gold an ihm und Gold an allen Seiten,
Edelstein auf ihn und seine Großen
Ausgesät wie dichte Hagelschloßen.

Habt ihr jemals ihn darum beneidet?
Und nicht herrlicher den Blick geweidet,
Wenn die Sonne sich auf Morgenflüglen
Darnawends unzähligen Gipfelhügeln

Bogenhaft hervorhob. Wer enthielte
Sich des Blicks dahin? Ich fühlte, fühlte
Tausendmal in so viel Lebenstagen
Mich mit ihr, der kommenden, getragen.

Gott auf seinem Throne zu erkennen,
Ihn den Herrn des Lebensquells zu nennen,
Jenes hohen Anblicks werth zu handeln
Und in seinem Lichte fortzuwandeln.

Aber stieg der Feuerkreis vollendet,
Stand ich als in Finsterniß geblendet,
Schlug den Busen, die erfrischten Glieder
Warf ich, Stirn voran, zur Erde nieder.

Und nun sey ein heiliges Vermächtniß
Brüderlichem Wollen und Gedächtniß:
*Schwerer Dienste tägliche Bewahrung,*
Sonst bedarf es keiner Offenbarung.

Regt ein Neugeborner fromme Hände,
Daß man ihn sogleich zur Sonne wende!
Tauche Leib und Geist im Feuerbade,
Fühlen wird es jeden Morgens Gnade.

Dem Lebendigen übergebt die Todten,
Selbst die Thiere deckt mit Schutt und Boden
Und so weit sich eure Kraft erstrecket
Was euch unrein dünkt, es sey bedecket.

Grabet euer Feld in's zierlich Reine,
Daß die Sonne gern den Fleiß bescheine,
Wenn ihr Bäume pflanzt, so sey's in Reihen,
Denn sie läßt Geordnetes gedeihen.

Auch dem Wasser darf es in Kanälen
Nie am Laufe, nie an Reine fehlen,
Wie euch Senderud aus Bergrevieren
Rein entspringt, soll er sich rein verlieren.

Sanften Fall des Wassers nicht zu schwächen,
Sorgt die Gräben fleißig auszustechen,
Rohr und Binse, Molch und Salamander,
Ungeschöpfe! tilgt sie mit einander.

Habt ihr Erd' und Wasser so im Reinen,
Wird die Sonne gern durch Lüfte scheinen,
Wo sie, ihrer würdig aufgenommen,
Leben wirkt, dem Leben Heil und Frommen.

Ihr, von Müh zu Mühe so gepeinigt,
Seyd getrost, nun ist das All gereinigt,
Und nun darf der Mensch, als Priester, wagen
Gottes Gleichniß aus dem Stein zu schlagen.

Wo die Flamme brennt erkennet freudig,
Hell ist Nacht und Glieder sind geschmeidig,
An des Heerdes raschen Feuerkräften
Reift das Rohe Thier- und Pflanzensäften.

Schleppt ihr Holz herbey, so thut's mit Wonne,
Denn ihr tragt den Saamen irdscher Sonne,
Pflückt ihr Pambeh, mögt ihr traulich sagen:
Diese wird als Docht das Heilge tragen.

Werdet ihr in jeder Lampe Brennen
Fromm den Abglanz höhern Lichts erkennen,
Soll euch nie ein Mißgeschick verwehren,
Gottes Thron am Morgen zu verehren.

Da ist unsers Daseyns Kaisersiegel,
Uns und Engeln reiner Gottesspiegel,
Und was nur am Lob des Höchsten stammelt
Ist im Kreis' um Kreise dort versammelt.

Will dem Ufer Senderuds entsagen,
Auf zum Darnawend die Flügel schlagen,
Wie sie tagt ihr freudig zu begegnen
Und von dorther ewig euch zu segnen.

Das Gedicht enthielt das Glaubensbekenntnis des sterbenden Parsen. Wieder begegnet die Gott-Natur (V 17 und 18). Es folgen ökologische Gebote: Das Feld ist ins „zierlich Reine" (V 37) zu graben, nur dann wolle die Sonne „gern den Fleiß" bescheinen (V 38). Dem Wasser darf es in Kanälen „nie an Reine" (V 42) fehlen. Der Fluss Senderud entspringt rein in „Bergrevieren", daher soll er sich auch wieder rein verlieren (V 43).

In Versen 47 f werden allerdings „Molch und Salamander" als Ungeschöpfe bezeichnet, die vertilgt werden müssen. Das passt weniger in das Weltbild des modernen Tierfreundes. Religionsgeschichtlich sind die Verse erklärbar. Ahriman ist der Herr des Bösen und auch oberster Gott der Fliegen, Molche und Salamander. Der alte Parse dient dem Lichtreich des Ormuzd. – Im Übrigen dürfen wir nicht vergessen, dass vom Vermächtnis des alten Parsen, nicht vom Vermächtnis des alten Goethe die Rede ist.

## 6. Natur und Naturbeherrschung

Das *Hauptgeschäft* des späten Goethe war die Vollendung der Faust-Tragödie. Goethe konnte die Arbeiten im Jahr 1831 abschließen. Im vorliegenden Zusammenhang verdient der fünfte Akt unser Interesse.

Faust – im „höchsten Alter“ – widmet sich der letzten und größten Aufgabe: er will die Natur bezwingen.[35] Durch umfangreichen Dammbau hat der das Meer zurückgedrängt und Land gewonnen. Des „Menschengeistes Meisterstück“ nennt er selbst den *breiten Wohngewinn*.[36] Fausts Glück ist allerdings noch nicht vollkommen. Ein winziges Stückchen Land gehört ihm nicht. Philemon und Baucis, die frommen Alten, leben neben Faust. Diese Nachbarschaft wird Faust unerträglich, er wendet sich an Mephistopheles:

> Dir Vielgewandten muß ich's sagen,
> Mir gibt's im Herzen Stich um Stich,
> Mir ist's unmöglich zu ertragen!
> Und wie ich's sage, schäm' ich mich.
> Die Alten droben sollten weichen,
> Die Linden wünscht' ich mir zum Sitz,
> Die wenig Bäume, nicht mein eigen,
> Verderben mir den Weltbesitz.

Weshalb müssen die Alten weichen? Vielleicht weil sie etwas besitzen, das Faust nicht besitzt, nämlich Glück und Zufriedenheit. Vielleicht auch, weil er weiß oder fühlt, was Baucis, die Klügere, Hellsichtigere der beiden, über ihn denkt.

> Baucis. Wohl! ein Wunder ist's gewesen!
> Lässt mich heute noch nicht in Ruh;
> Denn es ging das ganze Wesen
> Nicht mit rechten Dingen zu.
>
> . . .

35 Die ökologische Bedeutung dieses Textes ist längst erkannt worden; vorzüglich dazu Segeberg: Literarische Technik-Bilder (1987), S. 13; vgl. ferner Binswanger: Die moderne Wirtschaft als alchemistischer Prozeß. Eine ökonomische Deutung von Goethes „Faust“, Neue Rundschau, 1982, S. 70 ff. und Hermand, Pro und Contra Goethe (2005), S. 69 ff. Beachtung verdient auch, dass Peter Härtling diesen Teil des fünften Aktes als Thema seiner Ansprache im Goethe-Jahr 1982 gewählt hatte (Goethe heute, 1982, S. 51 ff.); lesenswert insbesondere noch Negt: Die Faust-Karriere, S. 256 ff., S. 282; abweichend zuletzt Friedrich Dieckmann: Geglückte Balance – Auf Goethe blickend (2008), S. 161 ff., S. 172 f.

36 Die historische Persönlichkeit, die Goethe bei der Gestaltung dieses Textes inspiriert hatte, war wohl Friedrich II. Die Einzelheiten der umfassenden Landgewinnung, die der große Preußenkönig betrieben hatte, schildert anregend und materialreich Blackbourn, Die Eroberung der Natur (2007), S. 44 ff.

Baucis. Tags umsonst die Knechte lärmten,
Hack' und Schaufel, Schlag um Schlag;
Wo die Flämmchen nächtig schwärmten,
Stand ein Damm den andern Tag.
Menschenopfer mußten bluten,
Nachts erscholl des Jammers Qual;
Meerab flossen Feuergluten,
Morgens war es ein Kanal.
Gottlos ist er, ihn gelüstet
Unsre Hütte, unser Hain;
Wie er sich als Nachbar brüstet,
Soll man untertänig sein.

Auch die Bezugnahme auf *Menschenopfer* ist in einem historischen Licht zu sehen. Allein der 36 km lange Kanal zwischen Warthe und Netze, den Friedrich II. errichten ließ, kostete 1500 Menschen das Leben.[37]

Faust's Auftrag lautet:

„So geht und schafft sie mir zur Seite! –
Das schöne Gütchen kennst du ja,
Das ich den Alten ausersah".

Zu der geplanten Übersiedlung kommt es nicht mehr. Mephistopheles und die „drei gewaltigen Gesellen" handeln unverzüglich und übereifrig. Philemon, Baucis und ein Besucher des Paares überleben diese Mission nicht.

Fausts Ärger („Wart ihr für meine Worte taub! Tausch wollt ich, keinen Raub.") ist alsbald verflogen. Der – mittlerweile erblindete – Faust verfolgt nur mehr ein Ziel: Der Kampf gegen die Natur muss mit allen Kräften fortgeführt werden.

Faust *(aus dem Plaste tretend, tastet an den Türpfosten).*
Wie das Geklirr der Spaten mich ergetzt!
Es ist die Menge, die mir frönet,
Die Erde mit sich selbst versöhnet,
Den Wellen ihre Grenze setzt,
Das Meer mit strengem Band umzieht.
Mephistopheles *(beiseite).*
Du bist doch nur für uns bemüht
Mit deinen Dämmen deinen Buhnen;
Denn du bereitest schon Neptunen,
Dem Wasserteufel, großen Schmaus.
In jeder Art seid ihr verloren; –
Die Elemente sind mit uns verschworen,
Und auf Vernichtung läuft's hinaus
Faust.

37 Schöne: Johann Wolfgang Goethe, Faust, Kommentare (1994) 716 f.

Aufseher!
MEPHISTOPHELES.
Hier!
FAUST.
Wie es auch möglich sei,
Arbeiter schaffe Meng' auf Menge,
Ermuntere durch Genuss und Strenge,
Bezahle, locke, presse bei!
Mit jedem Tage will ich Nachricht haben
Wie sich verlängt der unternommene Graben.

Das Wort *pressen* verdient Beachtung. Presser nannte man Personen, die Soldaten (mehr oder weniger) gewaltsam anzuwerben hatten.[38] Die Wahl des Begriffes leuchtet ein. Faust führt Krieg, einen Krieg gegen die Natur.

MEPHISTOPHELES *(halblaut)*.
Man spricht, wie man mir Nachricht gab,
Von keinem Graben, doch vom Grab.

In der Tat trennen Faust nur noch wenige Augenblicke von seinem Ende. Der Gedanke, die Natur zu überwinden, löst eine letzte, grenzenlose Euphorie aus.

Im Innern hier ein paradiesisch Land,
Da rase draußen Flut bis auf zum Rand,
Und wie sie nascht gewaltsam einzuschießen,
Gemeindrang eilt, die Lücke zu verschließen.
Ja diesem Sinne bin ich ganz ergeben,
Das ist der Weisheit letzter Schluss:
Nur der verdient sich Freiheit wie das Leben,
Der täglich sie erobern muss.
Und so verbringt, umrungen von Gefahr,
Hier Kindheit, Mann und Greis sein tüchtig Jahr.
Solch ein Gewimmel möcht' ich sehn,
Auf freiem Grund mit freiem Volke stehn.
Zum Augenblicke dürft' ich sagen:
Verweile doch, du bist so schön!
Es kann die Spur von meinen Erdetagen
Nicht in Äonen untergehn. –

Die Widersprüchlichkeit eines Menschen, der die Natur bezwingen will, um höhere Ziele zu erreichen, wird hier in allen Facetten vorgeführt. Von „breitem Wohngewinn" war die Rede. In Wahrheit wollte Faust bloß seine imperialen Träumereien realisieren. Philemon und Baucis mussten weichen, weil sie Faust störten. Der bescheidene Wohnbedarf, den das Paar im Rahmen *seines Eigentums* befriedigt hatte, war einem Menschen unerträglich, der „breiten Wohngewinn" schaffen wollte.

38 Henckmann/Hölscher-Lohmeyer: Johann Wolfgang Goethe, Letzte Jahre 1827 – 1832 (1997), S. 1129.

Die Aufgabe, die Bezwingung der Natur, wird Fausts einziges Lebensziel. Das Tempo muss gesteigert werden, die Zahl der Hilfskräfte muss erhöht werden; es kann nicht rasch genug gehen. Die Absurdität der Szenerie wird durch die Blindheit des Hauptakteurs gesteigert: Faust kann nicht mehr sehen, aber er bemerkt es nicht.

## III. Der Dichter als Prophet

Der Dichter als Prophet[39] ist ein viel diskutiertes, weitläufiges Themenfeld. Im fünften Akt hat Goethe ein geradezu beklemmend aktuelles Bild entworfen. Der Mensch, der mit allen Kräften die Natur überwindet, heute würde man sagen: verbessert, und nicht bemerkt, was er tut, weil er blind geworden ist.

Naturbeherrschung hat man in der jüngeren Geistesgeschichte als eine unverzichtbare Voraussetzung kultureller Entwicklung gewertet.[40] Im 20. Jahrhundert haben die Wissenschaftler begonnen, in das Innere der Natur vorzudringen. Die Rede ist von der Kernforschung; im vergangenen Jahrhundert stand der Atomkern im Vordergrund, heute ist es der Zellkern.[41]
Die Legitimation liefern die großen Visionen; Faust träumte vom breiten Wohngewinn; die moderne Wissenschaft bekämpft Welthunger und Krankheiten.

Goethe hat die Gefahren der beginnenden technischen Epoche erkannt und alle Kräfte aufgeboten, Gegenstrategien zu entwickeln. Nach seiner Überzeugung muss eine Ideologie, die die Ausbeutung der Natur in den Mittelpunkt rückt, auf Abwege führen. Seine Maxime war das bewundernde Betrachten.[42] Das Postulat einer grenzenlosen Forschungsfreiheit

---

39 Siehe dazu die Studie von Zimmermann: Der Dichter als Prophet (1995).

40 Kulturgeschichtlich weiterführend namentlich Blackbourn a.a.O., S. 210 ff. Siehe auch noch Segeberg a.a.O., S. 46 ff.

41 Bemerkenswert dazu die persönlichen Gedanken des Chemikers Chargaff (a.a.O., S.246): „In beiden Fällen handelt es sich um die Misshandlung eines Kerns: des Atomkerns, des Zellkerns. In beiden Fällen habe ich das Gefühl, daß die Wissenschaft eine Schranke überschritten hat, die sie hätte scheuen sollen".

42 Dazu nochmals Chargaff (a.a.O., S. 167): „Wenn es die eigentliche Aufgabe der Naturwissenschaften ist, die Wahrheiten der Natur zu ergründen, die Wirklichkeit der Welt zu enthüllen, so sollte solches Lehren höhere Weisheit mit sich bringen, eine größere Liebe zur Natur und, in manchen, eine tiefere Bewunderung für die Gewalt der Gottheit. Indem sie uns unmittelbar mit etwas unermesslich Größerem, als wir selbst sind, konfrontiert, sollte die Naturwissenschaft dazu dienen, die Grenzen des Elends der menschlichen Existenz zurückzudrängen. Auf Männer wie Kepler oder Pascal hat sie vielleicht diese Wirkung gehabt. Unenträtselbare Kräfte haben jedoch die Wissenschaften daran gehindert, in dieser Richtung weiterzugehen. Aus einem Unternehmen, dessen Ziel es war, die Natur zu ver-

hätte er für Torheit gehalten. Diese wissenschaftstheoretischen und wissenschaftspraktischen Zusammenhänge waren ihm wichtiger als seine Dichtung. Nicht den Faust, nicht den Divan hielt er für sein bedeutendstes Vermächtnis, sondern die Farbenlehre.

Am Ende dieses Vortrages soll ein Naturwissenschaftler zu Wort kommen, der nicht nur einer der größten Physiker des 20. Jahrhunderts, sondern auch ein hochgebildeter Goethe-Kenner und Goethe-Liebhaber war. Die Farbenlehre war Werner Heisenberg nicht „anstößig“ oder „befremdlich“,[43] sondern Gegenstand lebenslanger Auseinandersetzung. Die Zerrissenheit eines Menschen, der die moderne Naturwissenschaft geradezu repräsentiert, zugleich aber, als Goethe-Schüler, die Gefährlichkeit seiner Disziplin kennt, zeigt sich in einem Referat, das Heisenberg im Jahr 1967[44] gehalten hat.

> [...] die Gefahren [sind] so bedrohlich geworden, wie Goethe es vorausgesehen hat. Wir denken etwa an die Entseelung, die Entpersönlichung der Arbeit, an das Absurde der modernen Waffen [...] Der Teufel ist ein mächtiger Herr. [...]
>
> Wir werden von Goethe auch heute noch lernen können, daß wir nicht zugunsten des einen Organs, der rationalen Analyse, alle anderen verkümmern lassen dürfen [...] Hoffen wir, daß dies der Zukunft besser gelingt, als es unserer Zeit, als es meiner Generation gelungen ist.[45]

Werner Heisenberg ist freilich nicht der Einzige, der Goethes Bedeutung für das moderne oder postmoderne technische Zeitalter erkannt hat. Diese Meinung sollte hier auch deshalb referiert werden, weil man die naturwissenschaftliche Kompetenz des Autors nicht in Zweifel ziehen kann. Ein anderer Physiker, der in Goethe „die zentrale Gestalt in der Entwicklung des ökologischen Ganzheitsdenkens in der deutschen Geistesgeschichte“ sieht, ist Fritjof Capra[46].

Auch Friedrich Wagner darf in diesem Kontext nicht unerwähnt bleiben. Wagner hat im Jahr 1964 eine Studie über *Die Wissenschaft und die gefährdete Welt* vorgelegt, die heute noch einen Meilenstein darstellt. Als Ergebnis und Ausblick fordert Wagner eine geistige Ordnung, die dem irdischen Kosmos entspricht „und den Menschen wieder als Einheit mit

---

stehen, sind sie ein Beruf geworden, der sich damit betraut fühlt, die Natur zuerst zu erklären und dann zu verbessern.“

43 S. oben Fn. 22.

44 Das Naturbild Goethes und die technisch-naturwissenschaftliche Welt, Goethe-Jahrbuch 1967, S. 27. – Dazu vor allem Baerlocher: Bemerkungen zu Werner Heisenbergs Goethebild, Goethe-Jahrbuch 2005, S. 243.

45 Vgl. auch Höpfner: Wissenschaft wider die Zeit. Goethes Farbenlehre aus rezeptionsgeschichtlicher Sicht (1990) S. 254 f: Die wissenschaftliche Selbstkritik Heisenbergs lieferte die Voraussetzung dafür, dass „die Farbenlehre von nun an als konstruktiver Gegenentwurf zu neuzeitlicher Wissenschaft Newtonscher Prägung diskutiert werden“ konnte.

46 Capra: Wendezeit. Bausteine für ein neues Weltbild (1991), S. 5 ff.

seiner Welt und seiner Natur begreift, wie die Weltsicht Goethes, dessen geschichtliche Wirkungsstunde eben heraufzuziehen beginnt".[47]

Es liegt nahe, den Einwand zu erheben, dass diese Wirkungsstunde *nicht* heraufgezogen ist. Das hat mit besonderer Klarheit Jaspers schon 1947 in einem berühmt gewordenen Vortrag gesagt: „Wir dürfen ihn (Goethe) mit seiner Welt lieben und in ihr uns bewegen nur, wenn wir keinen Augenblick vergessen, daß sie nicht unsere Welt ist, und daß sie nie wiederkehrt".[48] Jaspers sah die „Grenze Goethes" darin, dass er sich vor dieser heraufkommenden Welt verschloss, „ohne sie begriffen zu haben, daß er nur Unheil sah, wo der Grund der Zukunft des Menschen gelegt wurde. Die Aufgabe, in dieser neuen Welt den Weg des Menschen zu finden, erkannte er nicht".[49]

Allerdings ist festzuhalten, dass sich der Optimismus, der diesen Worten zugrunde liegt, als Irrtum erwiesen hat. Heute, ein halbes Jahrhundert nach Jaspers, kann niemand, der sich mit ökologischen Zusammenhängen befasst hat, behaupten, dass der Mensch den Weg in der neuen Welt gefunden habe. Alle großen ökologischen Fragen der Gegenwart weisen eine Gemeinsamkeit auf: Sie sind ungelöst.[50]

Vielleicht ist die Aktualität Goethes seine Religiosität. Für Goethe war Gott die Natur. Wer die Natur liebt, verehrt, ja auch anbetet, wird sie auch schützen wollen. Eine Naturmystik, wie sie Goethe verstanden und gelebt hat, könnte die Grundlage für ein neues Verhältnis zur Natur bilden.[51]

---

47 Friedrich Wagner: Die Wissenschaft und die gefährdete Welt (1964), S. 341 f. Vgl. weiter Schadewaldt: Die Anforderungen der Technik an die Geisteswissenschaften (1957) S. 26 ff.; Der Mensch in der technischen Welt (1963) und Krippendorff: Goethes Anschauung der Welt, Schriften und Maximen zur wissenschaftlichen Methode (1994), S. 197 ff., 125 (kritisch dazu Conrady, Goethes Umgang mit der Natur. In: FS für Erich Trunz zum 90. Geburtstag, 1998, S. 129, S. 143).

48 Jaspers: Unsere Zukunft und Goethe (1949) S. 11.

49 Jaspers, a.a.O., S. 17.

50 Harrer: Die ökologische Apokalypse, Jahrbuch der Oswald von Wolkenstein Gesellschaft (2001/2002), S. 127. Siehe auch Baerlocher, Goethe-Jahrbuch (2005), S. 261 f. (Anm. 38).

51 Der große Theologe Karl Rahner hat gesagt, dass „der Christ der Zukunft ein Mystiker sei oder nicht mehr sei" (Schriften zur Theologie XVI, 1980, S. 161). Aus ökologischer Sicht liegt es nahe, den Gedanken aufzugreifen und zu erweitern: Vielleicht bedarf die gesamte Menschheit einer Naturmystik, wenn sie fortbestehen will.

# Literaturverzeichnis


Baerlocher, René Jaques, Bemerkungen zu Werner Heisenbergs Goethebild. In: Goethe-Jahrbuch 122 (2005), S. 243-262.

Behrens, Jürgen, Johann Wolfgang Goethe, Briefe an Auguste Gräfin zu Stolberg (1982).

Behrens, Jürgen/Michel, Christoph (Hg.), Johann Wolfgang Goethe, Elegie von Marienbad (1991).

Binswanger, Hans Christoph, Die moderne Wirtschaft als alchemistischer Prozeß. Eine ökonomische Deutung von Goethes „Faust". In: Neue Rundschau, 1982, S. 70 ff.

Blackbourn, David, Die Eroberung der Natur (2007).

Camus, Albert, L'exil d'Hélène (1948).

Capra, Fritjof, Wendezeit, Bausteine für ein neues Weltbild (1991).

Chargaff, Erwin, Das Feuer des Heraklit (1988).

Conrady, Karl-Otto, Goethes Umgang mit der Natur. In: Jöns, Dietrich/Lohmeier, Dieter (Hg.), FS für Erich Trunz (1998), S. 129-144.

Darwin, Charles, Die Abstammung des Menschen und die geschichtliche Auslese (1871).

Dinzelbacher, Peter, Die Psychohistorie der Unio mystica. In: Kurth, Winfried/Janus, Ludwig (Hg.), Psychohistorie und Persönlichkeitsstruktur. Jahrbuch für psychohistorische Forschung 2 (2002), S. 45-76.

Dinzelbacher, Peter, Zur Sozialgeschichte der christlichen Erlebnismystik im westlichen Mittelalter. In: Schäfer (Hg.), Wege mystischer Gotteserfahrung (2004), S. 113 ff.

Dieckmann, Friedrich, Geglückte Balance – Auf Goethe blickend (2008).

Eibl, Karl, Johann Wolfgang Goethe, Gedichte 1756-1799 (1998).

Fromm, Erich, Haben oder Sein (1976).

Goethe, Johann Wolfgang von, Werke, Hamburger Ausgabe Band VII: Romane und Novellen II (2005).

Goethe, Johann Wolfgang von, Werke, Hamburger Ausgabe Band VIII: Romane und Novellen III (2002).

Goethe, Johann Wolfgang von, Werke, Hamburger Ausgabe Band XII: Schriften zur Kunst. Schriften zur Literatur. Maximen und Reflexionen (2008).

Haas, Alois Maria, Mystik im Kontext (2004).

Harrer, Friedrich, Die ökologische Apokalypse. In: Jahrbuch der Oswald von Wolkenstein Gesellschaft (2001/2002), S. 127-138.

Härtling, Peter, Goethe heute (1982).

Henckmann, Gisela/Hölscher-Lohmeyer, Dorothea, Johann Wolfgang Goethe, Letzte Jahre 1827-1832 (1997).

Hermand, Jost, Pro und Contra Goethe (2005).

Höpfner, Felix, Wissenschaft wider die Zeit. Goethes Farbenlehre aus rezeptionsgeschichtlicher Sicht (1990).

Hofmann, Peter, Goethes Theologie (2001).

Jaspers, Karl, Unsere Zukunft und Goethe (1949).

Kreutzer, Leo, Mein Gott Goethe (1980).

Krippendorff, Ekkehart, Goethes Anschauung der Welt, Schriften und Maximen zur wissenschaftlichen Methode (1994).

Mandelartz, Michael, Harzreise im Winter. Goethes Antwort auf Petrarca und die Naturgeschichte der Kultur. In: Goethe-Jahrbuch 123 (2006), S. 86-99.

Mayr, Ernst, Das ist Biologie (2000).

Mommsen, Katharina, „Indisches“ im West-östlichen Divan. In: Goethe-Jahrbuch 22 (1960), S. 294-297.

Mommsen, Katharina, „West-östlicher Divan“ und „Chinesisch-deutsche Jahres- und Tageszeiten“. In: Goethe-Jahrbuch 108 (1991), S. 169-178.

Mommsen, Katharina, Goethe. Die Kunst des Lebens (1999).

Mommsen, Momme, Goethes Verhältnis zu Christus und Spinoza. Blick auf die Wertherzeit. In: Festgabe für J. Alan Pfeffer (1972), S. 1 ff.

Mommsen, Momme, Spinoza und die Deutsche Klassik. In: Carlton Germanic Papers (1974) S. 67 ff., (1975) S. 20 ff.

Mommsen, Momme, Lebendige Überlieferung. George. Hölderlin. Goethe (1999).

Mosebach, Martin, Schöne Literatur. Essays (2006).

Muschg, Adolf, Goethe als Emigrant (1986).

Müller, Irmgard, Goethes Farbenlehre und Morphologie in den Naturwissenschaften des 20. Jahrhunderts. In: Goethe-Jahrbuch 116 (1999), S. 234-43.

Müller, Joachim, Goethes Verhältnis zur Religion. In: Philosophie und Religion. Beiträge zur Religionskritik der deutschen Klassik (1981), S. 180 ff.

Negt, Oskar, Die Faust-Karriere (2006).

Niggl, Günter, „Fromm“ bei Goethe (1967).

Perels, Christoph, Goethe und das Christentum. In: Jahrbuch des Freien Deutschen Hochstifts (2006), S. 25 ff.

Rahner, Karl, Schriften zur Theologie XVI (1980).

Riedel, Wolfgang, Deus seu Natura. In: Ingensiep/Eusterschulte (Hg.), Philosophie der natürlichen Mitwelt (2002), S. 317-337.

Schadewaldt, Wolfgang, Die Anforderungen der Technik an die Geisteswissenschaften (1957).

Schadewaldt, Wolfgang, Goethe-Studien (1963).

Schadewaldt, Wolfgang, Der Mensch in der technischen Welt (1963).

Schöne, Albrecht, Goethes Farbentheologie (1987).

Schöne, Albrecht, Johann Wolfgang Goethe, Faust, Kommentare (1994).

Schweitzer, Albert, Kulturphilosophie. Verfall und Wiederaufbau der Kultur (1929).

Schweitzer, Albert, Die Weltanschauung der Ehrfurcht vor dem Leben. Kulturphilosophie III. Herausgegeben von Claus Günzler und Johann Zürcher (1999).

Segeberg, Harro, Literarische Technik-Bilder (1987).

Simm, Hans-Joachim, Goethe und die Religion (2000).

Wagner, Friedrich, Die Wissenschaft und die gefährdete Welt (1964).

Whitehead, Alfred North, Science and the Modern World (1925).

Zimmermann, Rolf Christian, Das Weltbild des jungen Goethe I (1969).

Zimmermann, Rolf Christian, Der Dichter als Prophet (1995).

# Ekstase, Mystik, Drogen

*Christa Agnes Tuczay*

Wenn von Mystik die Rede ist, versteht man darunter im Allgemeinen die schriftlich niedergelegten Erfahrungen heiligmäßiger Männer und Frauen, deren oberstes Ziel vereinfachend mit Gotteinigkeit umschrieben werden kann. Drogen erwecken in der westlichen Gesellschaft gegenteilige Assoziationen, da vor allem der Suchtaspekt im Vordergrund steht. Bei der in vielen alten Kulturen nachgewiesenen rituellen Einnahme von Drogen kann es naturgemäß zu keiner Abhängigkeit kommen. Die sog. Hexendrogen vermitteln vor allem ein Flugerlebnis, aber auch „Visionen" von einem rauschhaften Fest. Das verbindende Element bei den Drogen und Mystik ist aber sicherlich einerseits die Bewusstseinsveränderung und (bei den modernen Drogen), das sich einstellende Einheitsgefühl und das visionäre Flugerlebnis. Diese Verbindungslinien zwischen Mystik und Drogen möchte ich hier anhand ausgewählter Zeugnisse analysieren.

## Drogen in rituellen Gesellschaften

Halluzinogene werden in den sog. traditionellen Kulturen[1] selten als Rauschmittel im hedonistischen Sinne benutzt, sondern ihre Wirkungen meist für spezielle magische und religiöse Zwecke eingesetzt. Die Wirkung der Halluzinogene korrespondiert mit dem kulturspezifischen Glaubenssystem, mit Mythen und Religion, welche Werte und Symbole des visionären Inhaltes der Halluzinogen-Induzierten Ekstase bestimmt. Die Ekstase ist durch einen Wechsel von der Alltagswelt in die spirituelle Welt gekennzeichnet. Für den Kontakt mit der spirituellen Welt bedarf es physischer und psychischer Vorbereitungen. Diese und die zu schaffenden Rahmen-

1 Ergebnisse der Arbeit Rosenbohm, Andrea (1991). *Halluzinogene Drogen im Schamanismus.* Berlin und (2000). „Der Fliegenpilz in Sibirien". In: *Der Fliegenpilz.* Hg. v. W. Bauer and E. Klapp. Aarau, S. 72-97. Eliade, Mircea (1994). *Schamanismus und archaische Ekstasetechnik.* 8. Aufl. Frankfurt/Main. Findeisen, Hans/Gehrts, Heino (1983): *Die Schamanen. Jagdhelfer und Ratgeber, Seelenfahrer, Künder und Heiler.* Köln.

bedingungen beziehen sich auf das Sammeln, die Zubereitung und die Einnahme der Droge, außerdem auf Umstände, wie Anlass, Wahl des Einnahmeortes und des Zeitpunktes.

Bei vielen schamanischen Stämmen verwendet der Schamane Drogen zur Induktion der Ekstase. Der visionäre Gehalt Halluzinogen-induzierter Ekstasen dient ebenso wie der drogenfreie Zugang kulturell spezifizierten Zielen wie Divination, Opferungen, Jagd- und Regenzauber, außerdem vielfach der Diagnose von Krankheiten.

Vor der Einnahme des Halluzinogens findet eine rituelle Reinigung durch Räucherungen der Person des Schamanen, des Ortes der Séance, der Opfergaben und des Halluzinogens statt, und es werden Enthaltsamkeitsgebote beachtet. Die Vorbereitungen beinhalten Handlungen oder Gebote der unterschiedlichsten Art, u. a. solcher, die mit Gefährlichkeit des Halluzinogens, Folgen der Missachtung dieser Warnungen und Vorschriften zu tun haben. Folgen können z. B. eine negative Rauscherfahrung sowie Nichtzustandekommen des Kontaktes bzw. die Nicht-Beant-wortung von Fragen an die Geister oder Gottheiten sein. Die Halluzinogen-Einnahme ist Thema der ätiologischen Mythen und Sagen, in welchen nicht nur die Entstehung und Herkunft des Halluzinogens erzählt wird, sondern auch und auf welche Weise die Menschen den Umgang mit ihm lernten.

In den Halluzinogen-Mythen wird die sakramentale Bedeutung des Halluzinogens dargelegt: Das Halluzinogen entstand aus einer körperlichen Substanz der Gottheit: Speichel[2] sowie Fleisch und Knochen. Mythos und Alltagssprache beschreiben die jeweiligen Drogen als Personifikationen, eigenständige Wesen, die mit Kulturheroen und anderen Gottheiten verschmelzen können. Im Ritual wiederholt der Schamane die Geschehnisse der Vorzeit, indem er den Ablauf dramatisch-mimetisch inszeniert. Die Ergebnisse der Schamanismusforschung legen den Schluss nahe, dass eine drogenbegleitete Ekstase im Vergleich zu der psycho-physischen keine rezente oder einfachere Methode der Kultausübung ist. Es ist vielmehr anzunehmen, dass der menschlichen Kultur der Drogengebrauch seit ihrem Anfang immanent ist.

Aber nicht nur in den sog. rituellen Gesellschaften kommen Drogen zum Einsatz auch in der europäischen Kultur verwendet man sie in vielfältigen Ritualisierungen, z. B. im christlich-kultischen Rahmen den Wein. Die Einstellungen gegenüber Rausch, Ekstase und Drogen müssen vor dem Hintergrund der spezifischen kulturellen Welthaltung gesehen werden, denn es sind die kulturellen Axiome, die einen Konsens über die Inhalte eines symbolischen bzw. realen Universums bilden und Wahrnehmungsveränderungen dementsprechend als real oder fiktional bewer-

2 So bei den Huichol, Tukano vgl. Rosenbohm [wie Anm. 1], S. 90 f.

ten. Als erste Quelle der kulturellen Axiome Europas hat die jüdische Kultur zu gelten, die sich besonders in ihrer Haltung zur Ekstase von den altorientalischen Kulturen und Kulten abgegrenzt hat. Ekstase ist bei den Juden akzeptiertes Medium der prophetischen Wahrsagerei, eine ablehnende Haltung zu Wein und Trunkenheit lässt sich an vielen AT- aber auch NT-Belegen ablesen[3]. Im Gegensatz dazu steht die Bedeutung des Weines in der griechischen antiken Kultur, insbesondere im Dionysoskult.[4] Bei den eleusinischen Mysterien soll der Fliegenpilz[5] eine Rolle gespielt haben und der Rausch als Erkenntnismittel, bei der griechischen Orakelpriesterin der Pythia mutmaßt die Forschung bis heute, dass betäubende Dämpfe im Spiel waren.[6]

---

3 Vgl. die eben erst erschienene Dissertation von Manuel Dubach (2008) *In vino veritas – Untersuchungen zur Trunkenheit im Alten Testament und seiner Umwelt.* Wien.

4 Thukydides bezeugt, dass die Anthesterien (als ältestes und gleichzeitig bedeutendstes Dionysos-Fest) Februar bis März stattfanden und die jüngeren Dionysien von März bis April. Beim Fest ging es um die Verkostung des neuen Weines, es fand ein Wetttrinken statt. Das jährliche Festival inspirierte die griechischen Künstler, schon Sokrates hatte einen Zusammenhang zwischen Trunkenheit und Drama, Rausch und Kunst konstatiert: Für ihn schien Dichtung nur berauscht möglich. Diesen Gedanken hat bekanntlich Nietzsche in seiner Geburt der Tragödie fortgeschrieben. Vgl. Westermann, Hartmut (2002): *Die Intention des Dichters und die Zwecke der Interpreten.* Berlin, S. 160 f.

5 Die Giftigkeit, die dem Fliegenpilz aufgrund seines Alkaloids Muskarin in älteren Lehrbüchern der Toxikologie nachgesagt wird, kann heute nicht mehr aufrechterhalten werden. In rezenter Zeit wurden weitere Stoffe wie Ibotensäure, Muscazon und Musciniol gefunden, wobei letzteres Halluzinationen von beträchtlicher Wirkung auslösen kann: Veränderung von Raum- und Zeitvorstellungen, Wahrnehmung, Sprache und Denken. Ähnlich wie bei Atropa Belladonna werden auch hier die wirksamen Substanzen fast unverändert mit dem Harn ausgeschieden, sodass früher davon Gebrauch gemacht wurde, indem man den Urin von berauschten Personen trank. In geringen Mengen löst der Fliegenpilz Euphorie und ein Gefühl der Schwerelosigkeit, eventuell auch farbige Visionen aus. Bei zunehmender Menge und Vergiftung treten muskuläre Zuckungen, Verwirrtheit, Erregungszustände und lebhafte Halluzinationen auf, an die sich ein traumhafter Schlaf anschließt. Einige Fachautoren geben zehn und mehr Pilze als tödliche Dosis an, wobei es selbst dafür keine dokumentierten Fälle geben soll. Die Kombination aus all den beschriebenen Symptomen lässt eine Ahnung der verschiedenen Ebenen der Halluzinationen zu. So schrieb in den Vierzigerjahren Gustav Schenk zu durchgeführten Experimenten: „die kleinsten Gegenstände erscheinen dem Vergifteten außerordentlich groß, ein kleiner Riß im Erdboden wird ihm zur Schlucht, die er meint nicht überspringen zu können, ein dünner Ast, der ihm zu Füßen liegt, wird zum Baumstamm, und, um ihn zu überqueren, setzt er zum Sprunge an, um mit einem mächtigen Satz das Hindernis zu überwinden." Schenk, Gustav (1954): *Das Buch der Gifte.* Berlin, S. 35.

6 Wodurch der verzückte Zustand der Pythia herrührte, ob betäubende Erddämpfe, die Quelle Kassitis oder Lorbeerblätter oder gar alles zusammen dabei eine Rolle spielten, ist ungeklärt. Vgl. Keilbach, Wilhelm (1972) „Techniken religiöser Ekstasen". In. *Religion und die Droge. Ein Symposion über religiöse Erfahrungen unter Einfluß von Halluzinogenen.* Hg. v. Manfred Josuttis/Hanscarl Leuner, Mainz, S. 9-21

Ich fastete – ich trank den Mischtrank (Kykeon)
Ich nahm aus der Kiste,
ich hantierte (mit Gegenständen)
und legte dann in den Korb
und aus dem Korb wieder in die Kiste.[7]
Selig der Erde bewohnende Mensch, der solches gesehen.
Doch wer die Opfer nicht darbringt oder sie meidet, wird niemals
Teilhaft solchen Glücks; er vergeht in modrigem Düster[8]

So priesen Homer und Clemens von Alexandrien das Mysterium von Eleusis, den berühmtesten Zeremonienkult des alten Griechenlands. Durchschlagende Wirkung muss dieser Ritus zu Ehren der Pflanzengöttin Demeter gehabt haben. Mehrere Tage lang wurde gefeiert, geopfert und gefastet. Dann erhielten die „Initianden" Einlass ins Innere des Tempels, wo ihnen – verborgen vor neugierigen Blicken – der „Kykeon" gereicht wurde, der heilige Trank. Dieser führte offenbar zu dramatischer Erleuchtung und tiefen Einsichten. Das bestätigt Cicero 30 Jahre nach seiner Einweihung (79 v. Chr.). Längere Zeit hatte er in Athen verbracht und sich zusammen mit Sulla einweihen lassen. Sein Landsmann Aelius Aristides pries die Eleusinischen Mysterien als „das Schauerlichste und das Lichteste von allem, was für Menschen göttlich"[9] ist. Die Mysterien der Demeter[10] erloschen 395, nach unserer Zeitrechnung, durch einen Krieg mit den Goten unter König Alarich, dessen Truppen den Tempel in Eleusis zerstörten. Bereits drei Jahre vorher waren sie durch ein Dekret des Kaisers Theodosius I. verboten worden.

Ekstase als Erkenntnismittel und Weg der Wahrheitsfindung bestätigen Platon und auch der Begründer der neuplatonischen Schule Plotin. Neben diesem ekstatisch geprägten Erfahrungsmuster strebt die apollinische Richtung nach dem rechten Maß. Die Römer übernahmen den Wein von den Griechen als Alltagsdroge, übertrafen die Griechen an Maßlosigkeit. Im frühen Christentum erhält der Wein als Blut Christi eine neue Bedeutung, symbolische Überformung und Erhöhung und wird zu einer Sakraldroge. Seine Alltagsverwendung wird damit tabuisiert: *Denn welcher unwürdig isset und trinket, der isset und trinket sich selber zum Gericht, damit, dass er nicht unterscheidet den Leib des Herrn* (Paulus 1. Korinther, 11,28) propagiert

7 Clemens von Alexandrien (1947): *Logos Proteptikos* in deutscher Übers. Nürnberg II 21,2

8 Homer: *Demeterhymnos* 480 – 482, zitiert nach Kloft, Hans (1999) *Mysterienkulte der Antike.* München, S. 21

9 In seiner Lobrede anlässlich des Brandes des Eleusinischen Weihetempels. Eleus. Orat. I 256 Jebb. Vgl. Anrich, Gustav (1894/1990): *Das antike Mysterienwesen in seinem Einfluß auf das Christentum.* Göttingen/Hildesheim, S. 40 f.

10 Vgl. Anrich [wie Anm. 9]

die Ideale des Maßhaltens einerseits und andererseits Paulus' Rauschablehnende Haltung und zwiespältige Einstellung zur Ekstase.

Im Mittelalter als Erbe verschiedenster Traditionen, wie Judentum, Neuplatonismus, römische Zivilisation, aber auch germanisch-keltische Traditionen, existiert keine homogene Einstellung zur Ekstase. Transzendenz-Erfahrungen[11] besitzen eine Relevanz für Verhalten und Denken, werden aber nicht wertfrei akzeptiert, sondern im Sinne der zwei Reiche-Lehre kontextualisiert, Hexendrogen gehören dem Teufelsreich an. Die im Ausgang des Mittelalters zu beobachtenden Rationalisierungstendenzen erfassen die gesamte Welterfahrung, somit auch die Erfahrungen der Mystiker und damit auch die Ekstase als Wahrnehmungs- und Erkenntnismittel. An die Stelle der theologischen Konzeption einer universalen Heilsordnung tritt nun die naturwissenschaftlich rational orientierte vergleichende Beobachtung der real-physischen Welt. Damit entfällt die Ekstase als Subjekt-Objekt-Verschmelzung, da sie nicht messbar, nicht wiederholbar ist, sich somit einer wissenschaftlichen Definition entzieht und als Erkenntnisweg obsolet wird.

Im Mittelalter ist Rausch erzeugt durch die Alltagsgenussmittel Bier und Wein eine nicht unbedingt sanktionierte Erfahrung. Dies wurde von der Forschung vielfach mit der noch nicht ausgeprägten Individuation des Einzelnen, mit dem noch nicht dominant entwickelten Ich-Konzept in Verbindung gesehen. Eine rauschhafte Einbuße der Ich-Kontrolle provoziert noch keine Angst- oder Schuldgefühle, erst am Ende des Mittelalters belegt z. B. der späthöfische Roman eine auffällige Häufung an Gefühlsüberschwängen, die aber im Widerspruch zum höfischen Ideal der Affektkontrolle stehen. In der Neuzeit scheint der Rausch eine Ambivalenz zu gewinnen, die ihm vorher nicht zugesprochen wurde und gleichzeitig den Kontrollverlust eindeutig negativ konnotiert.

## Hexenflug und Hexendrogen

Apuleius hat in seinem magischen Schlüsselroman *Der Goldene Esel*[12] ein Szenario vorgegeben, das nicht nur die gesamte Diskussion um die sogenannten Hexendrogen bestimmt hat, sondern auch die Diskussion um die Authentizität der Hexensalbe und damit gleichzeitig der Berichte. Im Wesentlichen geht es um einen geheimen Vorgang, um etwas, das Lucius

11 Vgl. Schüßler, Werner u. a. Transzendenz in *TRE* Bd. 33 S. 773 ff.

12 Apuleius (1990) *Der goldene Esel.* München. Vgl. dazu neuerdings Riess, Werner (2001): *Apuleius und die Räuber. Ein Beitrag zur historischen Kriminalitätsforschung.*(=Heidelberger Althistorische Beiträge und Epigraphische Studien Band 35). Stuttgart

nicht sehen sollte, aber doch sieht, um das Salben mit einer Droge, die dann eine Verwandlung bzw. ein tatsächliches Flugerlebnis[13] auslöst. Der Beobachter, der allerdings meist keine Kenntnis der Substanz und des damit verbundenen Regelwerkes hat, ahmt den Vorgang blind nach. In Apuleius' Geschichte salbt er sich und verwandelt sich in einen Esel. Der Protagonist erlebt als Esel eine Reihe von Abenteuern, bis er nach seiner Einweihung in den Isiskult wieder menschliche Gestalt erlangt. Bei den Hexenflugerzählungen steht einerseits der Flug selbst im Vordergrund oder aber es geht ebenso wie bei den Entrückungsvisionen um eine Entrückung an einen anderen Ort. Dort findet entweder ein ausgelassener Tanz statt oder aber ein (in der Tradition des Ketzersabbats stehender) sog. Hexensabbat mit Orgiencharakter. Die bäuerlich folkloristische vielfach in Sagen belegte Variante des Hexentanzes mutet wesentlich harmloser an als das düstere Bild des Hexensabbats mit seinen Tabubrüchen und der als schmerzhaft beschriebenen sexuellen Vereinigung mit dem Teufel.

In seinem *Buch der wahren Praktik in der göttlichen Magie* berichtet der Autor Abraham von Worms von einer Salbe, die er sowohl selbst probiert wie auch nüchtern bei einer jungen Frau beobachtet hatte und die bewirkte, dass „ich an den Ort hinflöge, den ich mir im Herzen gewünscht hatte, ohne ihr etwas davon zu sagen".[14]Das Wesentliche bei diesem Erzähltypus ist, dass es immer einen Augenzeugen gibt, der gleichsam als Erzähler, Beurteiler und auch Nachahmer, aber auch als Richter über den Wahrheitsgehalt des Vorgangs fungiert. Die nachgeahmte Hexenfahrt taucht vor allem in den Märchen- und Sagensammlungen des 19. Jahrhunderts[15] auf. Im Spätmittelalter und vor allem in der frühen Neuzeit entwickelt sich ein Erzähltypus, der die Hexe selbst den Beweis für den körperlichen Flug mithilfe von Drogen antreten lässt. Die älteste Erzählung dieses Typs teilt Nider mit. Den folgenden[16] Passus zitiere ich

13 Zum schamanischen Flugerlebnis vgl. Rosenbohm [wie Anm. 1]. S. 55

14 Abraham von Worms (1988), *Das Buch der wahren Praktik in der göttlichen Magie.* Hg. v. Jürg von Ins. München, S. 88.

15 Richter, Erwin (1960): Der nacherlebte Hexensabbat – Zu Will-Erich Peuckerts Selbstversuch mit Hexensalben. In: *Forschungsfragen unserer Zeit,* Jg. 7 (1960), Lief. 3, S. 97-100, hier S. 99. Vgl. meinen Aufsatz (2004). Die Darstellung der Hexe in den österreichischen Sagen. In: *Hexen. Historische Faktizität und fiktive Bildlichkeit.* Hg. v. Andrea Rudolph und Marion George. Dettelbach S. 91-121.

16 Geiler von Kaiserberg hatte sich in seiner *Emeis* ebenfalls mit den Unholden beschäftigt und Teile des *Formicarius* übersetzt. Das gab Anlass zu Spekulationen, dass er vielleicht jener Augenzeuge gewesen wäre, der die alte Frau beobachtet hatte. Behringer gibt in seiner Quellenedition noch einen Hinweis zu Geiler in Bezug auf die Hexensalbe. Behringer, Wolfgang (1993) *Hexen und Hexenprozesse in Deutschland.* München. Der Straßburger Münsterprediger soll seine Information über dieses Experiment aus einem Werk des Tübinger Pfarrers Martin Plantsch, dem *Opusculum des sagis maleficis*, dem Predigten zugrunde liegen, die dieser 1505 anlässlich von Hexenverbrennungen gehalten hat, entnommen haben. Die-

nach der Übersetzung Kiesewetters[17], da hier die vorgebliche Intention der Zauberin deutlicher vorgeführt wird:

> Eine alte Zaubervettel nahm diese Verachtung ihrer magischen Kunst übel, redete den Geistlichen beim Verlassen der Kirche an und erbot sich, ihm tatsächlich zu beweisen, dass die Hexenfahrt kein Traum sei, wenn er sie nach Hause begleiten wolle. Der Geistliche folgt und ihr und beobachtet, dass sie sich in einen Backtrog setzt und salbt. Sie schlief bald ein. Von der erwähnten Salbe erfahren wir allerdings keine Zusammensetzung.[18]

Der Leibarzt des Papstes Julius III., Andreas de Laguna (1499 – 1560), hatte von einem in der Nähe von Nantes lebenden Zauberer gehört, bei dessen Verhaftung eine grüne Salbe gefunden worden war. Besagter Laguna untersuchte die Salbe und fand Schierling[19], Nachtschatten, Mandragora, Bilsenkraut und andere narkotische Pflanzen. Kurzerhand nahm der Arzt die Frau des Henkers als Versuchsperson, da diese ohnehin an Schlaflosigkeit litt. Bei der oben erwähnten Zusammensetzung erstaunt es nicht, dass diese angeblich 36 Stunden nach der Salbung durchschlief.[20] Der spanische Humanist Pedro de Valencia diskutierte 1611 bereits die Realerfahrung des Fluges und des Sabbats. Er bezog die Möglichkeit ein, dass es sich um mithilfe von Halluzinogenen hervorgerufene Traumvisionen handeln könnte.

---

sen Hinweis verdanke ich einem Eintrag auf der Hexenliste vom März 2003. Siehe auch dort die äußerst anregende Diskussion zu Für und Wider der Realität der Hexendrogen. Allerdings wird sich die Frage nach dem Drogenkonsum nicht mit Ja oder Nein beantworten lassen. Dass die teilweise überlieferten üblen Ingredienzien keinerlei Realitätsbezug haben, ist aber wahrscheinlich. Allerdings stimme ich nicht mit Voltmer überein, die die Verwendung von Schlafdrogen überhaupt für Fiktion hält. Siehe die Diskussion in der Mailingliste Hexenforschung vom 2.2.2006:
(www.listserv.dfn.de/archives/hexenforschung.html)

17 Kiesewetter selbst ist übrigens seiner Experimentierfreude mit Hexendrogen zum Opfer gefallen. Vgl. Hansen, Harold A (1978) *The witch's Garden.* Santa Cruz, S. 95

18 Johannes Nider (1971) Lib. ii cap. IV Zit. n. Kiesewetter, C. (1895/2005). *Die Geheimwissenschaften. Eine Kulturgeschichte der Esoterik.* Wiesbaden (2005) S. 505.

19 Aufgrund seines Polyingehalts gehört der Wasserschierling zu den giftigsten einheimischen Pflanzen. „Hochtoxisch sind alle Pflanzenteile, vor allem die im Geruch an Pastinak oder Sellerie erinnernden unterirdischen Organe. Bereits das Kauen kleiner, daumengroßer Rhizom- oder Wurzelstückchen führt nach kurzer Zeit (30 - 60 Minuten) zu brennenden Schmerzen im *Mund, zu heftigem, lang andauerndem Erbrechen und nachfolgenden Krämpfen*". Boericke, Willem (2008):*Homöopathische Mittel und ihre Wirkung.* Leer: merkt unter „Cicuta virosa" an: „*Wirkung auf das ZNS [...] Heftige, seltsame Begierden [...] Stöhnen Lind Heulen [...] Tut absonderliche Dinge [...] Deutliche Wirkung auf die Haut (!) [...] Delirium mit Singen, Tanzen und seltsamen Gesten [...] Alles scheint absonderlich [...] Verwechselt Gegenwart mit Vergangenheit [...] Lebhafte Träume [...] Plötzliche Detonationen, besonders beim Schlucken.*"

20 Kiesewetter [wie Anm. 18] S. 505 f.

Auch Jean Baptist Della Porta[21] nennt als Ingredienzien gekochte Kinder, Eisenhut[22] und Nachtschatten, und vermerkt die Vorschrift, die Salbe sei kräftig einzureiben. Eine alte Vettel habe ihm nicht nur die Rezeptur mitgeteilt, sondern, ihm auch die Wirkung vorgeführt. Sie habe ihn und seine Begleiter aus dem Zimmer geschickt, sich dann nackt ausgezogen und mit der Salbe eingerieben. Er und seine Begleiter hätten alles durch einen Türspalt beobachten können. Sie traten in die Kammer und hätten die Haut der Alten „ziemlich erbehrt", aber sie hätte nichts gespürt.[23]

Skeptisch bezüglich der Wirkung der Salbe war die Regierung in Innsbruck, die im Jahre 1540 veranlasste, man solle den Verhafteten ihre Salbenbüchsen zurückgeben und diese sich öffentlich salben lassen, damit die fantasterey offenbar werde, also um Volksaufklärung zu betreiben.[24] Der hexengläubige Luther gab auch zum Hexenflug Widersprüchliches zum Besten, offenbar wusste er nicht, was er davon halten sollte, weshalb er an einer Stelle für dessen Realität und an anderen wieder dagegen urteilt.[25]

Nicolaus Remigius (1530 – 1612) weiß von der Wirkung der Salbe, dass diese in einen „steinharten Schlaf" versetze; „wenn dann die Richter eine solche nach vorgenommene Salbung beobachten ließen", konnte man konvulsivische Zuckungen und Reitbewegungen mit ansehen und nach dem Aufwachen Müdigkeit und Zerschlagenheit wie nach großer Anstrengung bzw. Rausch. Jean Bodin, der im Übrigen an die teuflische Hexerei, aber nicht an die Anwendung der Hexensalbe glaubte, erzählt von einer Zauberin, dass diese, als sie sich am Feuer wärmte, in Ekstase fiel und ausgestreckt am Boden lag. Ihr Dienstherr prüfte ihren Zustand mit Schlägen, Feuerbränden usw. Ebenso verfuhr man mit einer florentinischen Zauberin, der die Richter gestatteten, sich zu salben. Man schlug sie, stach auf sie ein und brannte sie, aber sie erwachte nicht. Dennoch

---

21 Vgl. Kuhlen, F. J. (1983). *Zur Geschichte der Schmerz-, Schlaf- und Betäubungsmittel in Mittelalter und früher Neuzeit.*Stuttgart S. 317f. der die Rezeptur wiedergibt. Vgl. auch ders. (1984) „Von Hexen und Drogenträumen. Arzneimittelmißbrauch in Mittelalter und früher Neuzeit." In: *Deutsche Apotheker Zeitung* Jg. 124, S. 2195-2202.

22 Fühner, der die Hexensalben 1925 im Eigenexperiment untersucht hat, erwähnt den Bestandteil Akonit: „Gerade durch diesen Zusatz, mit seinen die Nervenenden in der Haut erregenden, dann lähmenden Alkaloiden, konnte die Autosuggestion der Tierverwandlung, des aus dem Körper emporwachsenden Haar- oder Federkleides, entstehen, wie wir heute ähnliche, von der Haut ausgehende Sinnestäuschungen bei den Kokainisten beobachten." Fühner, H. (1925) „Solanazeen als Berauschungsmittel" In: *Archiv für experimentelle Pathologie und Pharmakologie* 111, S. 281

23 Kuhlen [wie Anm. 21] S. 318.

24 Vgl. Byloff, Fritz (1934). *Hexenglaube und Hexenverfolgung in den österreichischen Alpenländern.* (1934) S. 39.

25 Luther, Martin.(1883 ff.) *Kritische Gesamtausgabe.* 120 Bände, (Sonderedition 2000 – 2007), VIII, S. 257.

hatte sie die Tortur und Grausamkeiten gespürt, da sie erzählte, dass sich diese mit ihren (traumhaften) Sabbaterlebnissen vermengt hatten.

> Noch wöllen wir mit einem andern Argument, welches unwidersprechlich ist, darthun, daß weder dieselb Salb es thu, noch ein schlaf, sondern ein recht ware verzuckung der seele vom Leib sey: Und ist es nämlich diese, will alle die, so dermassen verzuckt seind, ein halbe stund hernach widerumb zu sich kommen, oder so bald es gelust: Welches einem, der durch einfache Narcodica oder schlaffbringende Artzney eingeschläfft wird, unmöglich ist, sondern blieben offt einen oder zwen Tag unauffgewacht.[26]

Der Arzt Johann Weyer (1515 – 1588) berichtet im Anschluss an Joannes Baptista Porta über die Herstellung und die Ingredienzien der Hexensalbe. Weyer gibt Portas Aussage so wieder:

> Nach dem sie nun außgezogẽ / hat sie sich gantz vn gar / ich weiß nit mit was Salbẽ / geschmiert / welches vns den durch spaltlein der thüren wol ist zusehen gewest. Also ist sie auß krefftiger wirckung der schlaffmachenden salben zu boden gefallen/ vn in einen tiefen schlaff versucken. Wir aber sind zu gefahren / die Thür geöffnet / vn jr die haut ziemlich erbehrt. Aber so her hat sie geschlaffen / dass sie es nit vmb ein haar empfunden hette. Nach solchem sind wir widerumb hauß gewichen / der schen weiters außwarten wöllẽ. So bald nun der Salbung krafft nachgelassen / ist sie eins mals erwachet / vn viel seltzamer stemoneyen / wie sie vber Berg vnd thal gefahren sey / erzahlet. Wir verneineten es / sie wolt recht haben / wir wiesen jhr die streich / aber es war verlorn / in summa / es war bey Jhr all vnser fürnemen vnd handeln / nit andert / denn als der in eine kalten Ofen blast.[27] [...]
>
> Sie sieden kindere mit wasser in eim kessel/ vnd nehmen das vette drauß vnd lassen es dick werden/vnd was nach dem versieden im letzten vntersinckt/sameln sie vnd bewarens zu jren gebrauch/ vnd mengen es mit epfich/wolfswurtz oder Münchkappen/Pappeln vnd rust. Oder anders: Sie mengen vndereinander wasserepfich/geel schwertel/ fünffingerkraut/fledermeusen bludt/ den schlaffmachenden solanum[28] vnd oli.[29]

---

26 Bodin, J. (1591/1973). *Vom ausgelassnen wütigen Teuffelsheer.* Graz übers. v. Fischart (1591) S. 273 f.

27 Porta nach Weyer, Johann (1586/1969). *Von Teuffelsgespenst, Zauberern und Gifftbereytern, Schwartzkünstlern, Hexen und Unholden. Erstlich durch Johannem Weier in Latein beschrieben, nachmals von Johanne Fuglino verteutscht, jetzund aber auffs neuw ubersehen.* Darmstadt, S. 433 f.

28 Alle Anteile dieser Pflanze enthalten ein hochwirksames Alkaloidgemisch aus Atropin, Hyoscyanin und Scopolamin. In den Samen und unreifen Früchten ist im Wesentlichen Hyoscyanin enthalten, in den reifen Früchten aber fast ausschließlich das im peripheren Nervensystem nur halb so wirksame Racemat und Atropin. Die vier wichtigsten Vergiftungssymptome: Rötung der Haut, Trockenheit der Schleimhäute, Pulsbeschleunigung, Pupillenerweiterung. Die absolute Trockenheit des Mundes gab Peuckert nach seinem beschriebenen Eigenversuch an, als er aus seinem rauschähnlichen Zustand erwachte. Bei zunehmender Atropindosis entsteht eine fortschreitende Symptomatik: mit 0,5 mg tritt Mundtrockenheit auf; bei 1,0 mg Pupillenerweiterung; zwischen 3,0 - 5,0 mg Intoxikation, Sehstörungen, Hitzegefühle und Tachykardie. Höhere Dosen lassen Delirium, Fieber das zum Koma bis zum Atem- und Herzstillstand führen kann. In

Diese Salbe tragen die Hexen auf den Körper auf und verreiben sie so lange, bis sich die Haut rötet und sich die Poren weiten, sodass die Substanz eindringt und wirkt. Weyer überliefert die dabei angeblich aufgetretenen Vorstellungen:

> Meinen sie anstundt durch den schornstein außzufliegen/ vnd durch die lufft weidt vnd breidt zufahren: Zum dantz vnd andere mancherley lust / welchs jenen dann also einbildet wirdt von Meister künstlein / so sie doch nach der schmerung von dieser sehr schlafmachender salb in einem gar tieffen schlaff fallen vnwissentlich.[30]

Er behauptet, dass die Hexen selbst die Wirkung der Salbe verstärkt hätten, indem sie vorher Mangold, Zwiebeln, Kohl, Wurzeln, Kastanien, Bohnen und allerlei einnahmen, das schläfrig mache. Im Anschluss an Porta führt Weyer aus:

> Wir haben dieser dingen viel mehr die den gelerten arzten kündig sein / vnd zu diesem handtwerck gar dienlich: Als das Lolium / faba inuersasa / oder knabenkraut / magsamen safft oder opium / dollkraut/ schirling /roden vnd schwartzen holl/ vnd noch andere damit die vernunfft geschwächt oder verstört wirdt/ das derselbige so diese dingen brauchet / wirdt in seinem hören vnd antwortten vor einen vnsinnigen gehaltten / oder fäldt derselbige auch in einen sehr schwären schlaff der etliche tage weret oder etliche sichere zeit. Aber der brauch von diesen dingen oder die weise zubereidten ist / wasser / Wein / Puluer / Küchelger / olie oder andere formen / welche ich lieber hab wollen verschweigen / dann jemand vrsach zugeben die zu missbrauchen.[31]

Die 1986 erschienene Weyerstudie von Rudolf von der Nahl bezeichnet in vielerlei Hinsicht eine Standortbestimmung der Hexenforschung. Zwar war Ginzburgs Studie zum Sabbat bereits erschienen, aber von der Nahl hatte sie nicht einbezogen, da er wohl sonst folgendes simplifizierende und teilweise auch falsche Resümee nicht gezogen hätte:

> Die den Hexen unterstellte Teilnahme am Hexensabbat erweist sich somit nicht nur als von sittlich verdorbenen Anklägern geglaubte Wirklichkeit, sondern findet durch die Hexen selbst ihre Bestätigung.[32]

---

Boericke [wie Anm. 19] ist unter „Atropa Belladonna" nachzulesen: „Patient lebt in seiner eigenen Welt, beschäftigt sich mit Erscheinungen und Visionen [...] Gesichtshalluzinationen [...] Er ist hellwach und wird verrückt gemacht durch die Flut subjektiver Gesichtseindrücke. Halluzinationen und phantastischer Illusionen [...] Halluzinationen, sieht Monster, schreckliche Gesichter, Delirium, entsetzliche Bilder; wütet, rast, beißt, schlägt, möchte fliehen [...] Überempfindlichkeit aller Sinne [...] feurige Erscheinungen [...] hört die eigene Stimme im Ohr [...] schreit im Schlaf [...]"

29 Weyer [wie Anm. 27] 53/314/222.

30 Weyer [wie Anm. 27] 53/314/222.

31 Weyer [wie Anm. 27] 54/316/224.

32 Nahl, Richard von (1983). *Zauberglaube und Hexenwahn im Gebiet von Rhein und Maas: spätmittelalterlicher Volksglaube im Werk Johan Weyers (1515-1588).* Bonn. Vgl. die ausgezeichnete Ar-

Was vor allem Bestätigung findet, ist wohl das Flugerlebnis. Es ist durchaus möglich,

> [...] daß der Flug zum Hexensabbat und das ausschweifende Gelage mit anschließendem Geschlechtsverkehr Fakten sind, die zunächst und ausschließlich von den Hexen selbst vorgebracht wurden. Als sich diese Bekenntnisse mit gleichlautendem oder ähnlichem Inhalt häuften, wurden sie in die Anklagepunkte aufgenommen: Hexen bekennen, daß sie durch die Luft fliegen und an obszönen Gelagen teilnehmen. Wer das also bekennt, ist folglich eine Hexe.[33]

Dass die Hexen von der Realität des Fluges überzeugt waren, wollte ja schon Nider mit seinem „Augenzeugenbericht" darlegen. Dass diese narkotischen Träume oder Halluzinationen dermaßen echt wirken, dass man nicht zwischen Realität und Halluzination zu unterscheiden vermag, bestätigen auch die heutigen Berichte von der Wirkung der Datura.[34] Es ist also keineswegs vonnöten anzunehmen, dass die

> [...] aus der Salbe aufsteigenden Dämpfe zu einem Trancezustand geführt haben, dessen Durchleben nachher von den Hexen nicht mehr als unwirklich ausgemacht werden konnte.[35]

Von der Nahl war offenbar keineswegs so mutig, die Salben selbst auszuprobieren, wie der Forscher Carl Kiesewetter vor ihm:

> Ich selbst habe mehrfach mit ähnlichen Stoffen und Hexensalben experimentiert. Die Einreibung der Herzgrube mit einer Lösung von selbst dargestelltem Hyoscyanin[36] bewirkte Träume von einem lebhaften Fliegen in einer Spirale, als ich

---

beit Tschacher, Werner (2000). *Der Formicarius des Johannes Nider von 1437/38: Studien zu den Anfängen der europäischen Hexenverfolgungen im Spätmittelalter.* Aachen.

33 Ibid.

34 Wie die Tollkirsche, so enthält auch der Stechapfel in allen Pflanzenteilen Tropanalkaloide. Das Alkaloidgemisch schwankte nach Alter und Datura-Art ganz erheblich, die höchsten Anteile befinden sich in den Früchten, Blüten und Samen. Frohne und Pfänder geben in ihrer Studie Giftpflanzen die beiden folgenden Fälle an: „Der Patient berichtete, er habe Schwierigkeiten, mit seinem Motorrad die weißen Streifen auf der Straße zu überwinden. Sie würden fortwährend aufspringen und sich um seine Beine schlagen [...] Der Patient unterhielt sich angeregt mit einem Mann, der nur ihm sichtbar war, Lind er fühlte sich verfolgt von schwarzen und roten, kniehohen Spinnen [...] ".Frohne, Dietrich/Pfänder, Hans Jürgen (2004) *Giftpflanzen. Ein Handbuch für Apotheker, Ärzte, Toxikologen und Biologen.* 5.Aufl. Stuttgart ,S. 363; zu Hexensalben vgl. auch Schmidbauer, Wolfgang/Scheidt, Jürgen vom (2003): *Handbuch der Rauschdrogen.* München, S. 170-177

35 Vgl. die Diplomarbeit von Kremla, Eva (1994): *Datura – Pflanze zwischen den Welten.* Wien. Siegbert Ferckel führte 1954 ein Experiment mit Datura durch und berichtet von Herzrasen, Pupillenvergrößerung, Schwindelgefühl und Lähmungserscheinungen. Vgl. Freckel, Siegbert (1954): „Hexensalbe" und ihre Wirkung. In: *Kosmos* Bd. 50, S. 414 f.

36 Der Gehalt an Tropanalkaloiden ist im Bilsenkraut deutlich niedriger als bei Atropa und Datura. „Bilsenkraut ist eine narkotisch und halluzinogen wirkende Giftpflanze. Es können Halluzinationen des Gesichtsinns, des Gehörs und des Geschmacks auftreten. Aggressives Verhalten während des anfänglichen Erregungzustandes kommt vor. Später kommt es zu tiefem, narkotischem Schlaf, während diessen Halluzinationen, häufig sexuellen Inhalts, oder auch Flugträume oder Tierverwandlungen erlebt werden." Vgl. Schuldes, Bert Marco

> von einem Wirbelsturm umhergerissen würde. Wenn ich mir mit Portas Salben nach Weglassung der unwirksamen Bestandteile Herzgrube, Achselhöhlen, Scheitel und Kreuz eingerieben hatte, schlief ich des nachts darauf stets tief und erwachte am Morgen ohne irgendwelche nachteiligen Folgen zu spüren; dagegen träumte ich stet in den folgenden Nächten sehr lebhaft von blitzschnellen Reisen per Eisenbahn oder zu Wasser in prachtvollen tropischen Gegenden. [...] ich bereitete mir von obigen Stoffen alkoholische Tinkturen und nahm davon vor dem Schlafengehen. Das Resultat war zunächst ein bleierner Schlaf und nach dem Erwachen eine narkotische Intoxikation mit Erscheinungen der Karphologie, Erweiterung der Pupille, Trockenheit des Schlundes (ich wollte Wasser trinken und saugte an der Taschenuhr, obschon ich mir über das Unsinnige dieser Handlung völlig klar war), Röte des Gesichts. Besonders merkwürdig war mir, dass sich bei jeder kleinen Bewegung mein Arm oder Bein in das Unendliche zu verlängern schien.[37]

Kiesewetter bestreitet in diesem Zusammenhang die Annahme Soldans, dass die Hexen nur sporadisch die Salbe verwendet hätten und ihnen diese im Gefängnis schon gar nicht erlaubt war. Allerdings vermutet auch er, dass man sowohl mit Imagination als auch mit Autosuggestion zu rechnen habe.

Schon der Inquisitor Pierre de Lancre[38] hatte sich bei dem Hexenprozess von Labourd von 1609 selbst von der Wirkung der Salbe überzeugen wollen. Der Herr von Lamissena hatte seine Magd gesalbt und die ganze Nacht bewacht, seinen und ihren Fuß zusammengebunden und sie geschlagen, wenn sie einschlafen wollte. Trotzdem hatte die Magd angegeben, auf dem Sabbat gewesen zu sein. Kiesewetters Erklärungsansatz, bei den geschilderten Ereignissen handle es sich um einen somnambulen Zustand und die bereits in dieser Technik konditionierten Menschen wür-

(2003): *Psychoaktive Pflanzen.* Lörbach, S. 54 Die Erfahrungsberichte bestätigen die Aggressivität und die eindrucksvollen Halluzinationen Siehe S. 130.Vgl auch den Selbstversuch des Botanikers Schenk, Gustav [wie Anm. 5] S. 66 f. „Mich durchdrang nicht nur die Gewißheit des Untergangs, der Auflösung meines ganzen einheitlichen Körpers, der doch zusammengehörte – sondern der Zustand verschaffte mir auch eine animalische Befriedigung, denn nun flog ich.[...] Ich erlebte es nicht schlafend, mit beruhigten Gliedern, sondern ich weiß heute, daß ich sicherlich in Bewegung war, ja, daß der Bewegungstrieb, wenn auch nicht das Bewegungs-vermögen, das wesentliche Merkmal des Hyoscyamusrausches ist."

37 Kiesewetter [wie Anm. 18] S. 511 f.

38 L'ancre, Pierre de (1630). Wunderbahrliche Geheimnussen der Zauberey/ darinn auß der Uhraicht: und Bekenmuß vieler unterscheidlicher Zauberer und Zauberinnen die vornehmbste Stück so bey solchem Teuffelswesen umbgehen/ beschrieben werden. Gezogen auß einem weitleufftigen in französischer Sprach gedrucktem Tractat Herrn Petri de Lancre, Parlamentsherren zu Bordeaux/ welcher solchen gerichtlichen Processen persönlich beygewohnet. Neben etlichen dergleichen Processen/ so in Spanien gehalten worden. Allen Menschen zur warnung und Abscheu/ den Richtern aber zu guter Nachricht und Unterweysung/ auß dem Franzosischen mit deß Königs Privilegien getrucktem Exemplar in Teutsch ubergesetzt. S. 21 f. Pierre de Lancre zit. n. Duerr, H. P. (1985). *Traumzeit: über die Grenze zwischen Wildnis und Zivilisation.* Frankfurt am Main S. 168.

den keine Salbe mehr benötigen, sondern das bloße Verlangen würde zu deren Entrückung ausreichen, klingt insofern plausibel, als erwiesenermaßen auch bei der Hypnose beim immer gleichen Setting ein Gegenstand, der zur Einleitung der Hypnose dient, wie z. B. ein Pendel, selbst auch Triggerfunktion ausüben kann. So hat bei dem vorgenannten Prozess zu Labourd eine Frau ausgesagt, sie müsse nicht schlafen, sondern, wenn sie des Abends am Feuer sitze, bekäme sie Verlangen nach dem Sabbat, und sie würde dorthin versetzt.

> Ettliche sagen dass die salbe machte / das die Häxen gleichsam erstarret sindt / vnd sie kühn zu machen das sie durch die Lufft fliegen / auch in finstere Nachten / dann der teuffel menge etliche Sachen darunter / die schlaffende Leuth machen / als Mandragora /vnd den Stein Memphite.[39]

> Selbstverständlich kann eine im niedersten magischen Seelenleben aufgegangene Bauerndirne der Hexenprozessperiode das erträumte Erlebnis nicht von einem wirklichen unterscheiden, und die einmalige Suggestion wird durch öftere Wiederholung stabil.[40]

Bei einem so hochgradig entwickelten Somnambulismus, in welchem der Durchgang durch den körperlichen Schlaf auf einen kaum wahrnehmbaren Augenblick zusammenschrumpft, war die Salbung unnötig geworden, und das bloße Verlangen genügte zur Entrückung.[41]

Die Rollen von Beobachtern und Beobachteten scheinen auch niemals vertauscht worden zu sein, der Wissenschaftler-Gelehrte bleibt Zuschauer des kuriosen Geschehens, macht keine Selbstversuche und nimmt Einladungen zum Gebrauch nur scheinbar an.[42] Der erste beglaubigte Selbstversuch stammt aus dem 17. Jahrhundert, und zwar soll Baptista von Helmont einen Versuch mit Eisenhut unternommen haben.[43]

---

39 Die Zauberpflanze Mandragora war Gegenstand zahlloser Abhandlungen. Ich verweise hier auf die rezente Diss. von Wittlin, Dorit (1999) *Mandragora – eine Arzneipflanze in Antike, Mittelalter und Neuzeit.* Dietikon.

40 Kiesewetter [wie Anm. 18] S. 512.

41 Kiesewetter [wie Anm. 18] S. 513 und 515.

42 Eine empirische Untersuchung war den Dämonologen aus verschiedenen Gründen zu gefährlich, aber selbst Bodin hat der Gedanke daran gereizt. Siehe die Ausführungen bei Duerr [wie Anm. 38] S. 183 A. 58. Gassendi soll einem Schäfer gegenüber vorgegeben haben, mit ihm zusammen eine Droge einzunehmen. Als der Schäfer wieder zu sich kam, berichtet er, Gassendi ebenfalls bei der Zusammenkunft gesehen zu haben und gratulierte ihm zu seiner guten Aufnahme. Vgl. Perty, M. (1877). *Der jetzige Spiritualismus und verwandte Erfahrungen der Vergangenheit und Gegenwart. Ein Supplement zu des Verfassers „mystischen Erscheinungen der menschlichen Natur.“* S. 378.

43 Ennemoser, J. (1844). *Geschichte der Magie.* Leipzig (1844) S. 913f., zur weiteren Diskussion der Selbstversuche vgl. Duerr Hans-Peter (1982). *Der Wissenschaftler und das Irrationale.* Frankfurt am Main S. 167f.

1925 machte der Pharmakologe Fühner[44] zwar nicht den ersten, aber vielleicht den ersten Versuch eines modernen Pharmakologen[45], der zudem auf die nicht systematisch ausgewertete Quellentradition hinweist, allerdings hatte Kiesewetter in seiner Auflistung einer Vorbereitung schon früher darauf hingewiesen. Kiesewetter vergleicht den Hexenschlaf mit dem geistlichen Schlaf:

> Wenn sich also Hexen und Zauberer an bestimmten Abenden salbten, so verfielen sie in einen schweren Schlaf und kamen – wenn auch auf sehr viel niedrigerer moralischer Stufe stehend – sachlich in genau dieselbe „Seelenvereinigung" wie die Mystiker auch. [46]

Hans-Peter Duerr hat schließlich in seiner bekannten Studie *Traumzeit* ein umfassendes Kapitel den Hexensalben gewidmet. Er stellt die Nachtfahrerinnen zu antiken Rauschkulturen, Mutterkulten sowie schamanistischen Ekstasetechniken, wie vor ihm schon Kiesewetter und Peuckert. Letzterer bereitete sich eine Salbe nach Portas Rezeptur und berichtet wie folgt:

> Wir hatten wilde Träume. Vor meinen Augen tanzten zunächst grauenhaft verzerrte Gesichter. Dann plötzlich hatte ich das Gefühl, als flöge ich meilenweit durch die Luft. Der Flug wurde wiederholt durch tiefe Stürze unterbrochen. In der Schlußphase schließlich das Bild eines orgiastischen Festes mit grotesken sinnlichen Ausschweifungen.[47.]

Der Hexenforscher Baschwitz[48] berichtet von dem Experiment einiger holländischer Journalisten, das absolut keine Halluzinationen ergeben habe. Nach Hauschild[49] scheint sich die Drogenwirkung also in einem schwer bestimmbaren Niemandsland zwischen pharmakologischer Wirkung, Erwartungshaltung des Berauschten, äußerer Umgebung bei der Einnahme und Kritik der Nichtberauschten einzustellen. Der moderne Experimentator kann sich nicht mehr von den historisch überlieferten Klischees der „Ausfahrt" lösen, während umgekehrt Baschwitz, als das

---

44 Führer [wie Anm. 22] „Solanazeen als Berauschungsmittel" In: *Archiv für experimentelle Pathologie und Pharmakologie* 111, S. 281 „Es kann keinem Zweifel unterliegen, dass die narkotische Hexensalbe ihr Opfer nicht nur betäubte, sondern dasselbe den ganzen schönen Traum von der Luftfahrt, vom festlichen Gelage, von Tanz und Liebe so sinnfällig erleben ließ, dass es nach dem Wiedererwachen von der Wirklichkeit des Geträumten überzeugt war. Die Hexensalbe stellt in dieser Weise ein Berauschungs- und Genussmittel des armen Volkes dar, dem kostspieligere Genüsse versagt waren."

45 Hauschild Thomas (1982) Hexen und Drogen in:. *Rausch und Realität. Drogen im Kulturvergleich*. Hg. v. Gisela Völger und Karin von Welck. Bd. II, S. 618-629, hier S. 620.

46 Kiesewetter [wie Anm. 18] S. 514.

47 Peuckert, Will-Erich (1960): „Hexensalben", In: *Medizinischer Monatsspiegel* 8 S. 169-174, hier S. 169. Dazu Richter [wie Anm. 15] und Rätsch, Christian (2001) „Heras Hexensalbe oder hexen@salbe", In: Hexenwelten. Hg. v. Wulf Köpke und Bernd Schmelz. *Mitteilungen aus dem Museum für Völkerkunde Hamburg NF.* 31, S. 69-99 Bonn

48 Baschwitz, Kurt (1963): *Hexen und Hexenprozesse.* München

49 Hauschild [wie Anm. 45] S. 625.

Experiment der Journalisten ergebnislos verlief, zur Annahme gelangte, die Salbe hätte keinerlei Wirkung, also auch keinen Einfluss auf die Geständnisse vor der Inquisition gehabt. Die Existenz einer Salbe wurde ja anscheinend immer vorausgesetzt und gehörte zum Hexenstereotyp, obwohl man der Salbe die halluzinogene Wirkung absprach, um den Teufel als Bewirker festmachen zu können. Die oben erwähnten Augenzeugenberichte hatte schon Duerr[50] als Beweis der Authentizität genommen, wiewohl Norman Cohn[51] zu ganz anderen Schlüssen kommt. Die Kraft der Salbe bezweifelte auch Bodin, und nicht nur, weil seiner Ansicht nach der Teufel die Illusionen bewirkt habe und nicht die Salbe, sondern weil *„man den Leuten einen Lust mach/ es zu versuchen“*.[52]

Duerr veranlasste dieses Dilemma der Fahrt zwischen Illusionstheorie und Realitätsbeweis, den Wissenschaftler als Zaunreiter zu zeichnen; im Anschluss an die Etymologie der Hexe als tunriða[53] man könne zwischen der Welt des Rausches und der Welt der realistischen Wahrnehmung wie bei einem Sitzen auf einem Zaun, von dem aus man in beide Bereiche hineinsehen kann, wählen.

Aber auch hier sind die Forschermeinungen gespalten: Während die Cohn-Richtung die Fahrtberichte als erfolterte Berichte erkennen will und etwaige Halluzinogene als Quelle der Berichte absolut ignoriert, gehen Forscher wie Golowin im Anschluss an Ginzburg und seine Schamanismushypothese auch in Fällen, wo es absolut keine Anzeichen von Ekstase zu geben scheint, davon aus. Zwar scheint sich in rezenter Zeit ein relativ neutraler Zugang der Wissenschaftler zu den Drogenerlebnissen durchzusetzen[54] (man konnte sich endlich dazu durchringen, sie weder über- noch unterzubewerten), doch gilt auch hier wie für alle von mir untersuchten Entgrenzungserfahrungen das Dilemma der Unterscheidungskriterien zwischen historischer Realität, Authentizität und Topoisierung.[55]

---

50 Duerr [ wie Anm. 38], S. 170.

51 Cohn, Norman (1993). *Europe's inner demons: the demonization of Christians in medieval Christendom.* London, S. 220.

52 Bodin [wie Anm. 26], S. 273.

53 Strömbäck, Dag (2000). *The Concept of the Soul in Nordic Tradition. Sejd och andra studier i nordisk själsuppfaattnig.* Hedemora, S. 220-236. hier S. 235 betrachtet die *túnriður* als Gegenstück zu den *hamleypa*, Personen, die imstande sind, ihr *hamr* aus dem Körper gehen zu lassen. Allerdings wären die *túnriður* bereits in einem differenzierteren Stadium, sie können ihre *hamir* in die Luft fliegen lassen. In beiden Fällen liegt der Körper schlafend oder in einer Trance in der Nähe.

54 Vgl. Bever, Edward (2006). Ointment. In: *Encyclopedia of Witchcraft. The Western Tradition.* Hg. v. R. Golden. Santa Barbara. Bd. III: S. 851-852, S. 851; Sidky, Harald (1997). *Witchcraft, lycanthropy, drugs, and disease: an anthropological study of the European witch-hunts.* New York, S. 190–194

55 Die Forschungsberichte der Ethnologen zeugen oft von denselben Vorurteilen. Vgl. die Belege bei Duerr [wie Anm. 43], S. 178, A. 45.

Ethnologische Untersuchungen belegen, dass die Einstellung zu Drogen freilich ebenfalls von der jeweiligen Gesellschaft, also dem jeweiligen ideologischen Kontext abhängig ist. Da die Drogen infolge ihrer Wirkstoffe Visionen erleichtern, lehnen manche Indianerstämme diese rigoros ab, andere wieder verachten diejenigen, die sich nicht mithilfe der wertgeschätzten Stammesdrogen auf die Fahrt begeben.[56]

Ich vermute, dass die Widersprüche in den mittelalterlichen Quellen einerseits von der Beweisführung der Dämonologen herrühren, die diese Art von Visionen und Illusionen allein dem teuflischen Einfluss zuschreiben wollten. Andererseits stehen diese seit dem 13. Jahrhundert zu dem Bild des Charismatikers, der ohne Drogen Ekstasen erleben konnte, wenn nicht in antagonistischem, so doch in differentem Verhältnis. Doch bei beiden Visionserfahrungen vergisst man den Einfluss der Konditionierung. Oft tritt der Rausch auch schon beim Anblick des (ersten) Auslösers ein,[57] und auch die Wirkung der „Massensuggestion" scheint wohl unbestritten. Die Ekstasen der Mystiker können ebenso

> [...] oft plötzlich durch ein Erblicken irgendeines besonderen, geliebten Symbols des Göttlichen hervorgerufen werden[...]. Ihre Gegenwart – bisweilen der plötzliche Gedanke an sie – genügt, um, psychologisch gesprochen, ein Entladung von Energie in eine besondere Richtung hervorzurufen [...][58]

56 Bei den sibirischen Völkern war der Gebrauch des Fliegenpilzes als Ekstase induzierendes Mittel z.B. auf zwei weit auseinanderliegende Gebiete beschränkt. Eliade [wie Anm. ]. S. 213f u.219; Vgl. Rosenbohm [wie Anm. 1] S. 29 ff. Da ein Halluzinogen nicht von vornherein eine ekstatische Seelenreise auslöst. „*Wer nicht als Weiser geboren wird, kann die Sprache nicht erwerben, und wenn er noch so viele* veladas [d. s. Pilzrituale –Anm.d. A.] abhält" Estrada, Alvaro (1980). *Maria Sabina. Botin der Heiligen Pilze.* München S. 125 „*Wenn du träumst, so hast du noch keine Vision, denn jeder kann träumen. Und wenn du ein Kraut nimmst, nun gut, auch ein Metzgergeselle hinter seiner Ladenkasse hat eine Vision, wenn er Peyote ist. Die richtige Vision kommt aus den eigenen Säften[...]*" Gruber, Elmar (1982)*Tranceformation.* Basel, S 147 zit. n. Rosenbohm S. 21

57 Die Seherin von Prevorst kam z. B. beim Anblick der Zirbelnuss schon in einen Trancezustand. Kerner, Justinus (1894): *Die Seherin von Prevorst. Eröffnungen über das innere Leben des Menschen und über das Hereinragen einer Geisterwelt in die unsere.* Mit einer biographischen Einleitung von Carl du Prel. Hg. v. P. Hauffe, et al. Tübingen. S. 58

58 Vgl. Underhill, Evelin (1928) *Mystik. Eine Studie über die Natur und Entwicklung des religiösen Bewußtseins im Menschen.* München, S. 1471 f.

## Drogenmystik des 20. Jahrhunderts

Die mittelalterliche Mystik näherte sich der *unio mystica* abgesehen von den körpereigenen[59] gänzlich drogenfrei. Strenge asketische Übungen stellen den in unserem Kulturbereich begangenen, aber auch in vielen anderen Kulturen praktizierten Weg dar, um mystische Ekstasen zu erreichen. Die Praxis der Fleischabtötung, Körpernegation bedeutet für den Asketen Mittel und auch, das am Körper ablesbar Zeichen, der Welt und ihren Versuchungen zur Sünde zu entsagen. Allerdings gab es ebenso wenig Einheitlichkeit zur Frage der Askese wie man von einer einheitlichen Grundhaltung der Mystiker ausgehen kann. Während z. B. Eckhard und Tauler sich gegen eine strenge Askese aussprachen, praktizierte Seuse sie jahrelang bis er u. a. aus gesundheitlichen Gründen davon Abstand nahm. Die Regelungen der Ordensgründer beinhalteten das rechte Maß in Bezug auf die Askese ebenso wie buddhistische und hinduistische Lehrer. So heißt es in der Bhagavadgita:

> Der Yoga, wahrlich, ist nicht für einen bestimmt, der zuviel ißt, oder sich des Essens zu sehr enthält. Er ist, o Arjuna, auch nicht für jenen da, der zuviel schläft oder zuviel wacht. (6.16) Wer in Ernährung und Vergnügungen mäßig ist, in seinen Handlungen Zurückhaltung übt und Schlaf und Wachen regelt, dem wird der alle Leiden tilgende Yoga zuteil.[60](6.17)

In den Frauenklöstern suchte man durch besonders strenge Askesepraktiken die erstrebten Gnadenbeweise in Form von Ekstase zu erlangen. Physiologisch betrachtet bedeuten diese Übungen eine wirksame Technik um aus dem Normalbewusstsein zu einem veränderten Bewusstsein zu gelangen. Laboruntersuchungen erbrachten schon in den 70er-Jahren, dass die Änderungen in der Körperchemie in nicht geringem Maße verantwortlich für die dramatische Veränderung des Bewusstseins sind, die solchen Übungen folgen. Fasten senkt den Vitamin- und Zuckerspiegel und redu-

59 Lewin schriebt im ersten Drittel des 20. Jahrhunderts bereits von körpereigenen Stoffen die die bei völlig gesunden Menschen Halluzinationen auslösen können: „[...] nämlich die Einwirkung von gekannten chemischen Stoffen, die solche Zustände vorübergehend, ohne jeden körperlichen Nachteil, für eine gewisse Zeitdauer bei geistig völlig normalen Menschen, auch im halbwachen oder wachen, bewußtseinsvollen Zustand hervorrufen können. Solche Stoffe nenne ich Phantastica. Sie sind befähigt, ihre chemische Energie auf alle Sinne zu erstrecken, richten sie aber mit Vorliebe auf die Seh- und Gehörsphäre sowie das Allgemeingefühl. Ihr Studium verspricht, für die Erkenntnis der genannten seelischen Zustände einst besonders fruchtbar zu werden.[...]dass chemische Wirkungen durch intrakorporell erzeugte Stoffe direkt für den „Reiz“ und indirekt für die Reizfolge die Ursache liefern.“ Lewin, Louis. (1926/2003) Phantastica: die betäubenden und erregenden Genußmittel. Berlin/Paderborn, S. 154 ff. Zu den Forschungsergebnissen der neueren Zeit Vgl. Zehetbauer, Josef (1996) *Körpereigene Drogen. Die ungenutzten Fähigkeiten unseres Gehirns.* Düsseldorf.

60 *Bhagavadgita* (1958) hg. u. übers. v. Siegfried Lienhard. Baden-Baden, Kapitel VI,V 16

ziert die Gehirnaktivitäten. Geißelung setzt Histamine wie z. B. Adrenalin frei und die toxischen Abfallprodukte von Proteinen. Die in den Wunden entstandenen Toxine beeinträchtigen einerseits den Enzymhaushalt des Gehirns, es werden aber andererseits Endorphine und Sexualhormone ausgeschüttet. Das gilt ebenso für längeres Fasten, Schlafentzug, Überanstrengung, langes Beten, Singen und Atemübungen.[61]

Albert Hofmann glaubt zu ahnen, was sich hinter der in Eleusis verabreichten Droge verbirgt:

> Die Priester von Eleusis brauchten nur von dem in der Umgebung des Heiligtums vorkommenden Paspalum-Gras das Mutterkorn abzulesen, es zu pulverisieren und dem Kykeon zuzusetzen, um ihm bewusstseinsverändernde Potenz zu verleihen.[62]

Hofmann auf der Suche nach einem Kreislauftherapeutikum entdeckte 1943 in den Labors des Pharmakonzerns Sandoz LSD 25. Bis 1971 leitete er die Abteilung Naturstoffe in den Basler Sandoz-Laboratorien. Auf dem Weg nach Eleusis heißt sein Buch über seine Entdeckung. Mit einem einzigen Gramm LSD lassen sich bequem 20.000 Menschen in einen mehrstündigen Rausch versetzen. In seinem Versuchsbericht vom 16. April 1943 hat Hofmann dieses Erleben minutiös beschrieben.

> Alles im Raum drehte sich, und die vertrauten Gegenstände und Möbelstücke nahmen groteske, meist bedrohliche Formen an. [...] Die Nachbarsfrau, die mir Milch brachte, war nicht mehr Frau R., sondern eine böse, heimtückische Hexe mit einer farbigen Fratze.[63]

Erst nach einigen Stunden weicht der Schrecken, und Hofmann beginnt, den Rausch zu genießen.

> Kaleidoskopartig sich verändernd, drangen bunte, fantastische Gebilde auf mich ein, in Kreisen und Spiralen sich öffnend und wieder schließend, in Farbfontänen zersprühend [...] Besonders merkwürdig war, wie alle akustischen Wahrnehmungen, etwa das Geräusch einer Türklinke oder eines vorbeifahrenden Autos, sich in optische Empfindungen verwandelten. Jeder Laut erzeugte ein in Form und Farbe entsprechendes, lebendig wechselndes Bild.[64]

---

61 Vgl. dazu grundsätzlich Kohls, Nikola Boris (2004) *Außergewöhnliche Erfahrungen – blinder Fleck der Psychologie.* Berlin. Zur christlichen Mystik S. 31 ff. Drogenmystik S. 159 ff. In Zusammenhang mit Extrembelastungen vgl. Zehetbauer, Josef (1992) *Körpereigene Drogen* S. 183 ff.

62 Hofmann, Albert (1979) *LSD – Mein Sorgenkind.* Stuttgart. S. 32 f.

63 Hofmann [wie Anm. 62].

64 Hofmann [wie Anm. 62]. Vgl. auch Grof, Stanislav (1988) *Topographie des Unbewußten. LSD im Dienst der tiefenpsychologischen Forschung.* 4. Aufl. Stuttgart. Metzner, Ralph (1992) „Molekulare Mystik: Die Rolle psychoaktiver Substanzen bei der Transformation des Bewusstseins". In: *Das Tor zu inneren Räumen. Heilige Pflanzen und psychedelische Substanzen als Quelle spiritueller Inspiration.* Hg. v. Christian Rätsch. Südergellersen, S. 63-78. Sölle, Dorothee (1997) *Mystik und Widerstand „Du stilles Geschrei".* Hamburg.

Den Chemiker Hofmann führten solche Erfahrungen zu einer Art *unio mystica*, ähnliche religiöse Erfahrungen machten auch die Schriftsteller Aldous Huxley und Ernst Jünger,[65] die in ihren Büchern *Moksha*[66] und *Besuch auf Godenholm*[67] ihre Ausflüge ins Reich Fantastica schilderten. Hofmann, Jünger und Huxley hofften auf eine heilsame verbessernde Wirkung der Psychodroge. Die selige Erfahrung der Vereinigung des Ichs mit der Schöpfung, so glaubten sie, könnte die Menschheit evolutionär voranbringen.

Die auf der Basis der in den 60er-Jahren veröffentlichten Studie zur Mystik erstellten neun universalen überkulturellen Kategorien testeten amerikanische Psychologen an durch Halluzinogene hervorgerufenen mystischen Erlebnissen.[68] Die Doppelblind-Studie[69] erbrachte, dass Halluzinogene wie Psilocybin, LSD und Meskalin tatsächlich im entsprechenden Setting als brauchbare Mittel zum Studium des mystischen Bewusstseinzustandes gelten können. Daraus aber abzuleiten, man habe ein ideales, für jedermann anwendbares Mittel zur Entwicklung eines höheren Bewusstseins entdeckt, diese Hoffnung erwies sich schon in den Sechzigerjahren als falsch. Ebenso wie Meskalin macht LSD zwar körperlich nicht süchtig[70] wie Heroin oder Kokain, doch die Auflösung des Bewusst-

---

65 Jünger, Ernst (1970) *Annäherungen. Drogen und Rausch.* Stuttgart. Dazu. Tauss, Martin (2005) *Rausch Kultur Geschichte. Drogen in literarischen Texten nach 1945.* Innsbruck, S.94 f. und Resch, Stephan (2007) *Provoziertes Schreiben. Drogen in der deutschsprachigen Literatur seit 1945.* Frankfurt a. Main, S. 191 f.

66 Huxley, Aldous (1987) *Moksha. Auf der Suche nach der Wunderdroge.* Hrsg. V. Michael Horowitz und Cynthia Palmer. München. ders. (1954) *Die Pforten der Wahrnehmung.* München.

67 Jünger, Ernst (1952) *Besuch auf Godenholm.* Stuttgart. Vgl. Tauss a.a.O., S. 96 f. und 98-110

68 Stace, W.T. (1960) *Mysticism and Philosophy.* Philadelphia. Die neun Kategorien. 1. Unio, Einheitsgefühl Selbstverlust, 2. Transzendenz von Raum und Zeit, 3. positive Stimmung Glücksgefühl, 4. Gefühl der Heiligkeit 5. Unterscheidungsfähigkeit was ist real 6. Paradoxien, 7. Unaussprechlichkeit, 8. temporäre Erfahrung, Flüchtigkeit der Erfahrung, 9. Kehr Veränderung in Einstellung und Verhalten. Die Wirkung von LSD wurde für drei große Hauptbereiche in Einsatz gebracht: psychomimetische Wirkung meint, dass die Droge einen der Psychose ähnlichen Zustand hervorrufen kann, die man unter Laborbedingungen untersuchen kann 2. die psycholytische Wirkung impliziert, dass sich die Beziehung zwischen bewussten und unbewussten Teilen der Persönlichkeit auflöst, und kann für die Psychoanalyse nutzbringend sein. Die psychedelische Wirkung der Droge kann eine mystische Erfahrung, wenn schon nicht auslösen, aber erleichtern. Vgl. Yeensen, Rich (1992) Vom Mysterium zum Paradigma: Die Reise des Menschen von heiligen Pflanzen zu psychedelischen Drogen. In: *Das Tor zu inneren Räumen.* Hg. v. Christian Rätsch. Südergellersen, S.17-61, S. 31 ff.

69 Pahnke, Walter N. (1972) Drogen und Mystik. In: *Religion und die Droge. Ein Symposion über religiöse Erfahrungen unter Einfluß von Halluzinogenen.* Hg. v. Manfred Josuttis/Hanscarl Leuner S. 54-76.

70 Da Drogen als ritualisiertes Mittel zur Kommunikation mit den Göttern nachgewiesen sind, kann eine Entritualisierung Sucht bewirken. Zu diesem Schluss kommen unabhängig voneinander Birket-Smith mit dem Begriff vom „entheiligten Rausch" und Goodman. Die Erkenntnis, dass *„die Verwendung verschiedener Rauschgifte in der Auffassung wurzelt, der Rausch sei*

seins führte bei manchen unerfahrenen vor allem jungen Menschen zu Wahn- und Angstvorstellungen, andere stürzten sich in den Selbstmord oder trugen zeitweilige Psychosen davon. Dass Menschen, wie der gläubige Christ Hofmann, der schon als Zehnjähriger mystische Naturerlebnisse hatte, unter LSD eher Einheitserfahrungen machten, ist nicht verwunderlich.

Im Zentrum der amerikanischen Rezeption und Etablierung des LSDs als Jugenddroge stand der schillernde amerikanische Psychiater Timothy Leary. Dieser war nachgerade von seiner messianischen Aufgabe erfüllt, den LSD Genuss zu propagieren, weshalb er z. B. auch Hofmann als unfreiwilligen Agenten, der auf nicht näher definierte Weise ausgewählt worden war, LSD der Menschheit zu schenken.[71] Seine von östlichen Lehren beeinflusste Theorie ordnete Drogen acht neuronalen Schaltkreisen des menschlichen Bewusstseins zu, die gleichzeitig einen Stufenweg zum kosmischen Bewusstsein bilden sollen. Bedeutsam seine Erkenntnis, dass beim Drogenkonsum das Set (psychische Befindlichkeit vor der Drogeneinnahme) und das Setting (angenehme Umgebung) eine nicht zu unterschätzende Rolle spielen und den Inhalt der Erfahrung beeinflussen können.[72]

Mit dem LSD-Verbot Ende der Sechzigerjahre kam auch das Aus für die Forschung. Bis dahin war die Droge in großem Stil untersucht worden: Psychotherapeuten sahen sie als Werkzeug, um bei Patienten lange verdrängte Traumata an die Oberfläche des Bewusstseins zu holen; andere erprobten LSD in der Sterbebegleitung von schmerzgeplagten Krebspatienten; vor allem aber stimulierte die „Mutter aller Drogen“ in den Fünfzigerjahren die Erforschung der Neurotransmitter, der Botenstoffe im Gehirn. Die Psychedelika sind den Neurotransmittern wie Serotonin, Noradrenalin und Dopamin nicht nur sehr ähnlich, sie entfalten auch ihre Wirkung in denselben Hirnregionen. Sie beeinflussen das limbische System, in dem Sinneseindrücke gefiltert, mit Gedächtnisinhalten abgeglichen und emotional bewertet werden – in dem das Gehirn also sein Weltbild konstruiert. Den Psychedelika verdankt die Wissenschaft die Erkenntnis,

*etwas Heiliges* Vgl. Kaj Birket-Smith in Gelpke (1995) *Vom Rausch in Orient und Okzident*, Stuttgart, S. 164. Die Tranceforscherin Felicitas Goodman „*Tranceentzug hat meiner Ansicht nach viel zum Drogenmissbrauch beigetragen, ganz abgesehen davon, dass er sicher auch der versteckte Grund für eine ganze Reihe von psychosomatischen Krankheiten war.*“ Goodman, Felicitas (1992) *Trance. Der uralte Weg zum religiösen Erleben.* Gütersloh, S. 44.

71 Leary, Timothy (1970) *Politik der Ekstase. Die wichtigsten grundlegenden Texte zum Verständnis der psychedelischen Drogen und der psychedelischen Bewegung*, Hamburg.

72 Zinberg, Norman Earl (1984) *Drug, Set, and Setting. The Basis for Controlled Indoxicant Use.* Yale Univ. Press.

wie stark chemische Stoffe dieses Erleben und mithin unseren Geisteszustand beeinflussen.[73]

Die Erfahrungen der sog. bewusstseinserweiternden Drogen sind potenziell ich-transzendierender Natur und gefährden damit den schon angesprochenen gesellschaftlichen Konsens über Wirklichkeit auf nachhaltige Weise. Es sind die Drogenerfahrungen selbst, die Angst erwecken und ihre gesellschaftliche Bewertung spiegelt weitaus eher Abwehr als unbefangene Neugierde wider.

Während und nach dem Rauscherlebnis stellt sich oft das Gefühl der Scham, des Peinlichen, des Demütigenden, des Kontrollverlustes ein. Betrachtet man die gesammelten Berichte über die Rauscherfahrung, so wird deutlich, dass es weniger die euphorischen Phasen des Rausches sind, derer man sich schämt, bzw. die im Nachhinein Unbehagen bereiten. Auch die mit einer ekstatischen Unio-Erfahrung vergleichbaren Momente des Glücksgefühls, verlieren in der nüchternen Alltagswelt ihre positive Konnotation. Die zentrale Stellung des Ichs wurde bis in die stärkste Rauschphase hinein, ja gerade dann, wenn sie verloren zu gehen schien, beibehalten und geradezu überkompensatorisch immer wieder betont. Wäre die Möglichkeit und der Wille zum Versinken vorhanden gewesen, so hätte wohl auch der Rausch seinen beschämenden Zug verloren, resümiert Matefi[74] 1952. Hier wird die Angst vor Ich-Verlust, Abgleiten ins Pathologische und vor dem Eskapismus, sichtbar.

Untersuchungen zu Drogen und bestimmten Charakterdispositionen und Wirkung der Drogen haben ergeben, dass die individuelle Persönlichkeitsstruktur eine große Rolle spielt welche die Art und den Grad der Drogenwirkung bestimmt. Spirituell ausgerichtete Menschen verstärken mit der Droge ein von vornherein auf spirituelles Erleben eingestelltes Bewusstsein, d. h. Art und Wirkung der Erfahrung werde aber in besonderem Maße gefördert durch schon vorhandene Disziplin und ein religiös-spirituelles Bezugssystem. Eine sog. psychedelische Erfahrung bedeutet folglich nicht einen mühelosen Weg zum „kosmischen Bewußtsein“[75]:

---

73 Rund 10.000 wissenschaftliche Veröffentlichungen verzeichnete der Psychiater Torsten Passie. Passie, Torsten (1997) *Psycholytic and Psychedelic Therapy Research 1931-1995: A Complete International Bibliography*. Hannover.

74 Mátéfi, László (1952): *Mezcalin- und Lysergsäurediäthylamid-Rausch. Selbstversuche mit besonderer Berücksichtiung eines Zeichentests*. Diss. Basel, S. 172

75 Schon bei den Stoikern bedeutet kosmisches Bewusstsein den Vorgang des Umschließens der Seele der letztgültigen Wirklichkeit, bei den antiken Mystikern wie Philo von Alexandria Gottesbewusstsein Vgl. Noack, Christian (1998) *Gottesbewusstsein*. Diss. Frankfurt a. Main, S. 73. Der Begründer der spirituellen Psychologie Richard Maurice Burke verfasste 1901 seine Studie *Kosmisches Bewusstsein*, in der er den Auslöser für seine These der allumfassenden Liebe die Einheitsempfindung als Ursprung der Mystik und Kernerfahrung aller Religionen bezeichnet. Er plädierte für eine verstärkte Erforschung dieses kosmischen Bewusstseins, das eines Tages das Alltagsbewusstsein ablösen würde.

„Das religiöse Erleben unter der Wirkung halluzinogener Drogen kann dabei – und diese Tatsache ist bisher offenbar kaum beachtet worden – das eigene geistliche Ringen […] in keiner Weise ersetzen, sondern diesem Ringen nur folgen, es bestätigen, auslösen, fordern oder fördern."[76] Die Ressentiments gegen durch Drogen ausgelöste mystische Erfahrungen und damit auch gegen Laborexperimente, wie sie z. B. Leuner[77] beschrieben hat, rühren einerseits von der Gebundenheit des mystischen Erlebnisses an die Gottesgnade her und andererseits vom christlichen Bewusstsein der Leistungserbringung, dass man sich das Erlebnis verdienen muss, das einem nicht unverdient in den Schoß fallen darf.

> Obgleich ein halluzinogenes Erlebnis angesichts der von vielen Mystikern sonst als notwendig erachteten rigorosen Disziplin unverdient erscheint, haben doch unserer Ergebnisse gezeigt, dass sorgfältige Vorbereitung und Erwartung schon eine wichtige Rolle spielen und zwar nicht nur für die Art der erlangten Erfahrung, sondern auch für spätere, lebenswichtige Veränderungen. Eine positive mystische Erfahrung mit Halluzinogenen wird auf gar keinen Fall automatisch erreicht.[78]

Die Droge ist aber nicht einziger Auslöser. Während bei den Mystikern vielleicht eher auf die unio durch Askese, Meditation, Gebet usw. hingearbeitet wird, beginnt bei dem durch Drogen ausgelösten mystischen Erlebnis die Arbeit erst danach. Wenn das Erlebnis nicht in die Normalwelt, ins Normal- und Alltagsbewusstsein integriert wird, bleibt zwar die Erinnerung, aber ein Entfaltungsprozess kommt nicht in Gang. Während die einen die drogenmystische Erfahrung nicht unbedingt brauchen, sind andere sich niemals ihrer Möglichkeiten und Bewusstseinsveränderung bewusst. Leuner bezeichnet die psychedelische Erfahrung als „unverdiente und unverdienbare Gnade", die zu einem Gefühl der Bescheidenheit und Demut führen kann.[79]

Bei allem Enthusiasmus waren sich die frühen Verfechter der Drogenmystik wie Huxley z. B. bewusst, dass es sich bei einem Peyotl-Ritual und einer Laboruntersuchung um nicht grundsätzlich verschiedene, so doch sehr unterschiedliche Situationen handelt. Deshalb entwirft Huxley

---

Ersteres hat sicherlich stattgefunden, von zweiterem sind wir wohl immer noch weit entfernt.

76 Thomas, Klaus (1970) *Die künstlich gesteuerte Seele.* Stuttgart.

77 Leuner, Hanscarl (1972) Ekstase und religiöses Erleben durch Halluzinogene beim modernen Menschen. In. *Religion und die Droge. Ein Symposion über religiöse Erfahrungen unter Einfluß von Halluzinogenen.* Hg. v. Manfred Josuttis/Hanscarl Leuner S. 38-53. Mit einer entsprechenden Vorbereitung konnten 80% der Experimentalgruppe das angestrebte mystische Erlebnis erfahren, S. 42.

78 Pahnke, Walter N. (1972) *Drogen und Mystik.* In: Manfred Josuttis und Hanscarl Leuner [wie Anm. 77], S. 54-76, hier S.71

79 Ibid.

in seinem Roman *Eiland* eine fiktive Kultur, die ihre Mitglieder mithilfe eines Rituals also wiederum auf einem langen Weg in die Droge Moksha initiiert. Wiewohl sicherlich die Ekstase auf neurologischem Weg definierbar und chemisch darstellbar ist. Der Vergleich der erhaltenen Messwerte eines Yogi in tiefer Meditation und eines Laborprobanden unter Einfluss eines Halluzinogens ergibt signifikante Übereinstimmungen, allerdings bleibt der Kontext der Erfahrung ein anderer.

> Religionsphänomenologisch und theologisch umstritten sind die Herstellbarkeit und die Möglichkeit der Wiederentdeckung religiös-mystischer oder gar offenbarungsähnlicher Erfahrungsbereiche durch gezielte Benutzung von Halluzinogenen. Dekretieren die eine, daß auf chemischem Wege grundsätzlich keine geistige Wirkung zu erzielen seien [...] so behaupten die anderen, daß tiefe Drogenerlebnisse in allen wesentlichen Merkmalen geistiger Erfahrungen von Mystikern gleichartig seien [...] dann könnte Drogenerfahrung hermeneutische Dienste für das Verständnis von religiösen Bewusstseinszuständen, von visionären Bilderwelten und Transzendenzerfahrung kosmisch-mystischer Art leisten.[80]

Deutlich wird, dass die Einschätzung der Drogenerfahrung hier nicht von dem rituellen Gebrauch etwa des Schamanismus, sondern von der Einschätzung religiös-mystischer Erfahrung und der daran angeschlossenen theologisch und religionsphilosophischen Tradition der Mystik nicht nur beeinflusst ist, sondern davon ausgeht. Den vorgebrachten Einwänden, dass Halluzinogene Mystik industrialisieren, hat z. B. Thompson entgegengehalten, dass die Halluzinogene prinzipiell die Potenz haben, den industriellen Materialismus zu erschüttern.[81]

Die von Masters und Houston[82] durchgeführte Untersuchung ergab, dass von 206 VP nur sechs eine mystikähnliche Erfahrung gemacht hatten. Jene wenigen Personen hatten entweder aktiv die mystische Erfahrung durch Meditation bzw. andere spirituelle Übungen gesucht. D. h. also, dass die Droge nicht a priori mystikogen fungiert, sondern sie bringt den noch fehlenden Anstoß zum Eintritt in einen ohnehin anvisierten Bereich. Der Genuss von bewusstseinserweiternden Drogen mit dem bezeichnenden Namen Ectasy bzw. XTC bestimmt eine eigene Subkultur, der aucheine bestimmte Musikrichtung mit dem ebenso stimmigen Namen *Trance* Rechnung trägt. Hier geht es zumindest idealerweise um ritualisierten Genuss einer Droge, die kurzzeitig ein Verschmelzen, ein

80 Martin, Gerhard Marcel Drogen II in *TRE* Bd. 9 S. 195-198 hier S. 197f.

81 Vgl. Thompson William Irwin (1972) *At the Edge of History*. New York, S. 50

82 Masters, R.E. L. / Houston, Jean (1966) *The Varieties of Psychedelic Experience*. New York

Einheits- und Glücksgefühl erzeugt.[83] Nachhaltige Veränderungen, eine *ker*, sind gewiss möglich, aber freilich nicht die Regel.

83 Nach Learys achtstufigem Schma beeinflusst XTC den sozio-sexuellen Schaltkreis, während beispielsweise LSD und Raja-Yoga den neurogenetischen Schaltkreis anregen. Zu den Wirkungen von XTC und die damit verbundenen psycho-sozialen Implikationen Vgl. die Dokumentation von Klöckner, Hartmut (2004) *Ecstasy und Normenbewusstsein. Eine kriminalsoziologische Studie zu einem Massenphänomen.* Marburg, S. 104. U. a. bemerkt Klöckler, dass auch die Ecstasy-Konsumenten zwischen dem veränderten Bewusstsein und dem Alltagsbewusstsein und seinen dort geltenden Normen zu unterscheiden wissen. Vgl. bes. die Kapitel Technokultur als Ausdruck subkultureller Sinnsuche S. 131 ff., Ecstasy als Fensteröffner im exterritorialen Paradies S. 134 ff. Es wird nicht von einer Parallelwelt sondern einer Komplementärwelt ausgegangen. Ebenso wie beim rituellen Gebrauch von Drogen in traditionellen Gesellschaften, kann bei den Ravepartys durch Vorbereitungen und die Ritualisierung die Suchtgefahr weitgehend ausgeschlossen werden. Diese Erkenntnis hat der Liedermacher Konstantin Wecker nach Kokainentzug und Rehabilitierung gemacht vgl. Wecker, Konstantin (1999) *Es gibt kein Leben ohne Tod. Nachdenken über Glück, Abhängigkeit und andere Drogenpolitik.* Köln, S. 65

# Leiden und Heilung: Zur Phantasiewelt der mittelalterlichen Mystik

*Ralph Frenken*

Der Begriff „Mystik“ wird auf recht vielfältige Art benutzt und umfasst dadurch ausgeprägt heterogene Phänomene. So gehört etwa die spekulative Philosophie eines Meister Eckhart ebenso zum Gebiet der Mystik wie die recht monotonen autobiographischen Aufzeichnungen der Lähmungszustände einer Margaretha Ebner. Sowohl die beeindruckende Poesie der Mechthild von Magdeburg wird dem mystischen Schriftenkorpus zugeordnet als auch die Lebensbeschreibung der Christine von Retters, in denen grausame Selbstverstümmelungen geschildert werden. Zum Bereich der Mystik wird manchmal sogar die Philosophie von Ludwig Wittgenstein gezählt, aber auch außereuropäische religiöse Phänomene wie der Sufismus. Im Folgenden wird dagegen nur eine bestimmte Gruppe von mystischen Phänomenen untersucht. Insofern soll dadurch der Gebrauch des Begriffs „Mystik“ eingeschränkt und genauer gefasst werden: Es geht ausschließlich um deutschsprachige Erlebnismystikerinnen und -mystiker des Mittelalters. Diese Frauen und Männer wollten Gott erleben, im wahrsten Sinne des Wortes: Sie strebten danach, ihn körperlich zu erfahren, ihn zu sehen und zu berühren – mit ihm in unmittelbaren Kontakt zu treten. Die Erlebnismystiker wollten die *Unio mystica* erleben, die ekstatische Vereinigung von Gott und Seele.[1]

Auch die so eingegrenzte Gruppe von Religionsvirtuosen bleibt überaus heterogen. Die in den Texten aufscheinenden Persönlichkeiten der Mystiker, ihre religiösen und künstlerischen Fähigkeiten weisen geradezu extreme Unterschiede auf. So steht beispielsweise auf der einen Seite der sprachlich begabte Seuse, der ein produktiver Autor war, auf der anderen Seite das überlieferte Agieren einer Elisabeth Achler, die eigentlich vor allem durch eine reduzierte und gestörte Psyche imponiert und deren *Vita* letztlich mehr über die emotionalen und erotischen Bedürfnisse ihres Beichtvaters verrät als über sie selbst.

---

1 Zum Begriff „Mystik“ vgl. Widengren (1969), S. 517 ff.: „(...) der Mystiker will in sich selbst in der Ekstase die Vereinigung mit der Gottheit erleben.“

Da ganz allgemein Frauen den weitaus größeren Anteil bei den Erlebnismystikern stellten,[2] verwende ich im Weiteren die weibliche Form. Wie ist nun *das Erleben* der meisten deutschen Mystikerinnen gekennzeichnet? Zwei Aspekte sollen bei der Beantwortung dieser Frage hervorgehoben werden: der Umgang der Mystikerinnen mit dem religiösen Symbolkosmos und ihr Umgang mit sich selbst, vor allem mit ihren eigenen Körpern.

## Mystisches Erleben, Phantasieren und Leiden

Mystikerinnen beschäftigten sich praktisch permanent mit einer religiösen Welt.[3] Dazu gehörte ganz entscheidend, dass sie religiöse Wesen – Gott, Jesus, Maria, Jesuskinder, Teufel, Dämonen, die Seelen Verstorbener – leibnah erlebten. Mystikerinnen dachten nicht nur über den religiösen Kosmos nach, vielmehr *erlebten* sie dessen Bewohner: Mystikerinnen glaubten diese Wesen zu sehen, mit ihnen zu interagieren – und sie zu berühren. Mystikerinnen scheinen sich niemals eine „Pause" von der religiösen Erfahrung gegönnt zu haben. Ihr gesamtes Leben wurde beherrscht von diesem Erleben und den mitunter überbordenden Phantasien.[4] Die zahlreichen visionären Schauungen der Erlebnismystikerinnen sind als halluzinatives Erleben zu interpretieren.[5]

In praktisch allen erlebnismystischen Schriften wird das Leiden der Mystikerinnen beschrieben.[6] Es gibt im deutschen mittelalterlichen Schrifttum keine einzige Mystikerin, die den positiven Kontakt zu Gott ohne vorhergehendes Leiden erreicht hätte. Leiden und Kontakt zu Gott waren psychodynamisch zusammengehörige Bestandteile des mystischen Erlebens. Beide Anteile konstituierten sich gegenseitig. Mystikerinnen führten über ihr ursprüngliches Leiden hinaus massive Beschädigungen des eigenen Körpers durch. Neben der in monastischen Kreisen allgemein verbreiteten Askese (Fasten, Kniefälle, Selbstgeißelung) schnitten und ritzten sie sich, sie führten willentlich Verbrennungen von Körpergliedern herbei, sie setzten ihre Körper der Kälte aus und erfanden idiosynkratische Formen der Selbstverletzung. Mystikerinnen behandelten ihre Körper auf ausgesprochen grausame Weise.[7] Sie waren brutal, zerstörerisch

2 Vgl. Dinzelbacher (1993), S. 7.

3 Vgl. hierzu inbes. Frenken (2002), ferner (2000 b-e).

4 Zum Begriff des „Erlebens" vgl. Frenken (2000 a).

5 Vgl. Frenken (2002), S. 147-153.

6 Vgl. Dinzelbacher (1993), S. 296 ff; Ders. (2007), S. 19 ff.

7 Vgl. Frenken (2002). Die grausamste Darstellung stammt aus der Vita der Christine von Retters (untersucht in Frenken (2002), S. 127-141).

und regelrecht bösartig *gegen sich selbst.* Zu diesem autoaggressiven und selbstdestruktiven Agieren folgt später eine genauere Darstellung.

Neben dem selbstzerstörerischen Aspekt gab es einen damit zusammenhängenden Versuch der mittelalterlichen Mystikerin, konstruktiv und kreativ ihr Leiden zu überwinden, somit Heilung zu erlangen. Erlebnismystik und das soziale Geschehen rund um die mittelalterliche Mystikerin weisen sogar einige fundamentale Ähnlichkeiten mit moderner Psychotherapie auf. Die Untersuchung dieser strukturellen Ähnlichkeiten steht im Zentrum des vorliegenden Artikels. Um diese Ähnlichkeit aufzuzeigen, möchte ich zunächst moderne Psychotherapie charakterisieren.

Ein moderner Psychotherapiepatient hat ein massives Gefühl des Leidens, das wiederum nicht ausschließlich körperlich begründbar ist. Er leidet somit seelisch. Er beschäftigt sich mit seinem Leiden bis zu einem Punkt, an dem er in eine Krise gerät. Sein Leiden bedrängt und stört ihn dann zumindest so massiv, dass er sich professionelle Hilfe sucht. Der Patient und sein Psychotherapeut kreieren in einer Zwei-Personen-Beziehung eine Situation, in der die aktuelle Situation und auch die Lebensgeschichte des Patienten zum Thema wird.[8] Aufgrund der persönlichen Vergangenheit und der Ressourcen des Patienten werden Wege aus seinem aktuellen Leiden gesucht. Dabei wird der Lebensweg geklärt, besprochen und die zahllosen persönlichen Lebensentscheidungen werden in ihrem emotionalen Gehalt transparent gemacht und dadurch dem Durchdenken und dem gefühlsbetonten Wiedererleben zugeführt. Dazu bedarf es der prägnanten Versprachlichung und Symbolisierung des Erlebens des Patienten. Die beiden Aspekte – Versprachlichung und Neusymbolisierung – erarbeiten Patient und Therapeut zusammen. Gleichzeitig bildet sich eine neue Beziehung, die zwischen Patient und Therapeut, also ein neues emotionales Interaktionsgeschehen und eine korrigierende Erfahrung. In dieser neuen Beziehung sind bestimmte Abwehroperationen und Vermeidungen des Patienten nicht länger notwendig. Im Wechselspiel von Übertragung und Gegenübertragung bilden sich neue Beziehungsgestalten heraus. Die Neuauflage der ursprünglichen Beziehungsanteile soll einen Neubeginn ermöglichen.

Das Geschehen rund um eine mittelalterliche Erlebnismystikerin weist nun einige sehr genaue Entsprechungen zur modernen Psychotherapie auf. Ganz ähnlich wie ein moderner Psychotherapiepatient sich dadurch auszeichnet, dass er unter etwas leidet, das nicht rein körperlich begründet ist, gilt dies auch für die Erlebnismystikerin. Die Dynamik zwischen dem Leiden und der Suche nach Heilung ist kennzeichnend für Psychotherapie

8 Unter Psychotherapie werden im Folgenden alle Verfahren zusammengefasst, die der Psychoanalyse entstammen. Insbesondere die Verhaltenstherapie wäre durch obige Skizze sicher nur unzureichend charakterisiert.

ebenso wie für die Erlebnismystik. Auch bei der Mystikerin wuchs infolge ihres Leidens die Bereitschaft, sich einem Menschen zu offenbaren, um aus dieser Beziehung Linderung oder gar Heilung zu erhalten. Diese Beziehung konnte zwischen der Mystikerin und Gott phantasiert werden, oder auch zwischen ihr und einem realen Menschen gelebt werden, wobei offen bleiben muss, welche dieser beiden Beziehungsformen von der mittelalterlichen Mystikerin konkreter erlebt wurde. Auch die Mystikerin beschäftigte sich mit der Erzählung und Symbolisierung ihrer Lebensgeschichte und ihres aktuellen Erlebens. Im Unterschied zum modernen Psychotherapiepatienten verwendete sie hierfür religiöse Erzählformen und ein religiöses Symbolsystem, also Deutungsmuster, die ihr der christliche Kontext des Mittelalters zur Verfügung stellte. Die Mystikerin strebte so die Überwindung ihres Leidens durch die phantasmatische Vereinigung mit Gott an.

Die mittelalterliche Erlebnismystik drehte sich vornehmlich (wenn auch nicht ausschließlich) um Leiden. Daher auch die zutreffende Bezeichnung „Leidensmystik".[9] Aus psychotherapeutischer Sicht ist zu vermuten, dass die Mystikerin vor allem darunter litt, dass ihr ein *gutes Objekt* fehlte. Sie begann ihre religiöse Karriere in der Regel mit der Artikulation dieses Leidens. Die gewöhnlichen Menschen schienen ihr ungeeignet für eine enge Beziehung, und Gott schien ihr fern. Die Mystikerin fing an, ihr Leiden psychosomatisch zu agieren. Sie suchte im religiösen Bereich sozialen Kontakt zu *besonderen Menschen* und arbeitete ihre religiösen Phantasien aus. Dabei fand sie Wege, ihre Phantasien und Angstvorstellungen in eine kommunizierbare Form zu bringen und sie zu äußern.

Obwohl die mittelalterliche Mystikerin gewöhnlich marginalisiert und sozial oft isoliert war, schaffte sie es meist, eine höchst intensive und intime Zweierbeziehung auszubilden. Typischerweise wurde der Beichtvater zu einer zentralen Person im Leben der Mystikerin. Die Analogie zu den frühen konversionsneurotischen (d. h. hysterischen) weiblichen Patienten von Breuer und Freud ist überdeutlich. Ähnlich wie Anna O. ihre Angstphantasien ihrem Arzt Joseph Breuer gestand, so vertraute sich auch eine Dorothea von Montau ihrem Beichtvater Johannes Marienwerder vor mehr als 600 Jahren an.

In der klassischen Psychoanalyse versucht der Analytiker das momentane Leiden der Patientin zu verstehen. Dabei werden zunächst verborgene Sinnstrukturen aufgesucht und enträtselt. Insbesondere spielte und spielt noch heute der Zusammenhang zwischen aktuellem Leiden und der realen – oder auch phantasierten – Kindheitsgeschichte eine wichtige Rolle. Was „damals" im Rahmen von Beziehungen (teilweise) gescheitert war,

---

9 Vgl. Ochsenbein (1988).

soll heute im Rahmen einer Neuauflage wiederbelebt werden und somit einer Heilung zugeführt werden. Und Heilung bedeutet beispielsweise die Integration verdrängter oder abgespaltener Inhalte in eine dann umfassendere Erzählung des eigenen Lebens. Genau das versuchte die mittelalterliche Mystikerin. Die ruminierenden Erzählungen einer Margaretha Ebner stellen im Grunde genommen Integrationsversuche dar, die die eigene Biographie der Autorin selbst verständlicher machen sollten.

In der hier vorliegenden Untersuchung sollen die sozio- und psychodynamischen Zusammenhänge der folgenden drei Aspekte der Erlebnismystik untersucht werden: (1) das Leiden der mittelalterlichen Mystikerinnen, (2) die Rolle der Kindheit und der zugehörigen religiösen Phantasien und (3) die heilenden und destruktiven Aspekte der Mystik.

Erlebnismystikerinnen litten vor allem psychosomatisch, also sehr körperbezogen. Allerdings waren dabei die genuin emotionalen Aspekte zentral. Mystikerinnen litten unter Trennungen, Einsamkeit, kaum kontrollierbaren Ängsten und verwirrenden Gefühlszuständen. Häufig vermischten sich körperliche Schmerzen und seelisches Leiden zu einer unentwirrbaren Einheit.

Erlebnismystikerinnen beschrieben oft in Details dieses Leiden. Mechthild von Hackeborn litt bereits als Kind unter Kopfschmerzen, dem „Übel des Steines“ und Leberentzündungen – Krankheiten, die sie als „Geißel Gottes“ betrachtete.[10] Zahlreiche Mystikerinnen beschrieben, dass sie bereits als Kind krank waren.[11] Andere Mystikerinnen waren depressiv. Christine von Retters fühlte sich bereits als Kind schuldig und sündhaft. Als Erwachsene litt sie phasenweise an Zittern, Krämpfen, Lähmungen und Taubheitsgefühlen. Sie lag, wie der Autor ihrer Lebensgeschichte (vermutlich ihr Beichtvater) selbst ausdrücklich bezeugt, starr und ohne spürbaren Puls und Atem da, die Augen geöffnet und die Zähne zusammengebissen.[12]

Das Hauptthema der *Offenbarungen* von Margaretha Ebner ist ihr extremes psychosomatisches Leiden, das sie in minutiösen Darstellungen überliefert hat. Sie hatte Herzbeschwerden, Atemstockungen, Sehprobleme, Handlähmungen und zahlreiche weitere Symptome. Sie lachte oder weinte manchmal tagelang.[13] Margaretha erlebte ihr Leiden als intensive Auseinandersetzung mit ihrem geliebten Gott, dem sie Dinge gestand, derer sie sich schuldig fühlte. 13 Jahre lang hatte sie Schwächezustände. Sie lag mehr als die Hälfte des Jahres im Bett und glaubte häufig, sie müsse sterben. Der Leser ihrer Aufzeichnungen wird Zeuge von Verlassenheitsgefühlen, Zwangsschreien und ihren suizidalen Phasen.[14]

---

10 Vgl. Mechthild v. H. (1880), S. 34 (Buch I, Vorbemerkung).

11 Vgl. Blannbekin (1994), S. 93.

12 Vgl. Christina II (1966), S. 212. Die Symptomatik erinnert an epileptische Symptome.

13 Vgl. Ebner (1882), S. 2, auch S. 65.

14 Vgl. Ebner (1882), S. 125 f.

Seuse beschreibt, wie er von „bösen Geistern" gequält wurde.[15] Mit diesen Gestalten sah er sich Tag und Nacht konfrontiert. Einer dieser Dämonen bohrte ihm in den Mund einen Bohrer ein.[16] Der Dämon bestrafte Seuse dafür, dass er Fleisch essen wollte. Seuse hielt dieses Erlebnis in einem Bild fest, welches die Nachtseite der Mystik demonstriert: Leiden, Schmerzen, völlige Einsamkeit, Beschämung und körperliche Erniedrigung.

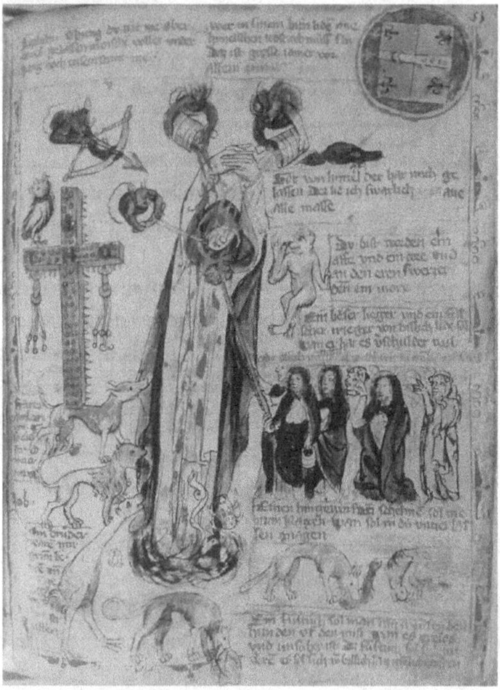

Abb. 1: Seuse und seine Dämonen[17]

15 Vgl. Seuse (1907), S. 61; Seuse (1911), S. 51. Alle Zitate werden nach der neuhochdeutschen Übertragung von Lehmann wiedergegeben (zitiert als Seuse (1911)). Es wird allerdings auch jeweils die Referenzstelle der Ausgabe von Bihlmeyer angegeben (zitiert als Seuse (1907)).

16 Vgl. Seuse (1907), S. 61; Seuse (1911), S. 52. Nach Bihlmeyer schreibt Seuse die Worte *„Adhuc escae eorum erant etc."*, *(= Noch war der Bissen in ihrem Munde ...)*, die die Person zu Seuse sagt. Bihlmeyer gibt an, dass dies Psalm 77, 30 sei. Nach geläufigerer Zählung handelt es sich um Psalm 78, 30. (Die Zählung verschiebt sich, wenn Psalm 9 und 10 als Einheit aufgefasst werden.) Dort wird eine Szene aus dem Auszug des Volkes Israel beschrieben, das den Luxus besonders guter Nahrung begehrt. Gott gerät darüber in Wut und tötet die Vornehmen Israels.

17 Farbige Abbildung der eindrucksvollen Zeichnung in Frenken (2003), S. 87. (Bild Nr. 5 der Handschrift A, zweite Hälfte des 14. Jahrhunderts, Bibliothèque Nationale et Universitaire Strasbourg). Zur ausführlichen Deutung dieses Bildes vgl. Frenken (1999), S. 213–230.

## Die Beschädigung des eigenen Körpers in der Erlebnismystik

Der Großteil der Mystikerinnen betrieb massive Selbstbeschädigung.[18] Mit Selbstbeschädigung bezeichne ich die z. T. extremen Askesepraktiken der Mystiker. Dazu gehörten Selbstgeißelungen, exzessives Fasten und Kniefälle (Venien).[19] Diese Formen der Askese führten praktisch alle Mystikerinnen aus. Hinzu kamen weitere teilweise idiosynkratische und besonders aggressive Formen wie Einschneiden von religiösen Symbolen in die Haut (Seuse); Selbstverbrennungen (Dorothea von Montau und Christina von Retters); Sich-Aussetzen der Kälte (Seuse und Dorothea von Montau); Selbstfesselungen (Seuse); Tragen von juckender Kleidung oder Vorrichtungen, die die Haut dauernd verletzen, wie Nagelkreuze, enge Gürtel, Stacheln in der Unterwäsche (Adelheit Langmann u. a.); selbst beigebrachte Bisse (Elsbeth Achler) sowie weitere Formen.

Die Mystikerinnen gingen hier unterschiedlich weit. Mechthild von Magdeburg berichtet nur sehr wenig über Selbstbeschädigung.[20] Ihre Namensschwester Mechthild von Hackeborn beschreibt, wie sie nach dem Hören „leichtfertiger“ Lieder sich Glasscherben in ihr Bett legte und darin herumwälzte, bis ihr ganzer Körper zerschunden war.[21] Seuse peitschte sich ungefähr 20 Jahre lang und führte weitere extrem harte Askesepraktiken aus. Immerhin gelang es ihm, diese Praktiken einzudämmen und später zu beenden.[22] Dagegen betrieb Dorothea von Montau vom 7. Lebensjahr bis zu ihrem Tod mit 47 Jahren exzessive Selbstverletzungen – darunter zahlreiche Selbstverbrühungen –, wobei die Härte der Selbstmisshandlungen über die Jahre konstant blieb oder sogar zunahm. Gegen Ende ihres Lebens ließ sie sich schließlich einmauern.[23] Die härteste Form selbstbeschädigenden Verhaltens führte Christina von Retters aus. Sie verbrannte sich wiederholt die Vagina, indem sie sich ein glühendes Holz einführte.[24]

Heutige Selbstbeschädigerinnen geraten vor ihrem Tun in einen dissoziierten Bewusstseinszustand. Dabei wird der eigene Körper gleichzeitig zum Liebes- und Hassobjekt. Ätiologisch entscheidend sind Bedürfnisse nach Körperkontakt aufseiten des kleinen Kindes, die nicht befriedigt

18 Vgl. dazu die statistischen Anmerkungen in Frenken (2002), S. 306 ff. und 309. Vgl. zu ausgedehnter exzessiver Selbstbeschädigung im Zuge religiöser Phantasien Dinzelbacher (1996).

19 Vgl. Dinzelbacher (1994), S. 297.

20 Sie empfiehlt das morgendliche Selbstauspeitschen, vgl. Mechthild v. M. (1955), S. 276 u. 174.

21 Vgl. Mechthild v. H. (1880), S. 357.

22 Vgl. Seuse (1907), S. 40 u. 52; Seuse (1911), S. 34 u. 44.

23 Vgl. Dorothea (1863), 209, 278 f., 287.

24 Vgl. Christina I (1965), S. 235.

wurden (Deprivation) bzw. zu Körperkontakten führte, die mit Schmerzen verbunden waren (Trauma). Später kommen weitere Traumata hinzu, häufig sexuelle Missbrauchserfahrungen.[25] Der eigene Körper wird als schuldig erlebt, und später bestraft und misshandelt.[26] Das Über-Ich bleibt infolge von Traumata unreif, hochaggressiv und wird nur höchst unzureichend integriert.[27]

Frühe Deprivation und spätere Traumatisierung führen zu einem pathologischen Umgang mit dem eigenen Körper. Es kommt zur Spaltung zwischen Selbst und Körper-Selbst.[28] Der Teil des Körpers, der das Ziel autoaggressiven Verhaltens wird, repräsentiert ein schlechtes Objekt.

Selbstmisshandlung stellt aber auch eine Art primitiver „Selbstfürsorge" dar. Mithilfe von Selbstbeschädigung können unerträgliche psychische Spannungszustände und Schmerzen kontrolliert werden. Wie eine moderne Patientin formulierte, die sich häufig und massiv ritzte: „Blut tut gut."[29] Das körperliche Leiden ist hier erträglicher als der zugrunde liegende psychische Schmerz und die nicht aushaltbare Spannung. Eine Patientin erklärte ihr Ritzen dem Behandler so: „... damit ich den großen Schmerz nicht spüre."[30] Schmerz wird so zum Mittel der Schmerzbekämpfung. Daneben scheint der Anblick des eigenen Blutes sowohl wahrnehmungsmäßig als auch symbolisch eine beruhigende und ordnende Wirkung auf dissoziierte Psychen zu haben.

## Kindheit als Thema der Erlebnismystik

Das mitunter extreme körperliche und seelische Leiden der mittelalterlichen Erlebnismystikerin beginnt meist bereits in ihrer Kindheit, worauf zahlreiche Hinweise in den mystischen Viten hindeuten. Das exzessive Leiden geht den positiver getönten Verzückungen voraus. Das Leiden stellt offensichtlich sogar die Bedingung für die guten Erlebnisse dar.

Ich unterscheide im Folgenden zunächst zwischen der Darstellung der realen Kindheit und der Darstellung von phantasmatischer Kindheit: „*Reale Kindheit*" bezieht sich auf die erlebte Beziehung zu Eltern und Familienangehörigen; „*phantasmatische Kindheit*" bezieht sich auf die Darstellung der Phantasien und Halluzinationen in unmittelbarem Bezug zum Jesuskind.

25 Vgl. Shapiro (1997).

26 Vgl. Butler et al. (1996), DeYoung (1982).

27 Zur Evolution des Über-Ich in der westlichen Kultur vgl. Frenken (2001) und (2003), S. 373 ff.

28 Hirsch (1989), (1994), S. 80., Kafka (1969).

29 Sachsse (1989), S. 97.

30 Sachsse (1997), S. 86. Vgl. auch Plassmann et al. (1986).

Reale Kindheit bei Mystikern wird meist nur kurz erwähnt. In derartigen kurzen Erwähnungen finden sich so gut wie nie Darstellungen einer emotional positiv getönten Beziehungserfahrung. Viele Mystikerinnen wurden als Kind weggegeben, häufig an Klöster, wie etwa Gertrud von Helfta, die bereits als Fünfjährige im Kloster aufwuchs.[31] Bezeichnend für ihre Phantasien zu ihrer eigenen Kindheit ist die Tatsache, dass sie in ihrer Autobiographie schrieb, sie könne sich nicht erinnern, je eine Mutter gesehen zu haben, die ihr Kind liebkoste.[32]

Mechthild von Hackeborn schreibt, dass sie gegen den Willen der Eltern im Alter von sieben Jahren durchgesetzt habe, im Kloster zu leben.[33] Friedrich Sunder verlor als Kind beide Eltern und erwähnt, dass er von der ganzen Verwandtschaft – also wohl auch seinen Eltern – schlecht behandelt wurde.[34] Manche Mystikerinnen fasteten bereits als Kind (Agnes Blannbekin, Dorothea von Montau) oder zeigten andere Formen der Askese (Selbstbeschädigung) wie etwa Luitgard von Wittichen, die sich als Siebenjährige ihr Bett mit einem Brett hart machte, damit sie nicht so lange schlief.[35]

Bei einigen Mystikerinnen finden sich direkte Hinweise auf unzureichende Eltern-Kind-Beziehungen. Magdalena Beutler, die aus einer wohlhabenden Familie stammte, war die einzige Überlebende von neun Kindern ihrer Mutter Margaretha. Der Vater starb kurz nach Magdalenas Geburt. Bereits die Mutter hatte „mystische" Erlebnisse und praktizierte Selbstbeschädigung.[36] Zur frühen Kindheit der Tochter steht in der überlieferten biographischen Handschrift:

> Und also zog die Mutter ihr Kind in ihrem Haus auf und behütete es also, daß das kleine Kind Magdalena allzeit alleine war, und sie schloß es in ein Zimmer ein, damit sie ungestört von ihm blieb im Gebet. Und da blieb das kleine Kind Magdalena alleine im Zimmer und von allen Menschen ungetröstet. Und also wollte Gott seine junge Gemahlin nicht ungetröstet lassen, da es ja nicht mehr als 3 Jahre alt war und vor Elend schrie und weinte, und daher erschien unser lieber Herr Jesus Christus seiner jungen Gemahlin als ein Kind von 2 Jahren.[37]

31 Vgl. Gertrud (1989), S. 51 u. 516 sowie Lanczkowski. In: Gertrud (1989), S. 567. Die leiblichen Eltern werden an dieser Stelle mit keinem Wort erwähnt. Sie werden nur an einer Stelle auf S. 92 kurz erwähnt und zwar in einem Zusammenhang, der die Eltern als potenzielle Störer von Gertruds Beziehung zu Jesus herausstellt.

32 Vgl. Gertrud (1989), S. 126.

33 Vgl. Mechthild v. H. (1889), S. 33.

34 Vgl. Sunder (1980), S. 397.

35 Vgl. Blannbekin (1994), S. 123; Dorothea (1863), S. 205; Luitgard (1863), S. 445.

36 Vgl. Beutler, Margaretha (1876), S. 486.

37 Beutler (1997), pag. 17: „Vnd also zog die mutter ir kind in irem hauß vnd behiet eß also daß das klein kind Magtalena alzeit allein waß, vnd beschlos es in ein stuben, umb das sije vngeirt von ime bleib an irem gebet. vnd also belib das gelein kind Madalena allein in der stuben, vnd von allen menschen ongetrest, vnd also wolt Gott sein iunge gemolin nit

Der Heilsegoismus der Mutter, die selbst als Mystikerin bezeichnet wird, führte zu einer extremen Deprivationserfahrung der Tochter und wohl auch dazu, dass diese bereits als etwa Dreijährige Jesuskind-Halluzinationen hatte. Als Magdalena fünf Jahre alt war, wurde sie als Oblatin an ein Kloster weggegeben. Ab dem 12. Lebensjahr begann sie selbstbeschädigendes Verhalten. U. a. schlug sie sich, wenn sie unnütze Worte sprach oder nicht an Gott dachte.[38]

Die ausführlichste Darstellung der Kindheit innerhalb des Samples findet sich in der *Vita* der Dorothea von Montau. Als Kind zeigte sie zahlreiche auffällige Symptome. Sie versuchte z. B. so wenig wie möglich zu schlafen. Stattdessen stellte sie sich häufig an die Wand und bohrte Löcher hinein oder riss sich an hervorstehenden Nägeln die Haut auf.[39] Man beachte die Symbolik von Nägeln und Löchern, von Penetration und Penetriert-Werden. Unter der Anleitung der Mutter führte Dorothea bereits als Siebenjährige Kniefälle aus. Sie fastete manchmal vier Tage lang; insbesondere lehnte sie Milchspeisen ab. Im 7. Lebensjahr erlitt Dorothea ein Trauma, dass in der *Vita* folgendermaßen beschrieben wird:

> Als die selige Dorothea das 7. Lebensjahr erreichte, da geschah es durch ein Versäumnis, daß sie mit siedendem Wasser so sehr übergossen wurde, daß ihre Mutter, so sehr gequält im Mitleid, sie in einer Wiege wiederbeleben mußte.[40]

Unklar bleibt, ob es sich hierbei um ein Versäumnis der Mutter handelte und ob der Unfall womöglich *unbewusst motiviert* war im Sinne eines aggressiven Impulses der Mutter gegen ihre Tochter. Jedenfalls begannen noch im 7. Lebensjahr – also kurz nach dem hier erwähnten Trauma – die Selbstbeschädigungen Dorotheas. Dazu gehörten auch Selbstverbrühungen mit kochendem Wasser, also eine geradezu perfekte Wiederholung des Traumas. Dorothea verbrannte sich die Fußknöchel und übergoss ihre Schultern, Arme, Brust und Beine mit heißem Fett.[41] Umgekehrt setzte sie sich auch häufig der Kälte aus und ließ nasse Kleidung am Körper gefrieren. Die mystischen Erlebnisse Dorotheas mit Gott und Jesus werden in ihrer *Vita* permanent mithilfe von Hitzemetaphern gestaltet. Dieses Leitmotiv findet sich an Hunderten von Stellen, so etwa in folgenden Formulierungen:

---

vngetrest losen do es ioch nit mer als 3 ior alt was vnf von elend schrei vnd weinet, vnd also erschein vnser lieber herr Jesus Christuß seiner iungen gemolin als ein kind von 2 ioren."

38 Vgl. Beutler (1997), S. 25 u. S. 30 ff.; Beutler (1907), S. 27.

39 Vgl. Dorothea (1863), S. 203 ff.

40 Dorothea (1863), S. 209: „Do die selige Dorrothea das sibende jor irs altirs anhub, do geschach is von versumnis, das sy mit sidendem wassir so gar begossen wart, das ir mutir also gros gequelt in grosir mitlydunge sy in eyner wigen dirqueychlen muste."

41 Vgl. Dorothea (1863), S. 210.

> Die Hitze göttlicher Liebe hatte sie so hitzig entzündet zum Dienst unseres Herrn ..., Dorothea „begehrte hitzig den Herrn“ und wurde „entzündet und brannte zuerst im Herzen, dann in der Seele und im Kopf, dann in allen Gliedern“. Einmal weinte sie und „schwitzte so sehr, daß sie naß wurde, so als ob sie begossen worden wäre und in einem heißen Bad säße. Die Liebe zu Gott bezeichnete sie u. a. als brennend, hitzig-begehrend, siedend und überfließend.[42]

Dorothea baute das Verbrühungs-Trauma in ihre Phantasien von Gott ein. Sie erlitt nicht einfach passiv einen Unfall, sondern internalisierte das Trauma und erlebte Hitze und Verbrüht-Werden als Zeichen von Liebe seitens des Gottes-Phantasmas.

Während reale Kindheit relativ selten geschildert wird, stellt phantasmatische Kindheit einen Dauer-Topos mystischer Autoren dar. Es geht in den entsprechenden Szenen, Phantasien und Halluzinationen gewöhnlich um die Themen Deprivation, Trauma, Bestrafung, Tröstung, Versorgung und Ernährung – häufig mit Umkehrung der Positionen von Eltern und Kind: Das erlebte (halluzinierte oder phantasierte) Jesuskind versorgte meistens den erwachsenen Mystiker.

Ein häufiges Thema ist die mangelnde Versorgung des Jesuskindes. Gertrud von Helfta halluzinierte die Muttergottes, die ihr vorwarf, das Jesuskind nicht gut zu versorgen. Sie schreibt auch, dass einige Schwestern den Kopf des Jesus-Babys herunterhängen ließen – also ein Detail aus einer unempathischen Mutter-Kind-Beziehung.[43] Sie selbst hegte den Wunsch, zusammen mit dem Jesus-Baby eingewickelt zu werden und formulierte: „*... nicht einmal eine dünne Windel sollte Dich von mir trennen, dessen Umarmungen und Küsse den Honig an Süße übertreffen.*“[44] Das im Zitat anklingende pädophile Thema, also die sexualisierten Wünsche nach erotischem Körperkontakt mit einem Kind bzw. mit einem phantasierten Kind, sind in der mystischen Literatur weit verbreitet.[45] Insbesondere männliche Mystiker zeigten aggressiv-pädophile Phantasien. Aber auch Mystikerinnen wurden recht deutlich. Margaretha Ebner besaß eine geschnitzte Jesuskind-Puppe, die sie wiederholt lustvoll-erregt stillte und dabei mit aller Kraft an ihre Brust drückte. Margaretha erlebte die Puppe in veränderten Bewusstseinszuständen als belebt. Sie beschrieb, wie sie beim Stillen die Berührung des Babymundes fühlte.[46] Wohl im Traum – womöglich aber auch in einer Halluzination – erlebte sie das Jesuskind, das sie weckte und nicht in Ruhe ließ. Das Kind verlangte von ihr, aus der Wiege ge-

42 Vgl. Dorothea (1863), S. 203, 254, 258, 263.

43 Vgl. Gertrud (1989), S. 63 u. 223.

44 Gertrud (1989), S. 38.

45 Vgl. hierzu Frenken (2002), vor allem S. 108-123, S. 174 ff, S. 202-204, S. 323 ff.

46 Vgl. Ebner (1882), S. 89.

nommen zu werden. Sie stellte es auf ihren Schoß und forderte es auf, sie zu küssen:

> Küsse mich, so will ich unberücksichtigt lassen, daß du mich gestört hast Da fiel es [das Jesuskind] um mich mit seinen Armen und halste mich und küsste mich.[47]

Mechthild von Magdeburg phantasierte und halluzinierte das neugeborene Jesuskind, das in hartes Tuch gewickelt wurde.[48] Das Kind fühlte Hunger und Kälte; Maria ließ es allein in der Krippe auf hartem Stroh liegen – angeblich auf Veranlassung Gottes.[49] Mechthild von Hackeborn verglich das Gewickelt-Werden der Babys mit der Kreuzigung Jesu.[50]

Andere Mystikerinnen fühlten sich selbst in veränderten Bewusstseinszuständen gebunden: Margaretha Ebner schrieb in Bezug auf ihre psychosomatisch bedingten Lähmungszustände, dass es ihre größte Lust in den „kräftigen Banden" war, dass niemand anders als Jesus sie gefangen und gebunden hatte.[51] Vom idealisierten Objekt Jesus, der hier die frühe Mutter repräsentierte, ging das Körpererleben aus. Margaretha verwendete zur Beschreibung von Aspekten ihres Schweigezustands auch folgende Bezeichnungen: „barmherzige süße Bande", „in Banden liegen", „kräftige Bande unseres Herrn", „gebundenes gefangenes Schweigen".[52] Das Lösen der Bande erlebte sie folgendermaßen:

> Und nach der Messe gegen Tag, da empfand ich eine kräftige Entledigung all der Bande, mit denen ich in großem unbekanntem [heimlichem, verborgenem] Leiden gefangen war. Da wart mir eingegeben die süße Gnade Gottes mit seiner wahren Süßigkeit und der süße Namen Jesus Christus mit großer Freude, in der ich wieder zurück kam.[53]

M. E. wurden hier frühe Affektzustände reaktualisiert, die mit dem festen Einwickeln der Babys im Mittelalter zu tun haben. Seuse fesselte sich nachts mit einem komplizierten System von Riemen, Gürteln und Schlössern.[54] Mechthild von Magdeburg, die, wie bereits erwähnt, das aversive

---

47 Ebner (1882), S. 91: „»küsse mich, so will ich lazzen varn, daz du mich geunruowet hast.« do fiel ez umb mich mit sinen armen und hiels mich und küsset mich."

48 Vgl. Mechthild v. M. (1955), S. 242.

49 Vgl. Mechthild v. M. (1955), S. 393. Vgl. auch Christina I (1965), S. 227; Blannbekin (1994), S. 149 sowie Langmann (1882), S. 84 zum selben Thema.

50 Vgl. Mechthild v. H. (1880), S. 44.

51 Vgl. Ebner (1882), S. 59.

52 Vgl. Ebner (1882), S. 59, 60, 63. Weitere Erwähnungen des Zustands des Gebunden- oder Gefangen-Seins u. a.: 69-73, 91, 108 f., 112 f., 117 f., 128, 138, 151, 154, 156 f. u. 160.

53 Ebner (1882), S. 61: „und nach der metin gen tage do enphant ich ainer creftigen ledigunge aller der bande, da ich mit grozzen unkunden liden gefangen was. da wart mir inn geben die süezze genade gotez mit siner waren süessikeit und der süesse nam Jhesus Christ mit grosser fröd, in der ich her wider kom."

54 Vgl. Seuse (1907), S. 39 ff.; Seuse (1911), S. 33 ff. Seuse beschreibt derartige Praktiken vor allem in den Kapiteln 15 bis 18.

Gewickelt-Sein des Jesuskindes halluzinierte, schrieb von „gebundener Liebe“ und betete zu Jesus: „*Jesus mein Viellieber! Befreie mich von meinen Banden und laß mich bei dir bleiben!*“[55] Obwohl das Band zwischen ihr und Gott offensichtlich von diesem gewollt war, lässt sich Mechthilds Ambivalenz gegenüber dieser Form der Beziehung nachweisen. Sie wollte also die Beziehung und die Nähe aufrechterhalten und gleichzeitig das quälende Band loswerden. M. E. gründet eine solche Beziehung zu Gott auf den quälenden Wickelerfahrungen eines hilflosen und deprivierten Säuglings.[56]

Christina von Retters scheint ebenfalls extreme Lieblosigkeit der eigenen Familie zu reaktualisieren: Sie halluzinierte einmal, dass ein Altarbild Marias sie ohrfeigte.[57]

Das bis zu dieser Stelle zusammengetragene Material zum Erleben von mittelalterlichen Mystikern und zum Kindheitstopos lässt sich verdichten, und man kommt m. E. nicht umhin zu folgern, dass Mystikerinnen als Kinder offenbar schwer traumatisiert worden sind. Darauf verweisen ihre Symptome, ihre Phantasien und ihre religiösen Symbolbildungen. Die Kindheitstraumata verursachten die Bildung von gespaltenen Objektbildern, zum einen von extrem bösen, zum anderen von extrem idealisierten *Imagines*. Die bösen Objekte wie Teufel und Dämonen symbolisieren und repräsentieren die bösen, traumatisierenden Eltern. Das über alle Maßen gute Objekt, mit dem die Mystikerin letztlich verschmelzen will, also Gott, repräsentiert eine Verdichtung aus guten Erfahrungen und abgespalten Phantasien von einer guten Elternfigur.

Das gesamte erlebnismystische Phantasieren und Agieren lässt sich als Auseinandersetzung mit diesen beiden Objekt-Bildern verstehen. Der Dämon Seuses, der ihm einen Bohrer in dem Mund bohrt, repräsentiert eine vergewaltigende Vaterfigur. Der Bräutigam einer Mechthild von Magdeburg, repräsentiert einen über alle Maßen geliebten und erotisierten Vater.

Der brutale Umgang der Mystikerin mit ihrem Körper beruht m. E. auf der Erfahrung schwerer körperlicher Traumatisierung. Das Körper-Selbst dieser Menschen war verändert. So erklärt sich, warum ihre dissoziierte Psyche permanent einen aggressiven Umgang mit dem eigenen Körper erzwang.

---

55 Mechthild v. M. (1955), S. 352.

56 Vgl. hierzu Dinzelbacher & Frenken (2008, im Druck). Wickeln war bis in das 20. Jahrhundert hinein verbreitet. Vgl. Danzinger u. Frankl (1934); Lipton et al. (1965), zu zeitgenössischem Vorkommen von Wickeln inbesondere S. 523; Axelrad (1969), S. 112 ff.; Loux (1980), S. 184 ff.; deMause (1989), S. 62 ff.

57 Vgl. Christina I (1965), S. 246.

## Die Persönlichkeitsstruktur von Erlebnismystikerinnen

Die meisten der von mir untersuchten Mystikerinnen sind als Borderline-Persönlichkeiten anzusehen.[58] Ihre Psychodynamik ist von *Dissoziation und hysterischen Symptomatiken* gekennzeichnet, die das Erleben und das Verhalten maßgeblich beeinflussen. Borderline-Persönlichkeiten sind durch folgende Merkmale zu charakterisieren:

a) chronische, frei flottierende Angst;
b) vielgestaltige neurotische Störungen wie Phobien, Zwangssymptome, multiple Konversionssymptome (auch als hysterische Symptome bezeichnet), dissoziative Reaktionen wie Dämmerzustände, Amnesien und Bewusstseinsstörungen, paranoides Erleben);
c) gestörte und oftmals perverse Sexualität;
d) Impulsneurosen mit Triebdurchbrüchen, einschließlich selbstbeschädigendem Verhalten;
e) Erleben und Ausleben intensiver Affekte, insbesondere von Wut bei weitgehender Genussunfähigkeit.[59]

Hinzu kommen charakteristische Denkstörungen (formal und inhaltlich) sowie das Vorkommen von „Mini-Psychosen".[60] Die genannten Merkmale müssen nicht dauernd vorliegen, sondern können fluktuieren. Wichtig ist außerdem, dass Borderline-Persönlichkeiten im Unterschied zu Psychotikern eine weitgehend erhaltene Fähigkeit zur Realitätsprüfung aufweisen.[61] Borderline-Persönlichkeiten spalten bei drohenden Konflikten Bewusstseinsinhalte voneinander ab.[62] Spaltung dient auch der Vermeidung der Bewusstwerdung bestimmter Vorstellungsrepräsentanzen, die intensiv mit Aggressionen verbunden sind.

Die normale Entwicklung der Objektbeziehungen besteht in einer Integration der guten und bösen Objekt-Bilder. Es bilden sich im Laufe der Entwicklung realistischere Objekt-Bilder mit affektiven Zwischentönen. Aufgrund von Traumatisierungen und emotionaler Deprivation gelingt späteren Borderline-Persönlichkeiten – und späteren Mystikerinnen –

58 Vgl. Kernberg (1991); Rohde-Dachser (1994) u. (1995).

59 Vgl. Kernberg (1991), S. 25 ff.; Rohde-Dachser (1995), S. 38 ff.

60 Zu den primärprozesshaften Denkformen vgl. Kernberg (1991), S. 43 ff; zur „Mini-Psychose" vgl. Rohde-Dachser (1995), S. 51. Mini-Psychosen stellen kurzfristige Dekompensationen dar, die Reaktionen auf Stress darstellen. Sie sind reversibel, werden ichdyston erlebt und sind tendenziell flüchtig. Die Patienten kommen selbstständig aus diesen psychotischen Episoden heraus (Spontanremission). Bestimmte Formen mystischen Erlebens sind phänomenal als Mini-Psychose zu bezeichnen.

61 Vgl. Kernberg (1996), S. 36.

62 Vgl. Kernberg (1991), S. 41 ff.

diese Integration nicht. Stattdessen setzt das Kind zur Traumabewältigung aktiv die Spaltung ein und bringt durch die sogenannte „primitive Idealisierung" die „total guten" und auch die „total bösen" Objekt-Imagines hervor.[63] Die total guten Objekt-Bilder sollen einen allmächtigen Schutz gegen eine als böse und grausam erlebte Welt erlauben. Daher werden diesen Super-Objekten[64] magisch überhöhte Eigenschaften zugesprochen.

Die Borderline-Persönlichkeit lebt in einer Welt voller gefährlicher, bösartiger und verfolgender Wesen. Diese bösen Wesen werden gefürchtet und gehasst. Ganz ähnlich lebt die mittelalterliche Erlebnismystikerin in einem weitgehend dämonischen Kosmos – und nur Gott (oder Jesus) können sie davor erretten, dass sie in ihrer Phantasie von einer feindseligen Umgebung zerstört wird.[65]

Die Objektbeziehungen von Borderline-Persönlichkeiten sind von Hass geprägt. Hass stellt die Umkehrung des vormals rein passiv erlittenen Leidens dar.[66] Kaum kontrollierbare Aggression ist auch Ursache der Selbstbeschädigung, die typisch für die Borderline-Persönlichkeit ist.[67] Gleiches gilt für die Erlebnismystikerin.

Die Psychodynamik der Mystiker, ihre Objekt- und Selbst-Imagines, ihre Symbolbildungen und ihre Handlungen stehen m. E. im Zusammenhang mit frühen, gravierenden Kindheitstraumata. Auf eine völlig ungenügende und aggressivierte Beziehung zur Mutter oder auch zur Amme folgte eine sexualisierte und aggressive Beziehung zum Vater oder einer

63 Vgl. Kernberg (1991), S. 44 ff. Neben den Objekt-Imagines wandeln sich parallel auch die Angstformen. Aus den frühen paranoid getönten Ängsten entstehen normalerweise reifere, depressiv getönte Angstformen. Gleichzeitig bilden sich realistischere Objekt-Bilder mit affektiven Zwischentönen. Die zentrale intrapsychische Bedingung für die Spaltungsprozesse stellt eine enorm gesteigerte Aggression dar. Die Objektbeziehungen von Borderline-Persönlichkeiten sind von Hass geprägt. Hass stellt die Umkehrung des Leidens dar.

64 Vgl. hierzu Frenken (1999), S. 186. Als Super-Objekt wird ein phantasmatisch übehöhtes Objekt bezeichnet, zu dem verschiedene und höchst unterschiedliche Beziehungsformen unterhalten werden. So wurde etwa „Jesus" im Mittelalter als Freund, als Gemahl, als Vater und als Mutter phantasiert.

65 Kernberg (1991), S. 58: Infolge der ständigen Projektion »total böser« Selbst- und Objekt-Imagines sehen sich diese Patienten einer Welt voller gefährlicher, ja bedrohlicher Objekte gegenüber, gegen die »total gute« Selbst-Imagines als Abwehr eingesetzt und grandiose Idealselbst-Imagines aufgebaut werden.

66 Vgl. Kernberg (1997 a) und (1997 b), S. 43.

67 Vgl. Kernberg (1997 b), S. 57 ff. Kernberg nannte bereits 1975 als eine der ätiologischen Bedingung für die Entwicklung des Borderline-Syndroms neben konstitutionellen Besonderheiten das reale Erlebnis von Frustrationen, also traumatische Bedingungen. Mittlerweile spricht er von „Fixierungen an das Trauma" in Bezug auf die Entwicklung pathologischer Objektbeziehungen und deren Repräsentanzen (vgl. Kernberg (1997 b), S. 42 ff.). Auch Rohde-Dachser nennt als eine wesentliche ätiologische Bedingung für die Entwicklung des Borderline-Syndroms den sexuellen Missbrauch in der frühen Kindheit (vgl. Rohde-Dachser (1995), S. 141).

entsprechenden Ersatzperson. Die Äußerungen und Schriften der Erlebnismystikerinnen verweisen deutlich auf bestimmte Trauma-Formen: Hunger, strammes Gewickelt-Werden, Alleingelassen-Werden, Schläge und emotionale Gleichgültigkeit der Eltern. Die späteren Traumata beinhalteten darüber hinaus sexuellen Missbrauch, emotionale Ausbeutung und Weggabe.[68]

In ihren masochistischen Inszenierungen versuchten die Mystikerinnen das „total gute" Objekt buchstäblich „herbeizuleiden".[69] Ohne gravierende frühkindliche Realtraumata gibt es anscheinend kein mystisches Erleben, wie es die Erlebnismystikerinnen aufwiesen.

## Heilende Aspekte der Erlebnismystik

Es stellt sich die Frage, wie seelische Heilung im Gefolge von mystischem Agieren gelingen konnte. Ich denke, dass es hier vor allem zwei Hauptaspekte gibt. Zum einen arbeitete jede Mystikerin ein für sie charakteristisches, idiosynkratisches Symbolsystem aus. Und zum anderen fand die Mystikerin ganz konkret einen Beziehungspartner, ein *empathisches Objekt,* mit dem sie auf höchst intime Weise ein emotionales Leben teilen konnte. Beide Aspekte waren intensiv miteinander verknüpft: Das mystisch-symbolische Agieren kreiste immer um ein grandios idealisiertes Phantasieobjekt.

Das mystische Agieren in der Auseinandersetzung mit dem zeitgenössischen religiösen Kosmos erlaubte der Mystikerin ein Gestalten und Symbolisieren von zuvor unerträglichen Gefühlen. Gefühle der Einsamkeit, der überwältigenden Angst, des Hasses und Selbsthasses ebenso wie die Suche nach Trost, nach Kontakt und emotionaler Wärme konnten somit erstmals in eine *kommunizierbare* Form gebracht und dann auch geäußert werden. Beunruhigende und quälende Zustände wurden phantasiert, erzählt, halluziniert – und erlaubten so eine Bearbeitung dieser aus dem Unbewussten stammenden Phantasien mithilfe des psychisch reiferen Sekundärprozesses, also dem Denken und Strukturieren, das dem Tagesbewusstsein näher steht.

---

68 Vgl. zusammenfassend Frenken (2002), S. 303 f.

69 Rohde-Dachser schreibt über masochistische Integrationsversuche, die sie als „Ringen um Empathie" bezeichnete: „Gleichzeitig beinhaltet die scheinbar auto-erotische Phantasie einen *sozialen* Akt. Sie ist als Mehrpersonenstück kreiert, in welchem Kommunikation stattfindet, wenigstens mit einem phantasierten Partner und einem phantasierten Publikum. (...). Er [der Patient] versteht - wenn vielleicht auch nur unbewußt - den Sinn der Inszenierung; er gibt sich also die empathische Antwort, mit den Mitteln, die ihm verfügbar sind. In diesem Erlebnis scheint die Ohnmacht aufgehoben; sie kehrt sich um im orgiastischen Triumph." (Rohde-Dachser (1986), S. 52).

Mystische Symbolsysteme wurden von Mystikerinnen und Mystikern in ihren Selbsttröstungs- und Selbstheilungsversuchen verwendet. Wenn Seuse nach langen Askesezeiten endlich seine „Ewige Weisheit" personifiziert vor sich sah, war er mit Sicherheit glücklicher als zuvor ohne das Näheerleben zu einem guten Objekt. Während er sich vorher gequält fühlte und ein gutes Objekt herbeisehnte, freute er sich dann – wie ein Kind:

> Sie schwebte hoch über ihm in einem Thron aus Wolken, sie leuchtete wie der Morgenstern und schien wie die blinkende Sonne; ihre Krone war Ewigkeit, ihr Gewand war Seligkeit, ihre Worte Süßigkeit, ihre Umarmung aller Lust Befriedigung. Sie war fern und nah, hoch und niedrig, sie war gegenwärtig und doch verborgen. Sie ließ mit sich umgehen und doch konnte niemand sie greifen.[70]

Diese Stelle zeigt, dass Seuse sowohl halluzinatorisch-visuelle als auch emotionale Erlebnisse sprachlich verdichtete und zusammenfasste. Seuse interpretierte seine Erlebnisse mithilfe seines religiösen Symbolsystems. Die *ewige Weisheit* war für ihn manchmal eine Gattin – und manchmal auch eine Mutter: Auf die Gattenbeziehung verweist schon die Überschrift des 3. Kapitels der *Vita*, in dem Seuse seine Beziehungsaufnahme zur ewigen Weisheit mit einer Eheschließung vergleicht: „Wie er in die geistliche Gemahlschaft mit der Ewigen Weisheit kam".[71] Phantasien zur Mutter-Kind-Beziehung im Umgang mit der *ewigen Weisheit* zeigen sich daran, dass Seuse selbst seine Beziehung zu ihr verglich mit der Erfahrung eines „saugenden Kindes" auf dem Schoß der Mutter.[72]

Auch solche guten Zustände hielt Seuse in Bildern fest. Ein Bild zeigt Seuse bei der Umarmung eines Engels, weitere Engel schauen wohlwollend und musizieren. Zugewandte Elternfiguren begleiten die Szene (vgl. Abb. 2, rechts oben), – das Leiden ist überwunden.

Von einem Mönch des Klosters Waldsassen wird folgender mystischer Traum berichtet:

> (...) und er sah, wie die seligste Jungfrau Maria vor dem Bette den Jesusknaben an ihrer mütterlichen Brust säugte. Und der Knabe sprach zu seiner Mutter: Theuerste Mutter, reich auch jenem Mönche. Der Mönch öffnete seinen Mund, die selige Jungfrau drückte ihre Brust und so floß jenem in den geöffneten Mund ein wenig von ihrer Milch.[73]

70 Vgl. Seuse (1907), S. 14; Seuse (1911), S. 13.
71 Vgl. Seuse (1907), S. 11; Seuse (1911), S. 11.
72 Vgl. Seuse (1907), S. 15; Seuse (1911), S. 14.
73 Catharina v. Gebsweiler (1863), S. 465.

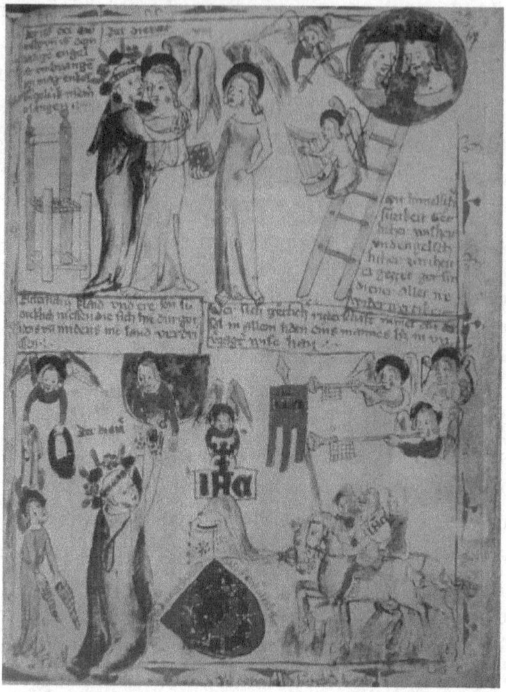

Abb. 2: Seuse nach überwundenem Leiden mit freundlichen Engeln[74]

Daraufhin hatte der Mönch Süßigkeitsempfindungen. Wichtig ist hierbei, wie passiv der Mönch sich erlebte: Maria drückte ihre Brust, und er musste nicht einmal saugen. Ein Gedicht der Dominikanerin Adelheit von Lindau bringt die Beziehung von Mystikerin und Jesus auf den Punkt:

> Ach lieber Herr, du bist mein Vater und meine Mutter
> und meine Schwester und mein Bruder;
> ach Herr, du bist mir alles das ich will,
> und deine Mutter ist mein Gespiel.[75]

Das religiöse Objekt war also ein Ersatz für die frühen Bindungs- und Bezugspersonen. Und die mystischen Äußerungen können verstanden werden ganz analog den Hunderten Kommunikationsarten und Kontaktaufnahmen des kleinen Kindes zu seiner Mutter. Diese lange vermissten Befriedigungsformen wurden von der Mystikerin wieder aufgesucht und zu einem einzigartigen, individuellen Symbolsystem ausgearbeitet – ganz

74 Zur Abbildung und einer Deutung der Zeichnung vgl. Frenken (1999), S. 228. (Bild Nr. 8 („Die Investitur") der Handschrift A, zweite Hälfte des 14. Jahrhunderts, Bibliothèque Nationale et Universitaire Strasbourg).

75 Stagel (1906), S. 86.

passend zu ihren jeweiligen Wünschen nach Kontakt und Befriedigung. So gelang mit Sicherheit eine temporäre Tröstung, vielleicht sogar eine Integration divergierender psychischer Anteile – und somit eine psychische Heilung oder Linderung.

Infolge der Besonderheiten des mystischen Agierens fanden zahlreiche Mystikerinnen und Mystiker neben Phantasieobjekten auch einen realen Menschen, der sich für sie persönlich interessiert. Nehmen wir als Illustrationsbeispiel Margaretha Ebner. Margaretha wechselte mit ihrem Beichtvater Heinrich von Nördlingen zahlreiche Briefe.[76] Diese Briefe enthalten intime Details der Beziehung beider. Er besuchte sie regelmäßig in ihrem Kloster und interessierte sich sehr für ihre Erlebnisse. Margaretha redete ihn mit „Freund des Herrn", „lieber Engel im Licht der Wahrheit", „getreuer Arzt" und „Lehrer" an.[77] Unter von Nördlingens Einfluss hatte Margaretha ihre Offenbarungen abgefasst.[78] Heinrich artikulierte in diesen Briefen seinen Wunsch, einen Schlafrock von Margaretha besitzen zu dürfen; als Ersatz bot er einen Schlafrock seiner Mutter an.[79] Heinrich besaß eine Aderlassbinde von Margaretha und schenkte ihr wiederum Käse, Arznei, Gewürze und Tischtücher. Insbesondere Schlafrock und Aderlaßbinde haben natürlich genuin sexuelle und infantile Bedeutungen und verweisen auf die „Arbeitsteilung" der beiden Beziehungspartner: Margaretha reinszenierte „vor den Augen" von Nördlingens auf regressive Weise Teile ihrer infantilen Lebensgeschichte, darunter traumatische Früherfahrungen. Die Darstellung dieser wundersamen Geschichten machte sie sozusagen zu einem Geschenk für Heinrich. Heinrich nannte Margaretha u. a. „Amme", „getreue Pflegerin seines Lebens", „Kind, Schwester und Mutter" und „seine Minne in Gott".[80] Er sozialisierte Margaretha regelrecht und führte sie in die mystischen Gruppenphantasien ein. So schickte er beispielsweise eine deutsche Übertragung des Buches der Mechthild von Magdeburg an das Medinger Kloster.[81] Der Text der *Offenbarungen* Margarethas kam zustande durch die Interaktion mit Heinrich von Nördlingen unter Reaktivierung und dem Austausch infantiler Phantasien und deren Verarbeitung zu einem religiösen Phantasiesystem. Diese kommunikativen Entstehungsbedingungen mystischer Texte finden

76 Vgl. Ebner (1882), S. 169 ff.

77 Vgl. Strauch in: Ebner (1882), S. XXXIII mit Verweis auf Ebner (1882), S. 24, 30, 42 u. a.

78 Vgl. Ebner (1882), S. 16. Strauch in: Ebner (1882), S. XXXIII ff. gibt einen guten Überblick zum Verhältnis beider. Margaretha lernt Heinrich von Nördlingen Ende Oktober 1332 kennen.

79 Vgl. Strauch in: Ebner (1882), S. LXV.

80 Vgl. Strauch in: Ebner (1882), S. LXXIII.

81 Vgl. Strauch in: Ebner (1882), S. LXVI.

sich ganz ähnlich auch bei Heinrich Seuse[82] und Elsbeth Stagel, Dorothea von Montau und Johannes Marienwerder, Agnes Blannbekin und ihrem Beichtvater und anderen.

Man kann in diesen Beziehungsformen eine Art Psychotherapie erkennen, die wohl tatsächlich heilende Wirkung entfaltete, insofern eine Externalisierung und Bearbeitung infantiler Traumata und deren Derivate in der erwachsenen Psyche gelang und indem ein zumindest in Aspekten *empathisches Objekt* gefunden wurde.

Die ausgiebige Verwendung des mystischen Symbolsystems hat womöglich ebenfalls eine heilende oder lindernde Wirkung auf die Mystikerin entfaltet. Auch hierbei kam es offenbar zur Integration abgespaltener Teile der Persönlichkeit. Insbesondere die *Vita* Seuses liefert hierfür Evidenz: Er beendete seine exzessiven Selbstbeschädigungen nach ca. 20 Jahren.

## Destruktive Aspekte der Erlebnismystik

Sicher schlagen die Versuche, durch Mystik Heilung und Linderung von seelischen Schmerzen zu erhalten, nicht selten fehl. Auch bei modernen Psychotherapien gibt es keine Erfolgsgarantien.

Dorothea von Montau scheint im Laufe ihres Lebens immer weiter zu desintegrieren, immer mehr und chaotischer zu halluzinieren und ließ sich am Ende einmauern. In diesem Zustand starb sie auch. In späten Auditionen gegen Ende ihres Lebens verkündete Jesus ihr, daß er ihren Körper zugunsten des Geistes töten wolle: *„Da begann ich, dich zu töten, und deine Augen begannen dir zu brechen.“*[83] Längere Abschnitte bestehen in der Gestaltung der Ich-Rede Jesu, der Dorothea z. T. grausame Vorhaltungen macht. Er sagt ihr u. a.:

> Du weißt wohl, daß du nie müßig gegangen bist. Je länger du lebst, desto schwerere Bürde mußt du tragen, denn dir ist gar wohl bekannt: Als ich hing am Kreuze nach dem Tod, da mußte ich die allerschwerste Bürde tragen.[84] Und später: Ich habe dich an das Kreuz genagelt und dir eine schwere Bürde auferlegt.[85]

82 Zu Heinrich Seuse hatte Heinrich von Nördlingen Kontakt (vgl. Strauch in: Ebner (1882), S. XLV f.).

83 Dorothea v. M. (1863), S. 275: „Da begonde ich dich zcu totin und dine ougin begondin dir zu brechin.“

84 Dorothea v. M. (1863), S. 278: „Du weyst wol, daz du ny muzig host gegangen; y lenger du lebest, y swerer burde du must tragen, wenn dir ist gar wol bekant, do ich hing am cruce no bi dem tode, do muste ich di aller sweriste burde tragen.“

85 Dorothea v. M. (1863), S. 279: „Ich habe dich an daz cruce genaylt und dir gar eyne swere borde ufgeleget.“

Eine Integration der traumatischen Erinnerungskomplexe, wie sie etwa Seuse zeigt, der seine Selbstbeschädigungen nach 22 Jahren beenden kann, ist bei Dorothea nicht erkennbar – im Gegenteil: Die Darstellungen ihres Beichtvaters Marienwerder verweisen eher auf Verschärfungen ihres religiösen Programmes gegen Ende ihres Lebens. Die Selbstbeschädigungen scheinen immer brutaler geworden zu sein. Jesus „durchwundet und durchschießt" ihr Herz, Fleisch und Seele. Dorothea litt Schmerzen, Schwellungen, Hitzegefühle, leiblich und geistliche Wunden.[86] Sie war krank, depressiv verstimmt und wünschte sich ihren Tod.[87] Schließlich entwickelte sie den Wunsch, in einer Klause zu leben. Ab Mai 1393 wurde sie in diese Klause eingemauert.[88] Sie scheint permanent in phantasmatischer Kommunikation mit Jesus gestanden zu haben. Die zugehörigen Phantasien wirken ungeordnet und primitiv.[89]

Christina von Retters wurde wohl ebenfalls immer autoaggressiver in ihren Selbstverbrennungen ihrer Vagina. Das mehrfache Beschädigen der eigenen Vagina, bei dem Feuer das „Feuer der Lust" bekämpfen sollte, zeigte eine exzessive emotionale Ambivalenz bei der Beziehungsaufnahme zu einem penetrierenden Liebesobjekt. Jesus sagte ihr darüber hinaus ganz lapidar: „*Deine Pein ist mir eine Freude. Deine Arbeit ist mir eine Ruhe. Deine Armut ist mir ein Reichtum. Deine Schmach ist mir eine Ehre. Dein Tod ist mir ein Leben.*'[90] Später fügte er hinzu, dass an ihr sein Wille ebenso vollzogen werde, wie der Wille seines Vaters an ihm vollzogen wurde. Christina starb mit 23 Jahren.

Auch Elisabeth Achler starb recht früh (mit 34 Jahren). Heilungen und Linderungen ihrer Leiden lassen sich anhand ihrer Vita nicht erkennen. Bei Elisabeth Achlers Beichtvater wird auch ein destruktives voyeuristisches Interesse an seinem Beichtkind deutlich: Er wusch sie und kontrollierte genau die Beschaffenheit ihrer Ausscheidungen. Der gesamte Text zeigt, dass die „mystischen" Aspekte von Elisabeth Achler ihr zwar die Aufmerksamkeit des egozentrischen Beichtvaters sicherte, wobei aber dessen Bedürfnisse im Vordergrund standen, und nicht die der Achler.

86 Vgl. Dorothea v. M. (1863), S. 280.

87 Vgl. Dorothea v. M. (1863), S. 281.

88 Vgl. Dorothea v. M. (1863), S. 287.

89 Vgl. Dorothea v. M. (1863), S. 292 und die zugehörige Analyse in Frenken (2002), S. 246.

90 Vgl. Christina II (1966), S. 216: „Dyne pyne ist myr eyn freude. Dyne arbeit ist myr eyn ruwe. Dyne armoit ist myr eyn rychtum. Dyne smaicheit ist myr eyn ere. Dyne doit ist myr eyn lebyn."

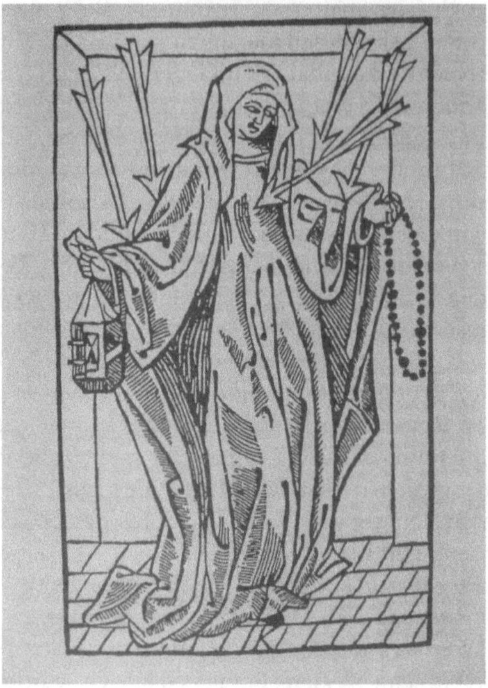

Abb. 3.: Dorothea von Montau, von Pfeilen bedroht[91]

Überhaupt bestand klarerweise die Gefahr, dass Mystikerinnen virtuos ihre religiösen Bußübungen und visionären Geschichten ihrem Publikum lieferten, dadurch aber letztlich eine Art religiöse Show darboten. Für das gläubige Publikum mögen mystische Äußerungen Katharsis, psychische Integration und Erbauung bewirkt haben. Für den „Künstler" selbst lieferte das zwar narzisstische Gratifikationen – immerhin! – aber sicher keinen Anlass für eine dauerhafte Heilung oder Linderung von Leiden. Im Gegenteil: Wahrscheinlich perpetuierte diese Situation die gravierenden Leiden, denn hörten diese jemals auf, fiel jede Gratifikation durch ein Publikum weg. Die Einsamkeit wurde größer. Das Symptom – oder auch das „mystische Syndrom" – wurde auf diese Weise stabilisiert. Diese Art der Wirkung wäre im Wesentlichen als anti-therapeutisch und destruktiv einzuschätzen.

91 Abb. von 1492, aus Dinzelbacher (1994), S. 353.

## Zusammenfassung

Mittelalterliche Mystikerinnen litten exzessiv. Sie litten, so meine These, unter dem Fehlen eines guten Objekts. Sie litten regelrecht körperlich unter Einsamkeit und ihrer Aussichtslosigkeit, gute und einfühlsame Beziehungen gestalten zu können. Die Ursache hierfür lag m. E. in gravierender Deprivation und Traumatisierung in der Kindheit der späteren Mystikerin.

Mithilfe ihres religiösen Weltbildes begannen sie, diese Zusammenhänge zu symbolisieren, zu gestalten und darüber zu sprechen. Die Mystikerinnen reinszenierten ihre Traumata, sie halluzinierten geeignete Befriedigungen ihrer latent sexuellen Wünsche, vor allem aber ihre gesteigerten Wünsche nach Kontakt und Beziehung zu einem idealen Objekt – und kostete es auch ihre Körper.

Das Vokabular für ihre masochistischen Inszenierungen entstammte dem christlichen Kosmos, der Dämonen und Heilige, den Teufel und Gott enthält. In der Auseinandersetzung mit ihren affektgeladenen Phantasien versuchten die Mystikerinnen eine Integration ihrer abgespaltenen Persönlichkeitsanteile zu erreichen. Oftmals half ihnen dabei eine reale Person, meistens der Beichtvater. Er hörte zu, gab Kommentare, versorgte sie mit Literatur und wirkte selbst als empathische und mitfühlende Bezugsperson.

Der private Umgang mit dem mystischen Symbolsystem und ebenso die reale Beziehung zum Beichtvater konnten zu einer Heilung und Linderung der seelischen Schmerzen führen. In der Phantasie gelang mancher Mystikerin sogar die *Unio mystica*, die phantasmatische Verschmelzung mit Gott, häufig mit deutlich sexuellen Untertönen.

Das als „religiös" oder „mystisch" bezeichnete Erleben dieser Individuen stellte eine Reaktualisierung früher Realtraumen dar. Das Halluzinieren der Phantasieobjekte und der sehr private Versuch der Symbolbildungen dieser Mystikerinnen stellten einen Versuch dar, die aufgrund der Traumaverarbeitung abgespaltenen Persönlichkeitsanteile wieder in die Gesamtpersönlichkeit zu integrieren. Erlebnismystik stellte somit einen Selbsttherapie-Versuch dar. Ob Mystik zu Heilung oder zur Verschlimmerung des Leidens führte, stand nicht von vornherein fest. Manche Mystikerinnen erreichten Linderung ihres Leidens, manchen ist ein religiöser Orgasmus geglückt. Für andere Mystikerinnen führte der mystische Weg direkt in den körperlichen Tod.

Max Weber bezeichnete das Streben der Mystiker nach der *Unio mystica* als krypto-sexuell.[92] Anhand der hier untersuchten Biographien und Autobiographien von Mystikerinnen konnte darüber hinaus aufgezeigt werden, dass dieses Streben in manchen Aspekten prägnanter als *krypto-infantil* zu bezeichnen ist.

Im religiösen Phänomen der Erlebnismystik zeigt sich die überragende Bedeutung der Kindheit auf die Strukturierung der menschlichen Psyche. Eine der kulturellen Leistungen der Mystik bestand in der dramatischen und alle Lebensbereiche durchdringenden Artikulation des Wunsches nach intimem Kontakt zu einem guten Objekt.

Die Beziehungsform, die sich zwischen mittelalterlicher Mystikerin und Beichtvater ausbildete, lässt sich als Vorläufer moderner Psychotherapieformen ansehen. Für beide Beziehungsarten – für Psychotherapie wie für die mystischen Beichtgespräche – gilt, dass sie gelingen und scheitern können.

---

92 Vgl. M. Weber (1988), S. 129; („Die protestantische Ethik und der Geist des Kapitalismus").

# Quellen

Achler, Elisabeth (1933). Die schwäbische Mystikerin Elsbeth Achler von Reute († 1420) und die Überlieferung ihrer Vita. Hg.. v. Karl Bihlmeyer. In: Festgabe Philipp Strauch. Hrsg. v. Georg Basecke; Ferdinand Joseph Schneider. Halle (Saale): Niemeyer. (S. 88-109)

Beutler, Magdalena (1907). Magdalena von Freiburg: eine pseudomystische Erscheinung des späten Mittelalters. Hrsg. v. Wilhelm Schleußner. In: Katholik, 87, S. 15-32, 109-127, 199-216.

Beutler, Magdalena (1997). La Vita di Magdalena von Freiburg (1407 – 1458): Trascrizione diplomatica, traduzione e commento del manoscritto F. (Dissertation von Sandra Gorelli). Pisa.

Beutler, Margaretha (1876). Das Leben der Margaretha von Kentzingen: ein Beitrag zur Geschichte des Gottesfreundes im Oberland. Hrsg. v. Heinrich Seuse Denifle. In: Zeitschrift für Deutsches Alterthum und deutsche Litteratur, 19, S. 478-491.

Blannbekin, Agnes (1994). Leben und Offenbarungen der Wiener Begine Agnes Blannbekin. Edition und Übersetzung von Peter Dinzelbacher und Renate Vogeler. Göppingen: Kümmerle.

Bruder Heinrich (1922). Der selige Bruder Heinrich († 1396), ein unbekannter Straßburger Gottesfreund. Hrsg. v. Karl Bihlmeyer. In: Festschrift Sebastian Merkle. Düsseldorf: Schwann. (S. 38-58)

Christina von Retters (1965). Lebensbeschreibung der sel. Christina, gen. von Retters. Hg. v. Paul Mittermaier. In: Archiv für Mittelrheinische Kirchengeschichte, 17, 209-252 und (1966), 18, 203-238. [Zit. als Christina I (1965) und Christina II (1966)].

Dorothea von Montau (1863). Das Leben der heiligen Dorothea von Johannes Marienwerder. Hrsg. v. Max Toeppen. In: Scriptores rerum Prussicarum (Die Geschichtsquellen der preußischen Vorzeit). Band 2. Hrsg. v. Theodor Hirsch, Max Toeppen, Ernst Strelke. Leipzig: Hirzel. (S. 179-374).

Ebner, Margaretha (1882). Margaretha Ebner und Heinrich von Nördlingen: Ein Beitrag zur Geschichte der deutschen Mystik. Hrsg. v. Philipp Strauch. Freiburg im Breisgau, Tübingen: Mohr. (Nachdruck 1966: Amsterdam: Schippers).

Ebner, Margaretha (1928). Der seligen Margaretha Ebner Offenbarungen und Briefe. Hg. v. Hieronymus Wilms. Vechta in Oldenburg: Albertus-Magnus-Verlag.

Gertrud von Helfta (1989). Gesandter der göttlichen Liebe. (Legatus divinae pietatis). Übers. v. Johanna Lanczkowski. Heidelberg: Schneider.

Langmann, Adelheid (1878). Die Offenbarungen der Adelheid Langmann, Klosterfrau zu Engelthal. Hg. v. Philipp Strauch. Straßburg: Trübner.

Luitgard von Wittichen (1863). Leben der seligen Liutgart, der Stifterin von Wittichen, von dem Pfarrer Bertholt von Bombach. Hrsg v. F. J. Mone. In: Quellensammlung der badischen Landesgeschichte, 3, S.438-468.

Luitgard von Wittichen (1976). Das Leben der heiligen Luitgard von Wittichen (1291 – 1348): die Heilige des Mutterschosses. Hrsg v. Arnold Guillet. Stein am Rhein: Christiana.

Mechthild von Hackeborn (1880). Der heiligen Mechtildis, Jungfrau aus dem Orden des heiligen Benediktus, Buch besonderer Gnade. Aus dem Lateinischen nach der Ausgabe der Benediktiner von Solesmes von J. Müller. Regensburg: Manz.

Mechthild von Magdeburg (1955). Das fließende Licht der Gottheit. Einsiedeln, Zürich, Köln: Benzinger.

Mechthild von Magdeburg (1990). Das fließende Licht der Gottheit: Nach der Einsiedler Handschrift in kritischem Vergleich mit der gesamten Überlieferung. Band I: Text. Hrsg. v. Hans Neumann. München: Artemis.

Seuse, Heinrich (1907, unveränderter Nachdruck 1961). Deutsche Schriften. Hg. v. Karl Bihlmeyer. Stuttgart: Kohlhammer. (Nachdruck: Frankfurt am Main: Minerva).

Seuse, Heinrich (1911). Heinrich Seuses deutsche Schriften. 1. u. 2. Band. Übertr. u. eingel. v. Walter Lehmann. Jena: Dietrich.

Seuse, Heinrich (1966). Deutsche mystische Schriften. Hg. v. Georg Hofmann. Düsseldorf: Patmos.

Seuse, Heinrich (1977). Horologium sapientiae. Erste kritische Ausgabe unter Benützung der Vorarbeiten von Dominikus Pflanzer OP. Hrsg. v. Pius Künzle OP. Freiburg/Schweiz: Universitätsverlag.

Stagel, Elsbeth (1906). Das Leben der Schwestern zu Töß beschrieben von Elsbet Stagel. Hg. v. Ferdinand Vetter. Berlin: Weidmann.

Strauch, Philipp (1927). Von zweier bairischen Klosterfrauen Leben (Margret und Katherine) 1378. In: Philipp Strauch (Hg.). Sieben bisher unveröffentlichte Traktate und Lektionen. Halle (Saale): Niemeyer. (S. I-XIII, 1-21, Anmerkungen: S. 97-99).

Sunder, Friedrich (1980). Das Gnadenleben des Friedrich Sunder, Klosterkaplan zu Engelthal. In: Siegfried Ringler (Hg.). Viten- und Offenbarungsliteratur in Frauenklöstern des Mittelalters: Quellen und Studien. Zürich, München: Artemis. (S. 391-444).

Tucher, Katharina (1998). Die „Offenbarungen“ der Katharina Tucher. Hrsg. v. Ulla Williams; Werner Krapp-Williams. Tübingen: Niemeyer.

# Literatur

Axelrad, Sidney (1969). Infant Care and Personality Reconsidered: A Rejoinder to Orlansky. In: The Psychoanalytic Study of Society, 2, S. 75-132.

Butler, Lisa D.; Duran, Ron E.; Jasiukatis, Paul; Koopman, Cheryl; Spiegel, David (1996). Hypnotizability and Traumatic Experience: A Diathesis-Stress Model of Dissociative Symptomatologie. In: American Journal of Psychiatry, 153 (7), S. 42-63. (Festschrift Supplement).

Danzinger, Lotte; Frankl, Liselotte (1934). Zum Problem der Funktionsreifung: erster Bericht über Entwicklungsprüfungen an albanischen Kindern. In: Zeitschrift für Kinderforschung, 43, S. 219-254.

DeMause, Lloyd (1989). Evolution der Kindheit. In: Lloyd deMause (Hg.). Hört ihr die Kinder weinen: eine psychogenetische Geschichte der Kindheit. (6. Aufl.). Frankfurt am Main: Suhrkamp. (S. 12-111).

DeYoung, Mary (1982). Self-Injurious Behavior in Incest Victims: A Research Note. In: Child Welfare, 61 (8), S. 577-584.

Dinzelbacher, Peter (1993). Mittelalterliche Frauenmystik. Paderborn, München, Wien, Zürich: Schöningh.

Dinzelbacher, Peter (1994). Christliche Mystik im Abendland: ihre Geschichte von den Anfängen bis zum Ende des Mittelalters. Paderborn, München, Wien, Zürich: Schöningh.

Dinzelbacher, Peter (1996). Diesseits der Metapher: Selbstkreuzigung und Stigmatisation als konkrete Kreuzesnachfolge. In: Revue Mabillon, Nouvelle série, 7 (t. 68), S. 157-181 (erweitert in Ders., Körper und Frömmigkeit in der mittelalterlichen Mentalitätsgeschichte. Paderborn 2007, S. 51-78).

Dinzelbacher, Peter (2007). Körper und Frömmigkeit in der mittelalterlichen Mentalitätsgeschichte. Paderborn, München, Wien, Zürich: Schöningh.

Dinzelbacher, Peter; Frenken, Ralph (2008). Der steinerne Blick: Symbolköpfe der Romanik. Baden-Baden: Deutscher Wissenschafts-Verlag.

Frenken, Ralph (1999). Kindheit und Autobiographie vom 14. bis 17. Jahrhundert: Psychohistorische Rekonstruktionen. 2 Bände. (= Psychohistorische Forschungen, Band 1/1 u. 1/2). Kiel: Oetker-Voges.

Frenken, Ralph (2000 a). Die Psychohistorie des Erlebens: eine einleitende Programmatik. In: Ralph Frenken; Martin Rheinheimer (Hg.). Die Psychohistorie des Erlebens. (= Psychohistorische Forschungen, Band 2), Kiel: Oetker-Voges. (S. 7-19).

Frenken, Ralph (2000 b). Das infantile Trauma des Mystikers Heinrich Seuse (1295 – 1366). In: Ralph Frenken; Martin Rheinheimer (Hg.). Die Psychohistorie des Erlebens. (= Psychohistorische Forschungen, Band 2), S. 193-225.

Frenken, Ralph (2000 c). Mystisches Erleben. In: Ralph Frenken; Martin Rheinheimer (Hg.). Die Psychohistorie des Erlebens. (= Psychohistorische Forschungen, Band 2), Kiel: Oetker-Voges. (S. 227-254).

Frenken, Ralph (2000 d). Childhood and Fantasies of Medieval Mystics. In: The Journal of Psychohistory, 28 (2), S. 150-172.

Frenken, Ralph (2000 e). Kindheitstraumata in Selbstdarstellungen: Psychogenetische Aspekte der Evolution deutscher Kindheit vom 13. bis 17. Jahrhundert. In: Urte Finger-Trescher; Heinz Krebs (Hg.). Mißhandlung, Vernachlässigung und sexuelle Gewalt in Erziehungsverhältnissen. Psychosozial-Verlag: Gießen. (S. 43-76).

Frenken, Ralph (2001). Die Evolution von Kindheit, Persönlichkeitsstrukturen und Über-Ich in Deutschland: eine Skizze. In: Jahrbuch für psychohistorische Forschung, 2, S. 9-44.

Frenken, Ralph (2002). Kindheit und Mystik im Mittelalter. (= Beihefte zur Mediaevistik. Band 2). Frankfurt am Main: Lang.

Frenken, Ralph (2003). „Da fing ich an zu erinnern ...“: Die Psychohistorie der Eltern-Kind-Beziehung in den frühesten deutschen Autobiographien (1200 – 1700). Gießen: Psychosozial-Verlag.

Hirsch, Mathias (Hg.) (1989). Der eigene Körper als Objekt: zur Psychodynamik selbstdestruktiven Körperagierens. Berlin, Heidelberg, New York, London, Paris, Tokyo, Hong Kong: Springer.

Hirsch, Mathias (1994). The Body as a Transitional Object. In: Psychotherapy and Psychosomatics, 62, S. 78-81.

Kafka, John S. (1969). The Body as Transitional Object: A Psychoanalytic Study of a Self-Mutilating Patient. In: British Journal of Medical Psychology, 42, S. 207-212.

Kernberg, Otto F. (1991). Borderline-Störungen und pathologischer Narzißmus. (6. Aufl.). Frankfurt am Main: Suhrkamp.

Kernberg, Otto F. (1996). Schwere Persönlichkeitsstörungen: Theorie, Diagnose, Behandlungsstrategien. (5. Aufl.) Stuttgart: Klett-Cotta.

Kernberg, Otto F. (1997 a). Objektbeziehungen und Praxis der Psychoanalyse. (6. Aufl.). Stuttgart: Klett-Cotta.

Kernberg, Otto F. (1997 b). Wut und Haß: Über die Bedeutung von Aggression bei Persönlichkeitsstörungen und sexuellen Perversionen. Stuttgart: Klett-Cotta.

Lipton, Earle L.; Steinschneider, Alfred; Richmond, Julius B. (1965). Swaddling, a Child Care Practice: Historical, Cultural, and Experimental Observations. In: Pediatrics, 35 (2), S. 521-567.

Loux, Francois (1980). Das Kind und sein Körper in der Volksmedizin: eine historisch-ethnographische Studie. Stuttgart: Klett-Cotta.

Ochsenbein, Peter (1988). Leidensmystik in dominikanischen Frauenklöstern des 14. Jahrhunderts am Beispiel der Elsbeth von Oye. In: Peter Dinzelbacher; Dieter

R. Bauer (Hg.). Religiöse Frauenbewegung und mystische Frömmigkeit im Mittelalter. Köln, Wien: Böhlau (S. 353-372).

Plassmann, Reinhard; Wolff, B.; Freyberger, H. (1986). Die heimliche Selbstmißhandlung, eine psychosomatische Krankheit. In: Zeitschrift für psychosomatische Medizin, 32, S. 316-336.

Rohde-Dachser, Christa (1986). Ringen um Empathie: ein Interpretationsversuch masochistischer Phantasien. In: Forum der Psychoanalyse, 2, S. 44-58.

Rohde-Dachser, Christa (1994). Warum sind Borderline-Patienten meistens weiblich? Über die Rolle des Traumas in der Borderline-Entwicklung. In: Christa Rohde-Dachser. Im Schatten des Kirschbaums. Huber: Bern, Göttingen, Toronto, Seattle. (S. 79-92).

Rohde-Dachser, Christa (1995). Das Borderline-Syndrom. (5., überarb. und erg. Aufl.). Bern, Stuttgart, Wien: Huber.

Sachsse, Ulrich (1989). „Blut tut gut“: Genese, Psychodynamik und Psychotherapie offener Selbstbeschädigung der Haut. In: Mathias Hirsch (Hg.). Der eigene Körper als Objekt: zur Psychodynamik selbstdestruktiven Körperagierens. Berlin, Heidelberg, New York, London, Paris, Tokyo, Hong Kong: Springer. (S. 94-117).

Sachsse, Ulrich (1997). Selbstverletzendes Verhalten: Psychodynamik – Psychotherapie. Das Trauma, die Dissoziation und ihre Behandlung. Göttingen: Vandenhoeck & Ruprecht.

Shapiro, Shanti (1987). Self-Mutilation and Self-Blame in Incest Victims. In: American Journal of Psychotherapy, 41 (1), S. 46-54.

Weber, Max (1988). Die Protestantische Ethik und der Geist des Kapitalismus. In: Max Weber. Gesammelte Aufsätze zur Religionssoziologie. 1. Band. Tübingen: Mohr (UTB-Taschenbuch).

Widengren, Geo (1969). Religionsphänomenologie. Berlin: de Gruyter.

Kolibri 360 GmbH
Ferdinand-Jühlke-Straße 7
99095 Erfurt, Deutschland
produktsicherheit@kolibri360.de